全国高等医药卫生管理案例与实训精品规划教材

全国高等学校教材配套教程

供卫生管理及相关专业用

社会医学案例与实训教程

Cases and Practical Training Course of Social Medicine

主　编　黄仙红　王小合

编　委（以姓氏笔画为序）

王小合（杭州师范大学）　　　　　自　蓉（云南省第一人民医院）

阮世颖（南昌大学）　　　　　　　李伟明（昆明医科大学）

李林贵（宁夏医科大学）　　　　　李　琦（南昌大学）

杨　芊（浙江大学）　　　　　　　杨晓玮（西安交通大学）

汪　胜（杭州师范大学）　　　　　张士华（宁夏医科大学附属医院）

张美丽（温州医科大学）　　　　　张　萌（杭州师范大学）

陈定湾（杭州医学院）　　　　　　郑卫军（浙江中医药大学）

荣　超（浙江中医药大学）　　　　黄仙红（杭州师范大学）

章志红（南昌大学抚州医学院）　　樊　宏（南京医科大学）

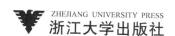

ZHEJIANG UNIVERSITY PRESS
浙江大学出版社

U0277096

图书在版编目(CIP)数据

社会医学案例与实训教程 / 黄仙红,王小合主编
. —杭州:浙江大学出版社,2016.12
　　ISBN 978-7-308-16382-8

　　Ⅰ.①社… 　Ⅱ.①黄… ②王… 　Ⅲ.①社会医学—高
等学校—教材 　Ⅳ.①R1

中国版本图书馆 CIP 数据核字(2016)第 266859 号

社会医学案例与实训教程
黄仙红 　王小合 　主编

策划编辑	张　鸽	
责任编辑	吴昌雷(changlei_wu@ zju. edu. cn)	
责任校对	王安安　潘晶晶	
封面设计	续设计	
出版发行	浙江大学出版社	
	(杭州市天目山路 148 号　邮政编码310007)	
	(网址:http://www. zjupress. com)	
排　　版	杭州星云光电图文制作有限公司	
印　　刷	杭州杭新印务有限公司	
开　　本	787mm×1092mm　1/16	
印　　张	16.5	
字　　数	391 千	
版 印 次	2016 年 12 月第 1 版　2016 年 12 月第 1 次印刷	
书　　号	ISBN 978-7-308-16382-8	
定　　价	39.00 元	

全国高等学校卫生管理专业
第二轮规划教材配套教程编审委员会名单

顾　问

张　亮

主任委员

郭　清　王小合

委　员

（以姓氏笔画为序）

及崇岩　马海燕　王大辉　任建萍　李宇阳

何华明　汪　胜　张　萌　张良吉　陈仕学

周　银　孟凡莉　黄仙红　熊　军

序　言

　　自 1985 年招收第一届卫生管理专业本科生开始,我国的卫生管理本科教育已发展了三十余年。围绕卫生管理本科层次的人才培养,我国几代卫生管理学者在教材建设方面做出了不懈的努力,形成了比较完整的卫生管理专业教材体系,为卫生管理人才的培养做出了重要贡献。随着我国全面深化医药卫生体制改革、建立覆盖全民基本医疗卫生制度、推进国家卫生治理体系和治理能力现代化建设、促进实现"健康中国"战略目标等各项事业的不断发展,国家对卫生管理人才的专业素养和能力的要求日益提高。为及时提升卫生管理专业本科人才培养与国家转型发展需求的耦合程度,在教育部、国家卫生和计划生育委员会的领导和支持下,由全国高等医药教材建设研究会规划,"全国高等学校卫生管理专业第二届教材评审委员会"审定,全国各医学院校知名专家教授编写,人民卫生出版社于 2013—2015 年陆续修订或新增出版的卫生管理专业单独使用的第二轮规划教材,已普遍用于全国高校。然而,纵观我国卫生管理教育的发展历程,仍普遍存在以教师为中心的课堂单向讲授的传统教学模式,这种模式重理论知识、轻实践操作,重知识记忆、轻独立思考,特别是缺乏运用所学理论主动发现、分析和探究解决实际问题的应用和创新能力,导致教与学、知与行、理论教学与管理实践脱节,难以达到新时期卫生管理本科专门人才培养的目标和要求。为此,近年来,全国各高等医学院校卫生管理专业在教育部《关于全面提高高等教育质量的若干意见》精神的指引下,均不同程度地开展了相关课程案例及实训教学的改革与探索。

　　杭州师范大学医学院卫生事业管理系作为中国医药卫生管理学院(系)院长(主任)首届论坛最早发起的 6 所院校及核心成员单位之一,针对上述问题并结合近年来自身卫生管理专业课程建设和教学改革的实践,在浙江省重点及优势专业"公共事业管理(卫生事业管理)"建设项目(浙教高教〔2009〕203 号、〔2012〕70 号)的支持和资助下,针对强化培养本专业学生敏于理论联系实际、勤于观察和学习、善于思辨和分析、勇于发现并解决卫生管理问题的综合能力和素质等方面进行了积极探索。自 2014 年起,该系规划、牵头并组织国内二十余所高等医学院校及相关机构活跃在本专业教研一线的中青年骨干教师,在全国第二轮卫生管理专业 31 门规划教材目录中首批遴选了"卫生管理与法规类"7 门主干核心课程及新增目录外 1 门实训主干核心课程,以"案例分析与实训项目"为内容设计,编写了这套与全国卫生管理专业"十二五"规划教材的章节和知识体系相配套的8本教程:《管理学基础案例与实训教程》《社会医学案例与实训教程》《卫生事业管理学案例与实训教程》《卫生法学案例与实训教程》《卫生监督学案例与实训教程》《医院管理学案例与实训教程》《健康管理学案例与实训教程》《公共事业管理专业五大能力实训教程》(含组织协调、沟通表达、公文写作与处理、信息收集与统计分析、办公自动化五大核心技能)。

在本系列教程的编写过程中,教程编审委员会研究并确定的【学习目标】→【导入案例】→【主要知识点】→【导入案例评析】→【能力和知识拓展】→【实训与指导】的编写结构及体例,既符合学生自主学习的思维逻辑,体现学生知识和能力循序渐进、不断提升的教学及人才培养规律,又兼顾全国规划教材的章节和知识体系并加以巩固发展,同时也注重学科专业与管理技能前沿动态的扩展。其中,【学习目标】中"巩固""培养"的要求与本章主要知识点密切相关,侧重于应具备的基本能力或素质;"扩展"的要求则侧重于学科专业知识及技能、职业素养与发展、综合思辨与应用、视野与思维等方面能力的培养和提升。【主要知识点】为全国规划教材对应章的学习目标中要求"掌握"和"熟悉"的内容。【导入案例】及【导入案例评析】立足于有关课程的重点知识及其实践应用进行问题设计,联系本章主要知识点进行逐一评析、讨论并思辨解答。有些案例还预留了让学生根据具体案例材料提出若干思考问题,并进行自我评析和讨论的空间。【能力和知识拓展】侧重于拓展学生在本章知识体系框架范围内的学科专业知识与管理技能及前沿视野,提高学生的自学能力。【实训与指导】包括实训目标、实训内容与形式、实训要领、实训要求与考核等方面的指导性内容。根据本章主要知识点和能力训练与拓展内容的适宜性,该部分设计提供了案例分析材料、管理情境模拟、管理者角色扮演、开展相关调查研究或策划组织某项具体管理活动等灵活多样的实训或实战练习项目。

这套系列教程的构思及组织编写,是杭州师范大学医学院卫生管理专业近年来在课程建设、教学改革及人才培养等方面积极探索的重要结晶。该校卫生管理专业自创办以来,一直传承该校"师范教育"的教学优势和"文理渗透、艺体兼备,人文素养与科学精神和谐结合"的人才培养特色。该校在国内高校中率先启动"本科教学创一流'攀登工程'项目(2011—2015年)",稳步实施《浙江省高校课堂教学创新行动计划(2014—2016年)》,积极推进《杭州师范大学应用型人才培养提升计划(2015—2020年)》等教学改革。在这一系列教育教学改革的推动下,该校公共事业管理(卫生事业管理)专业依托浙江省A类一流学科"公共管理"建设平台,探究建立起以"教师为主导、学生为主体",课内与课外、长学期与短学期、课堂理论与实践(训)教学相结合,"宽口径、厚基础、多方向、强技能"的课程体系及新型教学模式;率先在国内高校中设置了本专业"组织协调、沟通表达、公文写作与处理、信息收集与统计分析、办公自动化"五大核心技能的实训课程群;改造升级建有"办公自动化模拟与管理实务""卫生信息技术与管理"实验(训)室;构建了"暑期一社会实践、暑期二临床见习、暑期三专业见习、暑期四专业实习",以及在校期间创业实践教学和管理体系;以培养学生成长和综合素质发展为中心,探索形成"课内任务驱动、课外科创项目带动","专业师资与学生班团、社团、学工办、教管办及校外实践教育基地交叉、融合、支撑、协同参与育人"的人才培养工作新机制。这些实践及探究为这套系列教程的编写及应用提供了基础和发展条件。

这套全国规划教材配套系列案例和实训教程按计划编写并出版,不仅是杭州师范大学卫生管理专业建设近年来部分成果的体现,更是抛砖引玉,供全国高等医学院校卫生管理及相关专业建设相互借鉴与分享。参与编写的这批年富力强的卫生管理教育学者不畏困难、勇于开拓、承前启后、继往开来,为广大卫生管理教育工作者和学生自主学习提供了难得的卫生管理实践教学案例和实训体系。其出版发行与应用,必将有助于推动全国各高校卫生管理及相关专业或方向,努力探索和实践以"学生为主体、学生自主学习、提升学生实践和探究能力"为核心的课程及教学方式的深入改革,促进形成"以教导学、以学促教、教学互动、教学相长"的教学理念及共同行动,为我国复合型、应用型及创新型卫生管理专门人才的培养发挥积极的作用和做出应有的贡献。

全国高等学校卫生管理专业第二届教材评审委员会主任委员

2016 年 1 月

目　录

笔记

笔记

笔记

笔记

笔记

第一章

绪 论

通过案例分析与实训练习：

巩固　社会医学的概念、性质、研究对象、研究内容及基本任务等主要知识点；

培养　从社会医学角度审视人群的健康问题和疾病的发生与流行的基本能力；

扩展　分析社会医学在疾病防治领域的地位和作用的能力。

导入案例

风雪千里送心脏

5 岁的波吉是华茨夫妇最小的女儿，3 岁那年因为高热"烧"坏了心脏，患上了心脏静脉粥样梗阻，唯一的治疗方法就是做心脏移植，但是两年过去了，一直没有出现合适的心脏。2003 年底，波吉的病情极度恶化，西雅图伊威诺顿中心医院的帕翠克医生告诉华茨夫妇："波吉心脏病变非常快，最多只能活几天了……"

寻找一颗拯救波吉性命的心脏迫在眉睫！为了找到这颗心脏，帕翠医生时刻关注着美国医疗网上的心脏捐赠者名单，但 7 天过去了，那颗心脏仍未出现，且波吉的心脏跳动得越来越慢了。12 月 5 日，帕翠克医生心情沉重地对华茨夫妇说："波吉最多只能活一天了。"尽管如此，医生们也没有放弃最后的希望。当天深夜，医院一片寂静，帕翠克医生还在目不转睛地盯着电脑，就在这时电脑上的心脏捐献名单突然出现了一个新的名字：杰克，9 岁，A 型血……帕翠克医生惊叫道："这颗心脏很适合波吉！"杰克住在距离西雅图 2000 英里的米乌克依市，因为两年前不幸患上罕见肺病，现在只剩下几个小时的生命了，其父母愿意将儿子的心脏捐献给别人，因此他的主治医生露琪当天深夜就及时上网把杰克的名字写在心脏捐献者名单上。

一颗心脏离开身体 24 小时后，就很难移植成功了。从米乌克依市到西雅图乘飞机只要两个小时，按说时间非常充裕，但谁也没有想到，12 月 5 日深夜，一场猝不及防的暴风雪袭击了米乌克依市，风速达到每小时 60 英里，公路被淹没，电线被压断……

12 月 6 日 8 点 10 分，杰克被宣布脑死亡。由于雪太大，机场关闭，所有班机都停飞。与此同时，波吉的心脏跳动越来越吃力了。帕翠克焦急地打电话给露琪："波吉的时间不多了，请速送杰克的心脏！"露琪急得手心直冒汗，用力点点头，说："我会尽力。"露琪想到了本市的血液急救中心有一架飞机，抱着最后一线希望，她给急救

笔记

中心打了电话,对方疑惑地反问:"可是即使飞行员愿意飞行,你敢在这样的天气上飞机吗?"露琪说:"我敢!"对方震惊了,说道:"好,我们立即和飞行员联系!"飞行员迪克接到电话后以最快的速度赶到机场,他有些不相信地问露琪医生:"你就是那个要和我一起上天的女医生?"露琪点点头,迪克满怀敬意地打量着她,他没有想到那位坚持要在这样的暴风雪中,坐着他的直升机亲自运送一颗心脏的医生是这样一个娇小的女人。他提醒她:"今天可有机毁人亡的危险啊。"露琪坚定地说:"我是医生,我必须和心脏在一起。你都不怕,我怕什么?"

10点30分,露琪乘坐迪克的直升机出发了,这架飞机是米乌克依市里唯一起飞的飞机。然而由于气温过低,飞机发动机的工作效率下降,在距离明尼阿波利斯市60多英里的时候突然出了故障。下午1点20分,直升机迫降在一个叫洛克特的小镇上。就在飞机降落时,米乌克依市医院已经与这个镇的工作人员取得联系,希望他们能立即派一辆车护送露琪医生到明尼阿波利斯机场。可是镇长告诉他们由于昨晚大雪,从小镇到市里的公路有30多英里被雪封住,无法通车。露琪走到前来接机的镇长面前,声音颤抖着说:"请您一定帮帮我们,一个小女孩正等着这颗心脏呢!早一分钟,就多一线生机啊!"看着这个还站不稳的女医生,镇长眼眶湿润了。镇上只有两台铲雪机,且功率很小,根本无法在天黑前把30英里的道路清扫干净。不过镇长很有办法,和另外两个小镇的人员联合一起铲雪,同时3个镇长派人给各自小镇的家家户户打电话,当人们得知这颗心脏的传奇故事后,3个小镇一下子沸腾起来了,拿着各种各样的扫雪设备到公路上,有的负责铲雪,有的负责运雪,井然有序。厚厚的积雪仿佛被人们浓浓的热情和诚挚所消融,4点左右,3个小镇的道路终于衔接在一起了。晚上7点10分,护送心脏的车终于驶入明尼阿波利斯机场,等候在那里的帕翠克医生从露琪手上接过心脏,此时筋疲力尽的露琪再也撑不住了,晕倒在地,被送入医院急救。

12月7日凌晨2点45分,那颗心脏在离开杰克的身体18小时后,飞越了2000英里的暴风雪,终于被移植进波吉的胸腔内并有力地跳动起来,波吉从死神的手里逃脱了。

(资料来源:《世界报》2004年4月14日,内容有整理)

请思考并回答以下问题。

1. 以上述案例为基础,阐述学习社会医学的理由。
2. 波吉心脏移植成功的社会因素有哪些?
3. 根据本案例的案情,阐述社会医学在疾病防治中的作用和意义。

主要知识点

一、社会医学概念和性质

(一)社会医学概念

社会医学(social medicine)是从社会的角度,应用社会科学的理论及方法研究人类健康与疾病的一门医学学科,它主要研究社会卫生状况、社会因素和健康之间的相互关系及规律,制订社会卫生措施,保护人群身心健康并增进人群社会生活能力,提高生命质量。

(二)社会医学的性质

社会医学是医学和社会科学相互融合的一门交叉学科,它的知识基础主要来自两个方面:(1)医学学科,如基础医学、临床医学、公共卫生与预防医学等;(2)社会科学,如社会学、心理学、伦理学、人类学、经济学、政治科学、管理科学等。

二、社会医学的研究内容

(一)研究社会卫生状况

主要研究人群健康状况。社会医学借鉴流行病学、卫生统计学和有关社会科学的理论及方法,通过社会卫生调查和资料挖掘,广泛收集信息,分析社会卫生状况及其变化规律,识别主要的社会医学问题,发现高危人群和主要疾病,对社会卫生问题做出社会医学的"诊断"。

(二)研究影响健康的社会因素

即社会病因学分析。主要采用描述、分析、比较的方法,以及社会学的理论及技术,研究社会制度、经济条件、社会文化、人口发展、生活与劳动条件、心理及行为生活方式等社会因素对人群健康的影响,从而找到社会卫生问题的原因,为制订社会卫生策略及措施提供科学依据。

(三)研究社会卫生策略与措施

即提出社会医学"处方"。社会医学的目的不仅是要通过对社会卫生状况及社会病因的研究,得知现有的社会卫生问题及其严重程度,分析产生社会卫生问题的原因,并提出改善社会卫生状况、提高人群健康水平的社会卫生策略及措施。

三、社会医学的基本任务

(一)倡导积极健康观

世界卫生组织(World Health Organization,WHO)在 1948 年提出了生理、心理、社会适应三个方面达到完好状态的健康观,并在全世界进行广泛的倡导。因此,在疾病防治及医学教育计划与实践当中,须宣传和提倡正确的健康观念,使医务工作者及广大人民群众认识到影响健康的不但有生物因素,而且有社会、心理因素。

(二)弘扬正确的医学模式

医学模式是社会医学的精髓,社会医学不但要研究医学模式,而且要研究促进医学模式转变的策略与措施。因此,社会医学的主要任务是:加强医学模式的研究,完善现代医学模式理论体系,增强其在医疗卫生实践中的可操作性;以生物—心理—社会医学模式为指导,全方位改革医疗教育体系,加强社会医学教学,培养新型医药卫生人才;注重卫生宣传和健康教育,积极营造现代医学模式氛围,逐步转变广大群众的健康观和意识。

笔记

（三）发现社会卫生问题

发现社会卫生问题,及时提出防治措施,是社会医学的重要任务。因此,通过系统分析社会卫生的现状、特征、变化及发展趋势,明确影响人群健康的各种因素,尤其是危害健康的主要因素的作用强度和影响范围,进一步提出改善社会卫生状况和提高人群健康水平的策略与措施;通过评价技术,评价社会因素对疾病和健康的危害程度,发现卫生保健工作中存在的问题。

（四）制定卫生政策和策略

发现社会卫生问题—分析问题的原因—提出解决问题的社会卫生策略和措施,这不仅是社会医学的基本研究思路,也是科学制订卫生政策的基本程序。因此,在社会医学领域,不仅存在广泛的卫生政策研究命题,而且为医疗卫生部门特别是卫生行政部门开展决策、计划与管理方面的研究承担了社会医学的主要任务,同时也是社会医学与卫生工作实践相结合的重要途径。

（五）常见病的社会防治

目前,社会、行为因素是心血管疾病、恶性肿瘤的主要危险因素,也和艾滋病、结核病等重大传染病的传播密切相关,社会医学的理论、方法和观点在疾病防治工作中得到了广泛的运用。因此,社会卫生措施已成为这些重大疾病防治方案不可缺少的部分,由此可见研究常见病的防治措施是社会医学的重要任务。

（六）促进人群健康

研究人群保健策略及措施、促进人群健康,是社会医学的重要使命。卫生保健的重点是高危人群,是社会医学倡导的重要卫生保健策略。老年人、妇女、儿童、残疾人、流动人口和有害作业职工等健康弱势人群处于疾病的高危状态;除此之外,在普通人群中,与社会因素密切相关的社会性疾病,如吸毒、酗酒、性病、意外伤害等,涉及面广,对人群健康的危害严重。

（七）加强社会医学教育

社会医学教育的目的在于宣传社会医学的新思想、新观点及新方法,主要涉及两个方面的任务。第一,在一般人群中倡导积极的健康观,促进有利于健康的行为。第二,在医学生和医务人员中,加强社会医学教育,培养正确的医学观,适应医学模式的转变;开拓思维,认识疾病和健康的本质,提高专业素质和技能。

四、社会医学与相关学科的关系

（一）社会医学与预防医学的关系

社会医学是从预防医学中分化出来的一门学科,国家自然科学基金委员会将社会医学列为预防医学的二级学科,因此社会医学和预防医学是同源学科。

（二）社会医学与卫生管理学的关系

社会医学与卫生管理学是"姐妹"学科,社会医学研究社会卫生状况及社会卫生措施,为卫生事业的科学决策与合理组织卫生服务提供科学依据;卫生管理学应用管理学

笔记

的原理与方法,研究卫生事业的计划、控制、组织与管理,以提高卫生事业的科学管理水平。

(三)社会医学与医学社会学

医学社会学是社会学的一个重要分支学科,主要从社会学角度研究社会环境、社会结构、社会变动及社会行为与医学的关系,研究医学职业、医疗组织和医疗卫生活动中的人际关系。主要区别如下。(1)学科的性质不同,社会医学是医学的一个分支学科,属于医学的范畴;医学社会学则属于社会学范畴。(2)研究的侧重点不同,社会医学主要研究社会因素对健康和疾病的影响;医学社会学重点研究社会组织与卫生组织的关系及医疗保健活动中的人际关系。(3)学科队伍构成不同,从事社会医学研究的主要是以医学背景为主的专业人员;从事医学社会学研究的主要是以社会科学背景为主的专业人员。

(四)社会医学与社区医学的关系

社区医学的重点是研究社区内卫生服务的供给情况和卫生服务的组织管理。社区医学强调卫生保健的开展以社区为中心,提供连续性、综合性的集预防、医疗、保健、康复、健康教育和计划生育为一体的服务。相比而言,社会医学的研究内容比较宏观,比较广泛;社区医学的研究内容比较具体,更注重实践。

(五)社会医学与健康管理学的关系

健康管理主要是针对人群的健康危险因素进行监测、分析、预测、评估,制订预防措施,维护人群健康。从内容上看,健康管理学与社会医学密切相关,甚至可以看作是社会医学的分支学科。2005年10月,国家人力资源和社会保障部正式发布"健康管理师"这一新的职业,其职责主要是规避疾病风险,维护健康。加强健康管理理论、方法和实践的研究,有利于增强社会医学学科的实用性。

五、社会医学发展

(一)社会医学的萌芽

(1)被誉为医学之父的古希腊医生希波克拉底(公元前450—公元前377年)注意到了人的生活环境与健康的关系,要求医生熟悉病人的生活环境和生活方式,他认为"知道什么样的人患病比知道这个人患什么病更重要",且强调"医生医治的不仅仅是病,更重要的是病人"。

(2)古罗马医生盖伦(约130—200年)重视心理因素的致病作用,强调了人体健康与社会心理因素的直接关系。

(3)阿拉伯医生的主要代表人物阿维森纳(980—1037年)认为土壤和水可以传播疾病,且重视精神情感活动对机体健康的影响。

(4)意大利的拉马兹尼(1669—1714年)在其著作《论手工业者的疾病》中描述了52种职业工人健康状况,探讨职业因素对工人健康的影响。

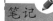

（二）西方国家社会医学的创立与发展

（1）1848年，法国医师盖林（1801—1886年）第一次提出社会医学概念，倡导医学界要把分散和不协调的医学监督、公共卫生、法医学等整合成一个整体的学科，统称为"社会医学"。同时，他把社会医学分为四个部分：社会生理学、社会病理学、社会卫生学和社会治疗学。

（2）法国的格罗蒂扬（1869—1931年）根据社会科学的理论，通过调查研究，提出了社会医学的概念。他的《社会病理学》一书中指出用社会观点研究人类疾病的原则，如疾病的社会意义取决于疾病发生的频率；社会状况恶化能直接引起疾病，并影响病情的发展；疾病对社会发展具有反作用；医疗能否成功取决于社会因素。

（三）社会医学在国外的发展

（1）德国：是社会医学的发源地。在第二次世界大战以前，社会医学与社会卫生学两个名词交替使用，以社会卫生学为主，战后逐渐改用社会医学。目前，德国的大学医学院一般都设有社会医学系，其主要任务包括：慢性病的防治研究，以及社会因素与健康、心理行为因素与健康、卫生政策与管理等方面的研究。

（2）英国：20世纪40年代开设社会医学课程，牛津大学成立了社会医学研究院。1956年，英国与爱尔兰成立了社会医学会，现有会员1500余人。20世纪70年代，英国较多的大学设立了社会医学系，因此社会医学学科发展较快，如布里斯托大学的社会医学系的教学研究人员已达80多人。

（3）美国：卫生政策与管理学科和我国的社会医学与卫生事业管理学科比较相似，社会医学于20世纪70年代开始独立作为一门学科，哈佛大学、北卡大学相继设立社会医学系，在机构渊源上与预防医学、医学人类学、医学伦理学等学科有着密切的联系，其根本原因是为了社会医学教学和研究发展。

（4）日本：社会医学与基础医学和临床医学并列，包括公共卫生学、卫生统计学、法医学、环境医学及卫生管理学等，课程设置与我国预防医学相似。

（四）我国社会医学的发展

（1）古代：最早的医书《黄帝内经》中就有气候变化、饮食起居及精神因素与疾病有关的论点；西周初期我国就建立了社会医事组织，以医师为"众医之长"，并"掌医之政令"，并制定了医师考核制度，根据医术高低定级俸给，要求医师治病有记录，病人死亡要报告；汉朝设立了为贫民看病的机构；南宋元嘉二十年设立"医学"，以及太医博士及助教，是我国最早设置的医学学校。

（2）近代：西方医学自19世纪传入中国。1820年英国医师玛利逊（Marrison）及来温斯顿（Levingstone）在澳门开办医院；1834年英国教会医师派克（Parker）在广州开设眼科医院，是我国早期建立的西医医院；1866年美国医学传教会在广州开办博济医学校，是我国最早的西医学校。

（3）1910年，东北鼠疫流行，伍连德医师在山海关设立检疫所实现卫生检疫，这是我国首个自己举办的卫生防疫机构。从1928年起，陆续在上海吴淞、高桥区建立卫生示范区。1931年后又在河北定县、山东邹县、南京晓庄乡、江苏江宁县等地建立乡村卫生实验区,在实验区开展医疗、防疫、卫生宣教、学校卫生、助产与妇婴卫生、劳动卫生、生命统计和卫生人员培训等。1939年成立中央卫生设施实验处,1941年改为中央卫生实验院,并设立社会医事系。

(4)新中国成立以后:1949年,中国医科大学建立了公共卫生学院并设立了卫生行政学科,开设了卫生行政学。1952年引进苏联的《保健组织学》,作为医学生的一门必修课。1954年起,一些医学院校先后举办卫生行政进修班、保健组织专修班及工农干部卫生系,培训卫生管理干部。1956年卫生部成立中央卫生干部进修学院,负责培训省市卫生管理干部,并于次年举办了第一届保健组织学师资讲习班,交流保健组织学的教学和研究工作经验,编写了《保健组织学》教材。1964年在上海举行了全国保健组织学教学研究交流会,交流各地教学研究经验。

(5)自1989年起,社会医学界共编写出版了20多个版本的《社会医学》教材,2000年出版了《社会医学》规划教材,近10年预防医学和卫生管理学两个系列规划教材中都有《社会医学》教材。2010年启动新编的《中国医学百科全书》设立《社会医学》分卷。

在学术研究领域,社会医学工作者与卫生行政部门密切合作,密切联系卫生工作实践,应用社会医学的基本理论与方法,参与学术研究,促进社会医学的发展。近20多年来,社会医学工作者积极参与城乡卫生服务调查,制订区域卫生发展规划与初级卫生保健的策略,参与重大疾病,如性病以及意外伤害、自杀的控制。在卫生部的一些重大软科学研究中,都有社会医学学者的积极参与,在建立具有中国特色的卫生服务体系,完善健康保障体系,建立与小康经济水平相适应的健康指标等研究领域,都做出了有益的贡献。

当前及今后相当一段时期,我国社会医学发展的方向和任务主要有:促进医学模式的转变依然是社会医学的核心任务;加强学科群体的研究实力是提高学科整体水平的关键;加强社会医学教学,是巩固学科地位的重要措施;密切与卫生职能部门及卫生服务实践的联系,是社会医学持续发展的基础。

导入案例评析

风雪千里送心脏

1.以上述案例为基础,阐述学习社会医学的理由。

学习社会医学的理由包括以下几点。(1)学习和研究社会医学可为卫生事业制订战略、策略、方针、政策规划提供理论和实践的依据。由于社会医学从宏观与微观的不同层次上研究社会医学问题,因此人们掌握了它就能为卫生事业制订战略、策略、方针、政策规划提供理论和实践的依据。WHO就是以社会医学为依据,特别是在生物—心理—社会医学模式的指导下提出了"到2000年人人享有卫生保健"的战略目标,以及为实现此战略目标制订了各种实施措施和指标体系。(2)学习和研究社会医学有利于提高医务人员的综合素质和医疗水平。对医务人员来说,通过学习和研究社会医学,就可以丰富他们的医学知识,用现代化医学理论指导自己的医疗实践,在医疗工作中,就能既注重生物因素,又注重心理和社会因素;对疾病诊断,既

笔记

能做到技术诊断,又能进行社会诊断;对于疾病的防治,既能开出药物处方,也能开出社会处方,这必然会提高医疗水平。因此,学习和掌握社会医学能使医务人员自觉地把社会防治和医疗防治结合起来,达到更有成效地防治疾病、促进人们身心健康的目的。(3)学习和研究社会医学是医学教育改革的重要内容和措施。通过学习和研究社会医学,可开阔医务工作者的视野,拓宽他们的知识面,逐步理解医学和保健事业的社会地位和作用。运用社会医学可使医学科技成果最大限度地、迅速地用于保护和促进人民健康,用于防治疾病的社会实践,扩大医务人员的眼界,提高其分析和洞察能力。

2. 波吉心脏移植成功的社会因素有哪些?

波吉心脏的移植成功不仅仅归功于高端的医疗技术,更取决于社会因素。其社会因素主要包括:经济收入、交通、教育水平、伦理道德、社会价值观、社会支持网络、社会政策等。

3. 根据本案例的案情,阐述社会医学在疾病防治中的作用和意义。

社会医学在疾病防治中的作用和意义主要表现在以下几方面。(1)倡导积极的健康观,保护和增进人群的身心健康和社会活动能力,提高人群的生命质量。世界卫生组织提出的健康的概念表明应该从社会、心理和生理三方面积极维护和促进健康。为了适应医学模式的转变、推动医疗卫生事业传统观念的转变,在疾病防治和医学教育计划中,需要强调影响人群健康既有生物因素,又有心理因素和社会因素。对有些疾病来说,心理和社会因素往往要比生物因素更为重要。通过健康危险因素评价和健康相关生命质量评价等社会医学评价技术,采取综合性卫生措施,促进人们改变不良的行为和生活方式,减少危险因素,有效控制疾病的发生,提高健康水平。(2)改善社会卫生状况,提高人群生命质量和健康水平。社会卫生状况是由人群健康状况和人群健康影响因素两部分组成。通过系统分析社会卫生状况的现状、特征、变化及发展趋势,从宏观和微观的角度分析卫生政策、社会经济、卫生资源、保健服务和习惯行为等因素对人群健康的影响,找出存在的社会卫生问题,提出改善社会卫生状况和提高健康水平的策略与措施。(3)制定卫生政策和策略,指导区域性的卫生改革与发展,开展社区卫生服务和发展初级卫生保健。在一定区域内通过调查分析人群的健康需求,了解卫生资源的使用和分配,研究人群卫生服务利用的公平程度,探讨卫生资源配置及提高资源效率的途径,提出满足人群健康需求的对策与措施,为评价和提高卫生事业的社会效益和经济效益提供科学依据。(4)开展特殊人群和特种疾病的预防保健工作。特殊人群指处于高危险状态的人群,如妇女、儿童、老人、残疾人群和有害作业职工。与社会因素发生、发展密切联系的社会性疾病,如意外伤害、精神疾病、酗酒及毒品滥用、性病及其他传染病都与人们的行为和生活方式相关。高危人群的医疗保健工作和社会病的防治必须与社会各部门密切合作,动员广大群众参与,才能有助于做好特殊人群的疾病防治任务。

笔记

能力和知识拓展

医学社会学的定义和研究内容

一、医学社会学的定义

（一）国外学术界对医学社会学定义的描述

医学社会学这一概念是 19 世纪美国医学家麦克英泰尔于 1894 年首先提出来的,他认为,医学社会学是"把医生本身作为特定群类的社会现象来加以研究的科学,也是总体上研究医疗职业和人类社会关系的科学"。

20 世纪 30 年代以后,特别是 50 年代,美国的一些社会学家进入医学领域,医学社会学得到了较大发展。其中,1957 年施特劳斯在《美国社会学评论》发表的《医学社会学的性质和状态》中提出将医学社会学分为"医学中的社会学"和"医学的社会学"两个领域。这种观点至今仍被广泛地引用。在 1986 年出版的柯克尔汉《医学社会学》一书中对这两个领域有着明确的说明。

医学中的社会学可以说是一种应用的研究和分析,主要解决医学问题而非社会学问题。医学中的社会学家直接和医生及其他的医疗保健人员合作,研究与某种特定的健康障碍有关的社会因素,试图直接应用于患者的医疗或者直接解决公共卫生方面的问题。医学中的社会学家所进行的工作任务,有一部分乃是分析健康障碍的病因学、社会对于健康态度方面的差异,以及诸如年龄、性别、社会经济状况、种族、教育水平和职业等因素对于某种特定的健康障碍的产生和流行关系。这种分析旨在帮助医疗保健人员处理健康问题。因此,医学中的社会学家的工作场所通常乃是医学院、护理学院、公共卫生学院、教学医院、公共卫生机构以及其他医疗保健组织。

医学的社会学则有着不同的侧重点。它主要处理诸如医学实践中的组织、角色关系、规范、价值观念以及信念等人类行为的因素。它所着重研讨的乃是在医学领域中的社会过程,对这些社会过程的研究,以及如何帮助我们了解医学与社会,特别是帮助我们去了解一般的社会生活。

当然,"医学中的社会学"和"医学的社会学"是难以完全分开的,它们有着部分重叠的、密切的相互关系。但是,这两个领域在性质上有明显的差别。"医学中的社会学"是属于医学性质的,而"医学的社会学"是属于社会性质的,这种差别恰恰就是"社会医学"和"医学社会学"的差别。因此,我们最好把"医学中的社会学"归入"社会医学",而把"医学的社会学"直接称为"医学社会学"。

（二）国内学术界对医学社会学定义的描述

目前,国内学者对于医学社会学的定义并未统一。

如刘宗秀、阮芳赋等认为,医学社会学乃是对医学中的社会学问题和社会学中的医学问题的研究。前者从社会学的角度研究医学领域中的角色、角色行为、角色关系、角色组织、角色流动和角色变迁;后者从社会学的角度研究医学和社会生活各方面的相互作用,例如医学与政治、医学与军事、医学与经济、医学与文化、医学与宗教等的社会关系。

再如周浩礼、胡继春认为,医学社会学是以社会学的理论和方法为基础,从社会学的角度研究医学社会中的社会角色、社会关系、社会群体的交互作用以及医学领域与整个社会的相互关系及其变化规律的学科。

有的国内学者曾提出,医学社会学的研究任务为研究医学社会学的理论和方法;研究患者这一群体及在诊治过程中形成的社会关系;研究医务人员这一群体及其在诊治过程中形成的社会关系;研究医疗保健社会组织形式的形成和发展规律;研究医学社会问题。

二、医学社会学的原理方法

医学社会学的研究是以社会学的理论和方法为基础,在其科目的研究过程中不仅始终贯彻社会学的一般理论原则,而且还需具体运用社会的基本概念,如社会化、角色理论、社会组织、社会分层、社会流动、社会控制、社会变迁、社区分析、互动理论等,它们在构建医学社会学的知识体系中如同建造大厦的脚手架,是不可缺少的。

社会学的研究方法也是进行医学社会学研究的一个重要方面。常用的方法有普通调查法、典型调查法、个案法、抽样调查法、问卷法、文献法、访谈法、观察法、实验法、比较分析法、统计分析法等。这些方法是医学社会学所特有的研究技术、手段和重要工具。

三、医学社会学的理论研究

在社会学的理论研究的基础上,医学社会学所研究的主要内容是医学领域内各种社会角色、社会行为、社会关系、社会组织以及对传统医疗领域中有关领域的社会层面的分析。

(1)健康、疾病以及患者等概念的社会含义。

(2)对医学领域中特有的社会人群的研究,如患者、医生、护士等角色的分析;角色的社会化和角色流动的问题;医、护职业社会意义的研究等。

(3)社会行为的研究,如疾病行为、求医行为、遵医行为以及医疗行为的社会学意义。

(4)社会关系的研究,包括医患关系、医护关系、患际关系、医际关系等。

(5)医院以及其他医疗保健组织的社会层面的研究。

四、医学领域的社会学研究

当前,医学社会学在许多国家已经得到广泛的发展,不断地引起更多的社会科学工作者和医务工作者的重视。这也说明医学社会学在现实工作中具有旺盛的生命和巨大的作用,了解这一点,有利于我们从多方面认识医学社会学这门学科。

(一)医学社会学与医学模式的转变

医学社会学不仅关注作为医疗对象的患者的社会面,关注作为医疗活动实施者的医生、护士的社会面,还十分关注医疗组织的社会面。这正体现了生物医学模式向生物—心理—社会医学模式的转变,也说明了积极开展医学社会学的研究是促进医学模式转变的有力措施。

笔记

（二）医学社会学与医疗卫生部门管理

要提高医疗卫生部门的科学管理水平,可以运用医学社会学的理论和原理进行指导。医学社会学可以帮助医疗卫生部门管理人员从宏观的角度了解社会的健康需求和卫生机构在社区中的形象以及正确认识医疗职业与医护角色,有助于更好地制订卫生事业的方针政策,有助于自觉地改善医疗卫生机构的管理,逐步提高科学管理的程度,使医疗卫生部门发挥更大的效益。

（三）医学社会学与医务人员素质

医学社会学能帮助医护人员获得人文科学和行为科学的知识与技能,有助于医护人员在医疗实践活动中加深理解社会人文因素在疾病过程中的影响和作用,有助于他们全面完整地认识患者和自己,以提高他们在医疗实践活动中诊疗、康复措施的能力。

（四）医学社会学与医疗卫生服务质量

医学社会学可帮助医务人员了解乃至建立良好的医患关系,使医患之间的关系在临床工作中达到协调,使患者改变依赖、被动的姿态,唤起健康的热情和信心,从而加速康复,提高疗效。

（资料来源:王志中,王洪奇.医学社会学基础[M].北京:军事医学科学出版社,2013.内容有整理）

实训与指导

实训项目 基于社会医学角度的疾病分析及其防治策略的制订

（一）实训目标

1. 检验对社会医学的概念、社会医学研究的内容、社会医学的基本任务等知识的理解和掌握程度。

2. 训练从社会学角度分析疾病发生及发展的原因及其危害的基本能力。

3. 掌握从社会医学角度制订疾病综合防治的策略和措施的能力。

（二）实训内容与形式

要求根据以下材料进行思考分析与训练。

实训材料 从社会医学角度看我国结核病的防治

结核病是一个古老的疾病,至今仍在危害人类的健康,而我国更是全球不多的几个结核病高负担国家之一,新发病例约占全球的16%。因此,我国的结核病的防治工作任重而道远。在20世纪中叶,有效治疗和治愈结核病的药物就已经开始被使用,而目前最为有效的DOTS防治策略也已经推行了近20年。但令人困惑的是在全世界如此努力下,结核病不但没有被逐渐控制的迹象,反而越演越烈,实为现代社会

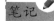
笔记

所不可接受。据 WHO 数据显示,1995 年全世界有 300 万人死于此病,而到 2003 年,全球每天仍有 5000 人死于该病,每年罹患结核病的人数超过 800 万。到 2006 年,全球结核病患者仍有 1440 万,其中新发病例有 920 万。这些数字表明全球在近 15 年间,对结核病的防治未产生根本效果。

造成上述情况的原因有很多,其中对该病的认识程度不够是最主要的,这直接影响了政府的决策和相关职能部门对决策执行的力度。为此,我们撰写此文对目前结核病防治以及在 DOTS 策略执行中出现的问题,从社会学更广阔的角度进行分析,从全面健康促进的角度提出进一步改进的意见和应对办法。

1. 对现阶段结核病防治模式的反思

控制结核病的传播与流行离不开三个环节,即"传染源、传播途径和易感人群",目前所有的防治手段均围绕此三个环节展开,但需要研究的是应该以怎样的尺度去把握这三个环节,在每个环节当中什么才是主要矛盾,如何理解人与微生物的关系等。

首先值得商榷就是"消灭结核病"这一传统思维。这种传统思维几十年来充斥着整个传染病领域,其出发点是积极的,但不理性。消灭一种传染病在理论上可以实现,但人们往往忽视随后而来的严重后果。从更宏观的人类群体的角度来看,将结核病发病率控制在某一个相对较低的水平是"合适"的,"零发病"几乎是不现实的。也正是出于此考虑,WHO 提出到 2050 年的目标是:消除作为公共卫生问题的结核病,将其发病率控制在每 100 万人口中有 1 例结核患者。但因受到消灭天花的鼓舞,我们更习惯将"最终消灭"或"零发病"定为终极目标。这不但不利于防治政策的制定与执行,反而可能会使病原体在巨大环境压力下出现耐药性、突变,最终危害人类健康。

第二,要深刻理解"阶段传播途径"。诸如 SARS 期间的"与世隔绝"是处理疾病暴发或流行时的非常之举。频繁采用只能说明日常预防管理工作存在疏漏。"切断传播途径"更深刻的含义是:在不影响正常社会交往、不干扰正常社会秩序的前提下,尽一切可能去阻断结核病的传播。由于人具有社会属性,正常的社会交往是必需的,而传染病工作者需要做的是如何让这种交往变得"安全",这才是我们今后需要努力的方向。

第三,对于"易感人群"的防护应当从两个层面入手,即物质层面的疫苗接种以增强人群免疫力和精神层面的传染病知识的科普宣传。遗憾的是每当提及易感人群的保护时,我们更多地想到的是前者,却很少意识到最好、最持久的"免疫力"是让群众了解并掌握相关结核病防治知识。研究表明,让大家掌握一些哪怕是最简单的结核病预防知识都会为社会带来巨大的改变。因此我们在强调免疫接种的同时,更应当下大力气在人群中宣传和普及结核病的知识。

2. DOTS 策略的实施要充分考虑社会因素的影响

结核病不仅仅是一种生物性疾病,更是一种社会性疾病。由于该病主要危害到穷人和虚弱的人,因此社会影响因素更重要。但当我们在分析结核病防治不利的原因时,往往过分强调结核病的生物因素,这是单纯生物医学模式在现代疾病防治中的具体表现。早在 20 世纪初,人们就已经提出了生物—心理—社会的现代医学模式。但现在看来,在医学的很多领域和环节,新的医学模式还相当程度地停留在口头上、书本中、课堂里。就连目前唯一有效的 DOTS 策略也更多的是强调患者的规律治疗,而对治疗以外的社会因素阐述不多。

生物—心理—社会医学模式强调的是三者的有机结合,任何一种疾病的发生与发展都离不开这三方面的影响。同理,任何一种疾病的预防和控制也都应当从这三方面入手。因此在 DOTS 策略的执行过程中,首先要充分考虑到相关社会因素的影响。例如政府的主导和社会各阶层的参与等,要意识到结核病的防治绝非卫生部门自己的任务。大量的研究表明,很多社会因素在结核病的发生发展过程中发挥着重要的作用,改善这些外部因素将有助于结核病的控制。其次在执行"面视"、"规律"、"联合用药"、"严格化疗方案"这些 DOTS 策略的核心内容时,要有多种激励措施以保证效果。因此人的因素永远是第一位的,再好的策略和方案如果得不到严格执行,终究是纸上谈兵。执行者的不负责与懈怠不但增加了执行成本,而且也使 DOTS 策略的目标难以达成。第三,结合我国国情,要加强对流行人口中 DOTS 策略的实施研究。

3. 积极的应对

(1)深入理解结核病高患病率人群的社会背景和价值取向将有助于结核病的控制。结核病在所有国家都是一个穷人和弱者的疾病,其防治早已不仅仅只是一个公共卫生问题,而且更成为一个人权和社会公正问题。这一事实使结核病的研究和管理除了医学层面外,还需要有政治和社会层面的参与。因此在发展中国家提出和建立如何指导结核病防治的公共卫生框架是当务之急。

(2)将结核病防治工作与我国的基层卫生保健工作结合起来纳入管理。社区及乡村医生大多是最早发现结核病患者的医务工作者,他们也是最有可能密切督导患者坚持规律服药的医生。所以要强调将结核病防治与基层卫生保健紧密结合的工作方针,这也是稳步推进 DOTS 策略实施的一个有效途径。

(3)要广泛宣传结核等传染病的防治知识和国家的方针政策。知识的宣传与普及不但要针对结核病患者,还要针对广大的人民群众以及基层医务工作者。要找准教育盲点,做到方式、对策多样。重视对健康教育内容和方法的研究,就是要因人而异,根据不同年龄性别特点等来制定具有个性化的健康教育方案。

综上所述,结核病的防治从根本上讲是一个社会问题而不是单纯的医学问题,要充分考虑到社会各因素对本病的影响,不但要有政府及相关部门政策的协调和配合,同时还要有全社会的参与。

(材料来源:王剑,孔繁增.从社会医学角度看我国结核病的防治[J].医学与哲学,2009,30(6):60-61.内容有整理)

请思考并回答以下问题。

1. 根据上述材料,到 2006 年,全球结核病患者仍有 1440 万,这些数字表明全球在近 15 年间,对结核病的防治未发生根本改变,为什么?

笔记

2. 如何从社会医学角度对结核病的病因进行分析及诊断?

3. 如何从社会医学的角度对结核病进行综合防治?

（三）实训要领

1. 学习和掌握实训所涉及的社会医学概念、社会医学研究内容和基本任务等主要知识。

2. 查找文献资料,并结合本章的主要知识点,对疾病做出社会病因学,分析和提出社会医学的"处方"。

3. 汇报实训成果,并交流心得。

（四）实训要求与考核

1. 独立或分组完成。针对实训材料提出的问题 1,请独立完成资料查找、分析、总结归纳,撰写书面记录等工作,最后由老师打分。对于实训材料问题 2 和 3,请分组完成,将班上同学按照学号先后顺序分为 2 小组,一个小组负责"从社会学角度对结核病的病因进行分析和诊断"相关资料查找、资料分析、资料整理等,另一个小组负责"从社会医学角度对结核病进行综合防治"相关资料查找、资料分析、资料整理等。每个小组通过投票选出一名组长,对本组的学习成果进行汇报。汇报完成后,两个组的同学根据汇报成果以及所学的知识讨论社会病因学分析与提出社会医学的"处方"的关系。

讨论结束后,小组组长根据小组成员在参与资料查找、资料整理、资料分析、小组讨论、成果汇报等过程中的贡献度进行初步评分,最后由任课老师在组长打分的基础上进行打分。

2. 提交书面记录。要求(1)按照实训后的问题依次提交书面记录;(2)字数在 2000 字左右,观点明确、有理有据,既要讲清楚作为理由和依据的基本知识,又要针对材料事实进行分析得出明确的结论。

（五）实训书面记录或作业

实训书面记录

1. 根据上述材料,到 2006 年,全球结核病患者仍有 1440 万,这些数字表明全球在近 15 年间,对结核病的防治未发生根本改变,为什么?

_____

_____

_____

_____

_____

_____

_____

2. 如何从社会医学角度对结核病的病因进行分析及诊断?

_____

_____

_____

_____

_____

_____

_____

3. 如何从社会医学的角度对结核病进行综合防治?

_____

_____

_____

_____

_____

_____

_____

_____

_____

_____

参考文献

[1]李鲁,吴群红.社会医学[M]:4 版.北京:人民卫生出版社,2014.

[2]邹宇华,邓冰.社会医学[M].北京:科学出版社,2014.

[3]王志中,王洪奇.医学社会学基础[M].北京:军事医学科学出版社,2013.

[4]王剑,孔繁增.从社会医学角度看我国结核病的防治[J].医学与哲学,2009,30(6):60-61.

（黄仙红　王小合）

第二章

医学模式

学习目标

通过案例分析与实训练习：

巩固　医学模式的概念、特点，医学模式的发展史，生物—心理—社会医学模式的演变、特点，自然—社会—神灵医学模式的新思考等主要知识点；

培养　运用医学模式综合分析医学哲学、医患沟通、人文与法律等基本能力；

扩展　基于医学模式对疾病和健康进行分析的能力。

导入案例

基于全球化经济发展和消费社会人性堕落欲望贲张的医学模式思考

随着全球化经济的发展，世界各国都在不同程度地走向市场化，以 GDP 片面地衡量经济发展，倡导非理性的消费，科学、人文、艺术不再和谐地成为真、善、美的统一，医学模式也面临着新的思考和探索。

思考一："谁是上帝？"

近年来，医院为了占有市场，提倡"一切以病人为中心，视病人如亲人，病人就是上帝"、"对病人要打不还手，骂不还口"，更有医院对于在医疗过程中做到"打不还手骂不还口"的医护人员给予经济奖励。

思考二：躯体健康和心理健康如何整合？

市场经济下欲望贲张，某些人无信仰依托，致使"法轮功"等邪教、非法气功学、各反动会道门等牛鬼蛇神全部跳出来，各地大兴寺庙建设，一些人求神烧香，以保平安，深信风水算命，求升官发财，不信医却信神。

针对这种情况，请考虑医学模式发展的阶段性是否受到了新的挑战？

思考三：孰之过？

市场经济以来，医院不断出现病人打、杀医生，践踏医护工作人员尊严，破坏医疗秩序等现象，医患矛盾越来越严重。起初院方在各方面压力下，向作为弱势一方的患方赔偿，以"私了"、"大事化小，小事化了"的方式解决医患纠纷。自 2002 年国务院颁布《医疗纠纷事故处理条例》到各地医疗纠纷人民调解委员会的成立，医患纠纷并没有得到更好的解决，而是愈演愈烈，由普通的病人（家属）与医疗机构的矛盾，演变成专业的"医闹"，冲突逐步升级，致使数十名医护人员丧生于病人及病人家属

笔记

之手。如 2012 年 3 月 23 日下午,哈尔滨医科大学附属第一医院实习医生王某被 17 岁的强直性脊柱炎患者李某杀害,同时造成另一名医生重伤,两名医生轻伤,多次的杀医案将医患矛盾推到了舆论的风口浪尖。2013 年 10 月 25 日 8 时许,连某携带事先准备的木柄铁锤、尖刀,闯入浙江省温岭市第一人民医院门诊部,对其主治医生和温岭市第一人民医院处理投诉事宜的耳鼻喉科医生王某(被害人,殁年 45 岁)以及为其进行 CT 检查的医生实施报复性杀害。最终导致 1 人死亡,2 人重伤。2014 年 1 月 27 日,台州市中级人民法院以故意杀人罪判处连某死刑,剥夺政治权利终身。2014 年 4 月 1 日,浙江温岭杀医案终审维持死刑判决,将报最高人民法院核准。2015 年 5 月 25 日,连某被执行死刑。

经各方呼吁多年,2015 年 11 月 1 日,"医闹"正式入刑法,经刑法修正案(九)修改后的刑法第二百九十条第一款规定:聚众扰乱社会秩序,致使……医疗无法进行,造成严重损失的,对首要分子,处三年以上七年以下有期徒刑;对其他积极参加的,处三年以下有期徒刑、拘役、管制或者剥夺政治权利。

请思考并回答以下问题:

1. 在中国的医疗市场领域,病人是上帝吗? 这种提法是否合理?

2. 以上述案例为基础,请问躯体健康和心理健康如何协调统一?

3. 现在的医患矛盾越来越严重,请问这是谁的过错?

主要知识点

一、医学模式的概念、特点和作用

(一)医学模式的概念

医学模式(Medical Model)又叫医学观,是人们考虑和研究医学问题时所遵循的总的原则和总的出发点,即是人们从总体上认识健康和疾病以及相互转化的哲学观点,包括健康观、疾病观、诊断观、治疗观等,影响着某一时期整个医学工作的思维及行为方式,从而使医学带有一定的倾向性、习惯化了的风格和特征。

医学模式的概念是在医学模式科学的发展和医学实践活动过程中逐渐形成的观察和处理医学领域中有关问题的基本思想和主要方法。由于医学包括认识和实践两个方面,所以医学模式也就包括医学认知型(Medical Model)和医学行为模式(Medical Pattern)。前者是指一定历史时期人们对医学自身的认识,即医学认识论;后者是指一定历史时期人们的医药实践活动的行为范式,即医学方法论。

(二)医学模式的特点

1. 医学模式产生的社会性

人类社会各项事业的发展进步,推动着世界观、方法论以及探索自然的方法的不断创新和发展,这必然影响到医学的发展,影响到医学模式的产生和发展。

2. 医学模式存在的普遍性

医学模式来自人类医学实践,普遍存在于人们的思想行为中。

笔记

3. 医学模式作用的广泛性

医学模式是对医学实践自觉反思的结果,对医学科学研究、医学教育方向和卫生实践起着既广泛又重要的作用。

4. 医学模式发展的动态性

医学模式的演变与生产力的发展水平、生产关系的性质、政治和文化背景、科技发展水平以及哲学思想等相关联。因此,随着社会发展到一定阶段,达到一定水平,医学模式也将发生相应的改变。

(三)医学模式的作用

1. 推进医学理论的发展

不同的医学模式会给不同的医学理论提供不同的思路。

2. 指引医学实践的改进

医学实践从关注消除生物因素所致疾病的基础上,拓展到关注心理治疗、消除社会不良因素和改变不良行为生活方式等领域,从而使医学实践更具综合性。

3. 促进医学教育的革新

随着疾病谱和死因谱的改变及医学科学的发展,人们逐渐认识到,与疾病和健康相关联的因素,除生物因素外,还有心理和社会因素,医学教育又有了重新"定向"。

二、医学模式的演变

医学模式在其演变过程中,经历了神灵主义医学模式、自然哲学医学模式、机械论医学模式、生物医学模式、生物—心理—社会医学模式等发展阶段。生物—心理—社会医学模式又与世界卫生组织提出的躯体、心理和社会(Physical-Mental and Social)的完美状态健康观相一致。

(一)神灵主义医学模式

神灵主义医学模式是远古时代的医学模式。远古时代,因为生产力发展水平低下,科技水平落后,原始人对自然的认识非常局限,对风雨、雷电、地震等自然现象不能理解,对人体的生理现象如生育、疾病、死亡无法理解并作出科学解释。因此,先民们认为人受到一种超自然的神灵支配,人类的生命和健康是上帝所赐予,疾病和灾祸乃是神灵的惩罚或是妖魔鬼怪附身。这种把人类的健康与疾病、生与死都归于无所不在的神灵的认识,即神灵主义医学模式。巫医、巫术为其主要代表。

(二)自然哲学医学模式

自然哲学医学模式是运用辩证法和唯物主义观解释健康和疾病现象,把哲学思想与医疗实践联系起来,以直观的自然因素现象说明生理病理过程的一种医学模式。如古希腊的"四体液"学说、印度的"四元素"、中国的"阴阳五行"学说等。

(三)机械论医学模式

机械论医学模式是基于机械唯物主义观点,以机械运动的原理解释一切生命现象的医学观和方法论。当时盛行以机械运动来解释一切生命现象的观点,如把人体看成是由许多零件组成的复杂机器,心脏是水泵、上肢活动是杠杆活动、饮食是补充燃料、大脑如操纵盘等。法国医生拉美特例(1709 - 1751 年)在其所著《人是机器》中提出人是自己发动自己的机器,疾病时机器出现故障和失灵,因此需要修补和完善。

机械论医学模式批判了唯心主义的生命观和医学观,将医学引入实验医学时代,对推动现代医学的发展起到了重要作用,但其局限性也很突出。它简单地把人比作机器,忽视了生命的复杂性,也忽视了人的社会性和生物学特性。

(四)生物医学模式

生物医学模式是基于生物科学认识健康与疾病,反映病因—宿主—自然环境三者内在规律的医学观和方法论。

生物医学模式的基本理论观点有心身二元论和还原论。心身二元论认为躯体和精神彼此存在,相互分工,疾病的产生必然或最终可以在躯体上找到病理变化;还原论认为每一种疾病完全可以用偏离正常的可测量的生物学变量来说明,并且必然可以在器官、细胞或分子上找到可以测量的形态学或化学改变,可确定生物或理化的特定原因。

随着疾病谱和死因谱的转变,生物医学的片面性和局限性日益显现,如仅从生物学的角度去研究人的健康和疾病,只注重人的生物属性,忽视了人的社会属性;在临床上只注重人的生物机能,而忽视了人的心理机能和心理社会因素对疾病的发生、发展和转归的作用。因此,传统的生物医学模式已难以适应医学的发展和人类健康观念的转变,医学发展需要更完善的医学模式。

(五)生物—心理—社会医学模式

生物—心理—社会医学模式,也称现代医学模式,是指从生物、心理和社会等方面观察、认识、分析并处理人类健康和疾病问题的医学观和方法论。

1. 生物—心理—社会医学模式产生的背景

(1)疾病谱、死亡谱的改变。随着现代社会的发展,医学科学有了更大的进步,一些由生物因子所致的疾病已被控制;而另一类疾病,如心脑血管疾病、恶性肿瘤、精神病等,已成为人类健康的主要危害,控制慢性非传染性疾病(Non-Communicable Disease, NCD)成了第二次卫生革命的主要任务。

疾病谱和死因谱从传染病向慢性非传染性疾病的转变,突显了心理、社会因素的作用,这必然要求对人群健康服务的重点进行调整。因此,疾病的防治从生物、心理和社会的角度采取综合性的社会防治策略。

(2)人们对卫生保健要求的提高。随着社会经济发展和生活水平的提高,人们已经不满足于疾病的治疗,还要求合理的营养、安全的劳动条件、健康的生活方式、良好的心理状态、较强的社会活动能力、融洽的人际关系,在延长寿命的基础上,更加注重生命质量。面对多样化的健康需求,卫生服务不仅仅是治疗疾病,还包括行为心理健康服务、疾病预防、卫生保健、社会环境的改善等,这些都成为推进生物医学模式改革的动力。

(3)医学发展的社会化趋势。伴随全球化社会化进程,许多健康问题,单靠个人的力量已经无法解决,只有动员全社会的力量,采取综合社会化的措施才能取得成效。如传染病的预防,慢性病的管理,生命质量的提高,吸毒、性传播性疾病的综合治理和防治都需要政府主导和社会参与才能完成。

笔记

（4）健康影响因素的多元化。20世纪70年代，布鲁姆、拉隆达和德威尔等学者指出环境因素（特别是社会环境因素）与人们的身心健康、精神和机体发育均密切相关，并提出了生物遗传、环境、行为与生活方式、医疗卫生服务是影响健康的主要因素。

（5）卫生保健实践的启示。世界多国的卫生保健实践显示，越早认识医学模式的转变并主动促成转变的国家，其国民健康状况的改善就越快，取得的成效也越显著。如，英国制定实施卫生资源向脆弱人群倾斜的政策，重视发展社区卫生服务，取得了良好的健康投入产出效果。

2. 生物—心理—社会医学模式的基本内涵

（1）生物—心理—社会医学模式解释了医学观的动态性：从生物医学模式到生物—心理—社会医学模式的演变，经历了一个多世纪的时间。新的医学模式的提出及其得到医学界认同这一事实表明，医学模式的发展是动态的，也是渐进的。

（2）生物—心理—社会医学模式更准确地肯定了生物因素的含义和生物医学的价值：生物—心理—社会医学模式是在重视生物医学的前提下肯定了社会与心理因素的价值。

（3）生物—心理—社会医学模式确立了心理和社会因素在医学系统中的地位和作用：该模式既重视人的生命活动的生理基础，又强调了人作为社会人，其生理活动与心理活动是相互依存的关系；充分肯定了心理因素、社会因素对人类疾病，特别是对慢性病的重大影响。

（4）生物—心理—社会医学模式立体地探索了健康概念：现代健康观是一种生理、心理的健康和社会的幸福完美状态，它是一种三维的、立体的健康概念。而生物—心理—社会医学模式是要在重视生物因素，发展生物医学的前提下，把健康服务的对象——拥有生物属性和社会属性的人和人群放在特定的社会关系中去加以认识，研究提高其健康水平和生活质量的策略。

三、生物—心理—社会医学模式的影响

（一）对卫生事业的影响

1. 生物—心理—社会医学模式把健康推到一个新的战略高度

强调以健康为中心，重视躯体、心理和社会健康，才能保证个人、家庭、社区和国家实现其社会发展目标。

2. 生物—心理—社会医学模式促进"大卫生观"的形成

生物—心理—社会医学模式使人们从宏观的、社会发展和人类进步的高度来看待卫生工作，充分认识到卫生工作的社会性、群体性，把卫生工作看作是人类生存和发展的基本要素，是社会与经济发展的重要组成部分和全社会的事业。积极推动了封闭式的"小卫生观"向开放式的"大卫生观"改变。

3. 生物—心理—社会医学模式为卫生事业可持续发展提供理论指导

生物—心理—社会医学模式倡导以公共政策、科技进步、重大行动为切入点，实施综合治理，有机协调部门职能，充分调动各方面积极性，共同应对卫生挑战；倡导以实现社会经济和人民健康协调发展为出发点和落脚点，全面促进人群健康、提高健康的公平性；

笔记

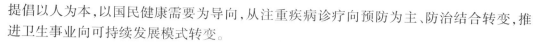

提倡以人为本,以国民健康需要为导向,从注重疾病诊疗向预防为主、防治结合转变,推进卫生事业向可持续发展模式转变。

(二)对卫生服务的影响

1. 从治疗服务扩大到预防服务

从治疗服务扩大到预防服务是指从防治分家到防治结合,将医疗服务工作融入预防工作中。即在疾病防治过程中,生物—心理—社会医学模式重视和强调疾病的三级预防:一级预防(病因预防),在疾病未被发生时采取有效措施避免疾病的发生;二级预防(临床前期预防),在疾病发生早期,做到早发现、早诊断和早治疗;三级预防(临床期预防),在患病后做好疾病的治疗和康复工作。

2. 从生理服务扩大到心理服务

生物—心理—社会医学模式在强调生理服务重要性和必要性的前提下,突出卫生服务的整体性,尤其强调心理服务、社会服务的重要性,倡导扩大心理服务范围。要求在提供躯体照顾的同时,也要对普通人群和病人进行心理服务,了解影响病人的心理因素,积极开展心理卫生工作。

3. 从医院内服务扩大到医院外服务

生物—心理—社会医学模式要求卫生服务应由传统的封闭式院内服务,逐步向院外服务转化,适应卫生服务的社会化要求。医生应从在医院内被动等待病人的服务方式向主动走出医院,进入社区和家庭,为社区人群提供综合性照顾的方式转变。

4. 从技术服务扩大到社会服务

从技术服务扩大到社会服务是卫生服务发展的必然趋势,是医学进一步社会化的体现。在提供卫生服务的过程中,医疗人员除诊疗疾病外,还应该通过社会医学诊断,发现居民的健康问题,找出危害居民健康的因素,进行健康指导和健康促进。

(三)对医学教育的影响

想在生物—心理—社会医学模式框架下成为一名合格的医生,不仅需要自然科学知识,也需要人文社会科学知识。因此,医学教育在重视传统医学学科教育的基础上,还应开展心理学、社会学、人文学等诸多相关学科的教学,注重培养医学生的研究性学习能力,优化学生知识结构,提高社会实践能力。

新的医学模式对医学教育的影响主要体现在以下几个方面:(1)要求医学生树立正确的职业态度,要有社会责任感和科学奉献精神;(2)现代型的医学人才,既要有自然科学方面的知识,又要有社会科学、人文科学方面的知识;(3)在学习专业技能的同时,还应加强社会实践的锻炼。

(四)对临床医学的影响

生物—心理—社会医学模式对临床医学提出了新的要求。要求在临床工作中,从观念到实践都要进行变革;由以医疗为导向向以预防为导向转变;由以疾病为中心向以病人为中心转变;由偏重个体诊治向更加重视群体健康防护转变;由着眼于分析影响健康的生物因素向综合性多因素分析转变;由单纯性治疗向兼顾健康教育、心理咨询、社会支持等转变。

（五）对预防医学的影响

生物—心理—社会医学模式对预防医学理论的拓展起到了积极的作用,推进了预防医学对健康影响因素的研究从生物因素扩展到生物、心理和社会因素,把生物学预防和医学预防扩大到社会预防和心理预防。在生物—心理—社会医学模式的指导下,预防医学建立了"高危"的观点,产生了三个非常重要的概念,即高危环境、高危因素、高危人群。对高危环境、高危因素、高危人群进行有效控制和管理,可降低人群发病率和死亡率,提高人群健康水平和改善生命质量。

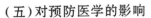

基于全球化经济发展和消费社会人性堕落欲望贲张的医学模式思考

1. 在中国的医疗市场领域,病人是上帝吗? 这种提法是否合理?

结合前面五种医学模式的主要知识点,我们认为,"一切以病人为中心,视病人如亲人,病人就是上帝"的提法是欠妥的,那些基于对病人"骂不还口打不还手"的行为的奖励是滑稽可笑的。因为人本来就是自然的一部分,应该"以自然为中心"。以病人为中心,必然导致病人需求的扩大和欲望的释放,误使病人认为花钱就是来买服务,必然破坏医学本来的治疗规则。

2. 以上述案例为基础,请问躯体健康和心理健康如何协调统一?

现代有关医学和心理学的研究都表明,人们的躯体健康与人们的心理健康状况息息相关。20 世纪七十年代,医学研究人员有两项重大的发现:首先,大脑中的同一化学物质不仅调节身体的免疫系统,同时还影响人们的思维和情感。这意味着人们的心理状况和躯体状况有着非常紧密的联系。其次,这种化学物质不仅存在于人的大脑中,而且在身体的各个系统中循环传递,包括免疫系统。这意味着人们的心理健康状况和躯体健康状况之间可以互相影响。心身疾病就是对这种关系的一种证明。心身疾病是指那些发病、发展与治疗都与心理因素密切相关的疾病。负面的心理活动如消极的情绪、长期的焦虑、巨大的精神压力等会导致不良的生理反应。这种生理反应如果持续过久,就会导致躯体的损害,甚至造成器质性病变。常见的身心疾病有溃疡、炎症、高血压、心脏病、疼痛等等。而另一方面,乐观、积极的心理健康状态又可以预防疾病,在患病的康复治疗中有时可以起到药物甚至手术都无法达到的作用。

3. 现在的医患关系越来越严重,请问这是谁的过错?

经济社会特有的畸形现象,人与人之间的物质金钱关系侵入到了医疗领域。首先,病人认为拿钱来就是购买服务,把神圣的医患关系等同于商品交易。其次,死亡教育的缺乏,死亡是生命历程中的必然环节,它是不可避免的,因此无需对死亡忌讳甚至避而不谈。死亡教育就是要帮助人们正确面对自我之死和他人之死,理解生与死是人类自然生命历程的必然组成部分,从而树立科学、合理、健康的死亡观。然而在我国,死亡教育极度匮乏。我国没有关于死亡教育的书籍,也没有开展关于死亡或者生命教育的课程,当人们面对死亡时,就会出现恐惧、焦虑、愤怒等心理现象。有研究者在对 111 位丧亲人士的调查中发现,逾七成出现失眠、健康状况下降等问题,约82%的人于亲人去世后常感孤独寂寞,约三成的人透露曾有自杀念头,更有不能接受亲人不能治愈以及离世的事实而做出冲动行为的。与此同时,这也使得临终病人没有得到最好的陪伴,抱憾而去。再者,这也是经济社会人性堕落的表现,促使人们思考生物—心理—社会医学模式存在着的宽容纵容迁就病人的一面。

To Cure Sometimes, To Relieve Often, To Comfort Always。

这是长眠在纽约东北部的撒拉纳克湖畔的特鲁多医生的墓志铭:有时是治愈,常常是帮助,总是去安慰。"治愈"需要丰富的科学知识和实践积累,它是"有时"的,不是无限的,这里的分寸把握很精准。医学不能治愈一切疾病,更不能治愈每一个病人。而患者不应盲目相信医学的"本事",对医学产生不切实际的幻想。就算治愈了,医生也应该客观地评估其效果。事实上,绝大多数医生都追求精湛的医术水平,试图做一个真正能"治愈"的人,这也是医学的人文性使然。"帮助"是给病人以援助,是医学的经常性行为,也是医学的繁重任务,它的社会意义大大超过了"治愈"。在技术之外,医生常常要用温情去帮助病人。从古至今,一切医学技术都是对身处困境的人的帮助。医学的作用仅仅是帮助而已,通过医学的帮助,人们才能够找回健康、保持健康。"去安慰",是一种人性的传递,是在平等基础上的情感表达。如何学会安慰病人并且坚持经常安慰病人,是一个大课题,需要系统地学习和掌握各种医患沟通的技巧,这也被提出是全球医学教育基本要求之一。这句名言明确了医学是饱含人文精神的科学。抽去医学的人文性,就抛弃了医学的本质属性。也说明医学的最大价值不是治愈疾病,而是安慰和帮助病人。医学不是技术的产物,而是情感的产物;行医不是一种交易,而是一种使命。因此,只有让医学走出商业交易和技术崇拜的误区,医患关系才能回归本位。

能力和知识拓展

现代医学模式对我国医疗服务体系建设的启示

改革开放以来,我国社会经济、科技水平、人口状况、生态环境、居民行为生活方式、疾病谱等各方面都发生了广泛而深刻的变化。我国在疾病模式转变的过程中面临着"不完全的疾病模式转变",这突出表现在城乡疾病模式的差异上,目前我国城市人口已基本完成疾病模式的转变,但大部分农村人口依然处在传统疾病模式阶段。同时,我国仍未完全摆脱传染病的侵袭,正面临着旧传染病死灰复燃、新传染病出现和传入的困扰。针对我国疾病模式的转变以及日益老龄化的趋势,我国现阶段的卫生事业发展仍深受生物医学模式影响,医疗服务体系建设仍未适应现代医学模式的要求。本文从现代医学模式的视角探析我国医疗服务体系建设的相关问题,具体如下。

一、现代医学模式的相关理论

1. 现代医学模式的提出与实践

医学模式又叫医学观,是研究和处理健康与疾病等重要医学问题的方法论和总体观。针对生物医学模式的缺陷和局限性,1977年美国学者恩格尔首次提出了生物—心

笔记

理—社会医学模式,即现代医学模式。现代医学模式是把人看成生物、心理、社会三个因素相结合的医学模式,要求对健康与疾病从生物、心理和社会适应三维向度综合考察并解决。现代医学模式是建立在医学理论、医疗技术、疾病谱和经济、文化基础之上的医学系统,对医疗服务体系的科学构建具有重要的指导意义。

2. 现代医学模式的医学目的

现代医学模式的医学目的是:预防疾病和损伤,促进和维持健康;解除由疾病引起的疼痛和痛苦;治疗疾病和照顾不治之症;避免早死,追求安详死亡。"人人享有卫生保健"的目标并不意味着每个人的全部疾病均能得到治疗,而是指人们将运用比现在更好的方法去预防疾病,去减轻不可避免的疾病和伤残的痛苦,并且通过更好的途径进入成年老年。实践现代医学模式是实现"人人享有卫生保健"的目标的基础,因此医疗服务体系建设必须适应现代医学模式的转变。

3. 现代医学模式转变对医疗服务体系的要求

医疗服务体系是为满足广大人民群众对医疗卫生服务多层次需求而在一定区域设置的各种医疗服务机构组成的网状系统。按人民对医疗卫生服务需求的不同情况,可分为:门诊、住院、急救、保健医疗和服务网络。随着社会的进步和人民生活水平的提高,我国疾病模式也发生了明显的改变,疾病模式的变化进一步推动了现代医学模式的转变,对医疗服务方式产生了深刻的影响。医学模式向生理—心理—社会模式的转变给我国医疗服务体系建设带来了新的挑战,也给医疗卫生服务赋予了新的内涵。

二、我国医疗服务体系建设存在的问题

我国在 20 世纪 90 年代确立了以市场经济体系为改革目标以后,医疗卫生体制改革也与经济制度改革一起走向了市场化、商业化的道路,从而导致在医疗服务的提供与需求方面的矛盾日益严重化,影响了卫生事业的发展。当前,我国医疗卫生服务与人民日益增长的健康需求还存在较大差距,卫生工作面临着一系列严峻的考验。医疗服务体系的不完善、发展不协调是我国目前卫生事业发展中呈现的严重问题。一是卫生事业发展与经济发展不协调,卫生事业长期滞后于经济及其他社会事业发展。二是医疗服务与医疗保障不协调,医疗保障发展滞后,城乡居民医药费用负担较重。三是城乡、区域医疗卫生发展不协调,农村与城市、中西部与东部地区以及不同人群之间的医疗服务质量、水平和可及性差距较大。四是医院管理体制、运行机制与医疗服务需求不协调,绩效考核有待完善。五是公平与效率不协调,注重调动医务人员积极性,却忽视维护医疗卫生的公益性;注重提高服务效率,却忽视维护医疗卫生公平。究其原因,在于医疗服务市场化,医疗卫生间恶性竞争、过度追求经济效益,医疗卫生机构管理模式和运行机制落后等。

三、现代医学模式对我国医疗服务体系建设的启示

医疗服务体系建设是医疗实践的重要组成部分,它制约和影响我国卫生事业的发展和"人人享有卫生保健"目标的实现。因此,我国医疗服务体系建设应实现现代医学模式的医学目的,适应现代医学模式的要求,才能促进全民健康的最终目标的实现。

1. 医疗服务体系建设要符合中国国情

医学模式向生物—心理—社会医学模式的转变是医学发展的必然趋势,它要求预防疾病和损伤,促进和维持健康,是实现"人人享有卫生保健"的基础。但每个国家的国情

不一,经济发达程度有别,因此我国医疗服务体系建设既要适应现代医学模式的要求,又要建立在我国国情的基础上。现阶段我国最大的国情是正处于社会主义初级阶段,社会经济尚不发达,政府财政能力有限。当前,我国卫生事业发展水平和人民群众健康需求不相适应的矛盾十分突出,卫生经费投入不足,区域之间、城乡之间医疗卫生发展不平衡,医疗服务体系不完善,阻碍了"人人享有卫生保健"目标的实现。因此,政府应加大卫生投入,加强宏观调控,利用财税、价格、投融资等手段,调整布局,合理分层,将有限的医疗卫生资源更多地投入到市场不足的地方和市场失灵的领域,还要全面放宽对社会资本进入医疗卫生服务领域的管制,为所有的医疗机构创造一个公平竞争的制度环境,从而引导整个医疗卫生服务体系健康均衡地发展,为人民群众提供满意的医疗卫生服务。

2.深化医疗卫生机构改革,完善三级医疗服务体系

尽管现代医学模式已得到广大医务工作者的认同,但目前在医疗实践中,还存在着医学模式转变相对滞后的问题。因此,应深化医疗机构改革,完善三级医疗服务体系。首先,改革医疗卫生机构的服务内涵。其次,改革医疗卫生机构的服务模式和服务质量。最后,尽快完善三级医疗服务体系,促进患者合理分流。

3.发展社区卫生服务,拓展社区卫生服务内涵

近年来,我国社区卫生服务事业有了较大的发展,但社区卫生服务体系的发展过度依赖政府财政投入;基层政府、卫生部门和社区居民对社区卫生服务的重要意义认识还不足;社区全科人才资源缺乏;社区卫生服务仍以医疗为主,健康教育与健康促进等工作开展较少;服务还停留在生物医学模式层面,缺乏提供心理、社会的预防与治疗,不能从多方面满足居民的需求。因此,必须进一步强化政府责任,重视社区卫生服务在医疗服务体系建设中的重要意义,完善经济补偿机制及配套政策,提高社区从业人员的素质,大力发展全科医学教育,培养适用型全科人才。

4.建立双向转诊制度,逐步实现全科医生首诊制

双向转诊有利于发挥各级医疗机构不同的功能和作用,促进分工合理的医疗服务格局的形成,实践了现代医学模式的医学目的和要求。但目前我国双向转诊工作尚处于起步阶段,真正意义上的双向转诊制度尚未成型。因此,应建立互信机制,调节多方利益,加强监督管理;扩大医保的覆盖范围,并适当拉大不同级别医院的收费差距,确定各医药费用不同的支付比例;设立专门的机构和人员负责双向转诊工作;还要加强社区卫生服务团队建设和资源配置优化调整。

（资料来源:汤志萍,黄婉霞,王富云.现代医学模式对我国医疗服务体系建设的启示[J].中外医学研究,2014,32(12):153 – 155.）

实训与指导

实训项目　基于现代医学模式疾病的病因分析及其防治策略的制订

（一）实训目标

1.检验神灵主义、自然哲学、机械医学、生物医学、生物—心理—社会等医学模式的概念和特点等主要知识点的理解和掌握程度。

2. 训练探讨生物—心理—社会医学模式与健康及疾病的相关性的能力。

3. 掌握从生物—心理—社会医学模式的角度制订预防与控制疾病的策略的能力。

（二）实训内容与形式

要求根据以下材料进行思考分析与训练。

实训材料　新医学模式下宫颈癌的综合治疗

宫颈癌是严重威胁妇女健康的主要疾病之一。近年来,国内外在宫颈癌的病因学方面做了大量的研究,发现其致病因素是多方面的,其中高危型人乳头瘤病毒感染、宫颈慢性炎症、免疫功能低下、多孕多产等被认为是引发宫颈癌的危险因素。除生物学方面的原因,心理因素对女性恶性肿瘤的影响越来越受到重视;同时社会因素也是影响妇女宫颈癌发病的重要因素。在宫颈癌的诊断、治疗、康复、复发等各阶段,患者会出现各种各样的心理问题,如恐惧、绝望和无助感等,还会出现对抗疾病的意志减退,这些不良心理和行为问题如不能及时处理,会严重影响治疗效果,加大治疗的副作用,不利于恢复和提高肿瘤患者的生存质量。

一、宫颈癌术后的生理和心理改变

1. 宫颈癌术后生理变化

早期宫颈癌手术通常采用根治性子宫切除术和盆腔淋巴结清扫术,切除阴道近端的1/3。子宫全切后体内雌激素水平会有所降低,患者可能出现烦躁、易怒、阴道干痛、关节痛等更年期症状。切除双侧卵巢的患者,不论年龄大小,都可能产生绝经后的症状,使得阴道黏膜发生萎缩性改变,对阴道的润滑作用降低。

2. 宫颈癌术后心理变化

除了在生理方面的影响外,患者认为手术切除子宫是对女性特征及其生存质量的否定。另外,癌症仍在时刻威胁着她们的健康与生命,对疾病的担忧、治疗带来的生理上的痛苦和经济负担使得患者常常表现出易怒、易激动、情绪低落、悲观绝望的情绪。

二、患者心理与生理的相关性

随着现代心理神经免疫学的发展,人们从神经—内分泌—免疫网络深入研究恶性肿瘤的发生、发展和治疗。恶性肿瘤的发病过程往往表现出神经系统—内分泌系统—免疫系统所构成的复杂网络的功能紊乱,期间的信息联系主要是通过神经递质、免疫因子、内分泌激素来完成的。

1. 神经内分泌机制

强烈或持久的应激可导致下丘脑—垂体—卵巢轴功能紊乱,引起雌激素水平偏高,孕激素不足。研究表明,人淋巴细胞膜上有雌激素特异结合位点,雌激素与之结合可产生免疫抑制作用,而临床和实验研究均表明孕激素有抑癌作用,子宫内膜癌、

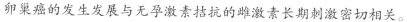

卵巢癌的发生发展与无孕激素拮抗的雌激素长期刺激密切相关。

2. 免疫机制

社会心理应激对免疫功能有很大影响。Todare 等的研究证明情绪压抑、免疫功能低下与宫颈癌的发生发展密切相关。还有研究表明,对应激的认知和控制能力可能比应激事件本身更重要。大量研究发现,女性生殖器官恶性肿瘤化疗患者经松弛训练等心理治疗后,各型淋巴细胞计数增高,白细胞计数也有增多的倾向,免疫功能得到提高。

因此,患者的心理变化与生理变化紧密相关,关注患者的心理和社会因素也是治疗的重要组成部分。

三、宫颈癌的综合治疗

1. 生物学方面的治疗

20 世纪 90 年代提出了新辅助化疗,也称先期化疗,其目的为缩小瘤体、提高手术切除率、减少术中播散及术后转移概率、消除亚临床病灶、减少复发危险并降低临床分期,为中晚期宫颈癌患者提供手术计划。新辅助化疗特别适用于局部病灶较大的 Ib 期及局部转移的中晚期患者;而晚期宫颈癌治疗已越来越多地强调手术、放疗、化疗联合的综合治疗。

2. 心理和社会因素方面的治疗

(1)认知方面的治疗。多数患者缺乏对癌症知识的了解,在疾病的康复期对生活丧失信心,悲观绝望,这种心理上的变化会使机体免疫力下降,对疾病的预后极为不利。另外,育龄期宫颈癌患者的康复治疗使她们的生存质量得到提高。但从目前癌症治疗的现状看,性康复治疗未受到医务人员和患者的重视,患者对性生理和心理方面的问题显得很无知。因此,在宫颈癌术后康复阶段,通过多种途径改变患者的认知,从而降低癌症的恐惧和解决在性生理、心理方面存在的问题就显得尤为重要。

(2)社会支持系统。患者在生理和心理上遭受了巨大的创伤,需要家庭的关怀。积极的治疗态度和康复期的良好情绪与患者及其家庭成员生活的幸福指数紧密相关。良好的医患关系也很重要,需及时准确地发现患者存在的心理问题,对患者关心、理解、宽容。建立良好的社会保障体系也是社会支持系统的重要一部分。在疾病康复期,来自团体的丰富文化活动也能够提供有力的社会支持。

(3)长期的心理帮助,改变患者应对策略和不良人格特质。相关研究证实,宫颈癌患者在发病前长期处于应激状态,在应激过程中其回避、屈服的应对策略是导致其负性情绪的主要原因。此外,压抑、过分自我控制、过分合作、屈从让步的人格特征也是宫颈癌发病的重要因素。因此,通过长期的心理咨询,帮助患者认识到自己人格中的不良因素及不适合的应对策略,增进她们心理健康的程度,将是综合治疗中的关键环节。

(资料来源:李莉,王娟,况成云,等.新医学模式下宫颈癌的综合治疗[J].中国医学伦理学.2010,23(2):86 - 87.)

请思考并回答以下问题。

1. 根据上述材料,请分析生物、心理及社会因素与宫颈癌的发生和发展的相关性。

2. 以实训材料为基础,从现代医学模式的角度制订宫颈癌的综合防治措施。

3. 结合本章的知识点,阐述现代医学模式对宫颈癌的预防和治疗的指导意义。

(三)实训要领

1. 学习和掌握实训所涉及现代医学模式的内涵、特点及影响等主要知识点。

2. 查找文献资料,并结合本章的主要知识点,从现代医学模式的角度探索宫颈癌的影响因素及其干预策略。

3. 以生物—心理—社会医学模式理论为基础,探索其对宫颈癌预防和治疗的意义。

4. 汇报实训成果,并交流心得。

(四)实训要求与考核

1. 分组完成。请将班上的同学按照学号,以 4 人为单位,依次分成若干小组。每个小组按照自荐或者投票选举的方式选出一名组长,组长的主要职责是根据每个组员的特长、爱好,对组内工作进行分工(组内工作主要包括相关内容的资料查找、资料整理、资料分析和成果汇报等)。经过一段时间的准备,每个小组按照组长的学号顺序进行成果汇报。汇报完成后,其他的小组进行组内讨论,每个小组选出一名代表对汇报小组提出一个建设性问题。

讨论结束后,小组组长根据小组成员在参与资料查找、资料整理、资料分析、小组讨论、成果汇报等过程中的贡献度进行初步评分,最后由任课老师在组长打分的基础上进行打分。

2. 提交实训书面记录。要求:(1)按照实训后的问题依次提供书面记录;(2)字数控制在 2000 字左右,要求提交的实训书面记录涵盖本章的知识点,格式规范、观点明确、有理有据,既要清晰讲出作为理由和依据的基本知识,又要针对材料事实进行分析得出明确的结论。

(五)实训书面记录或作业

实训书面记录

1. 根据上述材料,请分析生物、心理及社会因素与宫颈癌的发生和发展的相关性。

2. 以实训材料为基础,从现代医学模式的角度制订宫颈癌的综合防治措施。

_____

_____

_____

_____

_____

_____

_____

3. 结合本章的知识点,阐述现代医学模式对宫颈癌的预防和治疗的指导意义。

_____

_____

_____

_____

_____

_____

_____

_____

_____

_____

参考文献

[1]刘典恩,杨瑞贞.生态医学模式:后 SARS 时代的选择[J].医学与哲学,2003,24(11):27 – 29.

[2]汤志萍,黄婉霞,王富云.现代医学模式对我国医疗服务体系建设的启示[J].中外医学研究,2014,32(12):153 – 155.

[3]李莉,王娟,况成云,等.新医学模式下宫颈癌的综合治疗[J].中国医学伦理学,2010,23(2):86 – 87.

[4]刘典恩.面对生态危机的医学向何处去:生态医学模式建立的现实依据[J].医学与哲学,2014,35(3):1 – 4.

[5]兰德斯·兰德斯:未来四十年的中国和世界[M].南京:译林出版社,2013.

(李林贵　张士华)

第三章

社会医学基本理论

学习目标

通过案例分析与实训练习：

巩固　社会医学基本理论主要知识点；

培养　从社会医学理论角度分析医学与公共卫生问题的基本能力；

扩展　探索性研究健康公平性的测量方法及其社会决定因素的能力。

导入案例

精神疾病已经成为影响我国人群健康的重大疾病

"压力山大"是时下的一句流行语。在经济高速发展、社会急剧转型的中国，社会各行业、各年龄，无论男女，都同时面临着一个严峻的情况：压力巨大，精神状况不佳。不仅如此，近二十年来，由于精神压力等因素造成的抑郁、自杀等现象层出不穷。大学生也不例外，他们面临的精神压力可能包括情感压力、学业压力、失业问题等。2014年3月7日，厦门某大学一名17岁女生从女生宿舍楼7楼坠亡，调查发现该女生轻生的原因是舍友抢了她的男朋友。2014年4月2日，厦门某大学一名大二男生从学校宿舍7楼坠下身亡，调查发现该男生自杀原因是愚人节女友提分手，由于接受不了此刺激而跳楼。2014年4月16日，广东某大学一名风华正茂的硕士研究生在宿舍内自尽，该研究生自杀前留有遗书，说明了他选择自杀的原因是其被父母期望、学习和工作上的压力压得喘不过气，于是走上了不归路。2015年3月30日，22岁女大学生刘某患上抑郁症，退学两年后，跟家人说来长沙找工作，但最后在酒店自杀。这种心理异常现象现代社会普遍存在，当代人可能不承认这种心理状况属于疾病，然而现代医学将它明确地鉴定为精神疾病。

精神疾病是指在各种生物学、心理学以及社会环境因素影响下，大脑功能失调，导致认知、情感、意志和行为等精神活动出现不同程度障碍的疾病。精神疾病已经成为影响我国人群健康的重大疾病。中国疾病预防控制中心精神卫生中心于2009年公布的数据表明，我国各类精神障碍患者人数在1亿以上，严重精神障碍患者人数已超过1600万。目前，精神疾病在我国疾病总负担中排名首位，约占疾病总负担的20%左右。精神疾病中，发病率占首位的是抑郁症，有超2600万人患抑郁症，七成患者伴有焦虑症状。根据世界卫生组织（WHO）发表的《世界卫生报告》，抑郁症目前已成为世界第四大疾患,到 2020 年抑郁症可能成为仅次于心脏病的第二大疾病,抑郁症正成为一个严重问题。研究表明,抑郁症在中国造成的直接经济负担约为 141 亿元人民币,间接经济损失为 481 亿元人民币,总经济负担达到 622 亿元人民币。更为严重的是,抑郁症和自杀存在着高度关联。早在 2002 年,我国首次开展的大规模自杀调查结果发现,我国每年有 28.7 万人死于自杀。在 15 岁至 34 岁人群中,自杀更是第一死亡原因。中国也是世界上自杀率最高的国家之一,总的自杀率为万分之二点三,而国际平均自杀率仅为万分之一,中国总自杀率是国际平均数的 2.3 倍。另外一类疾患,阿尔茨海默氏综合征的发病率与死亡率正随着人口老龄化的进程而逐年上升。目前,全球患该病人数至少有 3500 万,而在拥有 4 亿多老年人口的中国,阿尔茨海默氏综合征患病人数有 700 万~1000 万,占世界总病例数的 1/4 多。估计到 2030 年,全球患阿尔茨海默氏综合征的人数将达到 6000 万,仅我国就将有 1200 万。

由于精神疾病的影响将持续增加,我国政府和社会逐步加强了对精神类疾病的重视。2012 年,我国正式出台了《中华人民共和国精神卫生法》。这部法律规定,各级人民政府、用人单位、各级各类学校、媒体、社区、家庭都要关注精神卫生问题,共同维护和促进心理健康。它也规定了心理咨询必须在用人单位、学校、医院、监狱等场所以及社区或慈善机构开展,综合医院应按照国务院卫生行政部门的规定开设精神科门诊或者心理治疗门诊,规范了心理咨询人员的业务素质和从业标准等。同时,国家卫生与计划生育事业发展"十三五"规划也加强了精神卫生事业的发展,强调建立重性精神疾病病例报告制度,加强管理治疗,使贫困重性精神疾病患者得到抗精神病药物治疗和紧急救助;逐步完善社会心理支持和心理卫生服务体系,加强制度化和规范化管理。

请思考并回答以下问题:

1. 请根据社会医学基本理论阐述造成我国精神疾病问题日益严重的原因。

2. 精神疾病的社会影响可以体现在哪几个方面?

3. 请阐述精神卫生事业的意义及其在健康公平性方面的体现。

4. 请从社会资本角度阐述社会因素影响精神心理健康的机制。

主要知识点

一、健康与疾病的社会性

(一)生理、心理、社会积极健康的观点

(1)在整体医学观中,人体是一个有机整体。

(2)世界卫生组织对健康的定义:健康不仅仅是没有疾病或虚弱,而是一种身体、心理和社会的完好状态。

(3)积极的健康观已不满足于疾病的防治,而是要求积极提高生命质量和健康水

平,要求建立有利于身心健康的人际关系和社会心理氛围,保持心理平衡,活得更有意义和更有价值。

(二)健康的社会性

1.健康是社会发展的资源

人类社会的发展归根到底取决于社会生产力的发展。生产力包括劳动资料、劳动对象和劳动者三要素,其中物质因素是生产力中的基础因素,而人的因素则是推动生产力发展的决定性因素。

2.健康是社会发展的标志

社会可持续发展的核心是人的全面发展,强调满足人类的基本需求。这里的需求既包括人们对各种物质生活和精神生活的需求,又包括满足人们对劳动环境、生活环境和生态环境的需求;更重要的是人类对健康的需求。满足人类对健康的需求,才能充分保证人类健康权利,而健康权利则是人类基本的人权之一。

3.健康是社会经济发展的目标

社会医学理论体系强调健康和社会的关系,其核心思想是,健康是所有社会经济活动的终极目标。因此,社会医学理论坚持以社会发展和进步来推动健康,反对牺牲健康及相应的生存环境来促进经济和社会发展。实际上,牺牲健康及生存环境不可能实现社会发展。

(三)疾病的社会性

疾病本身是生物学现象,但又与人的社会地位、社会关系、社会活动等密切相关。

1.疾病病因的社会性

生物、心理和社会医学模式指出,疾病的发生不仅和生物因素、心理因素相关,和社会因素也存在着密切的关系。其中,行为与生活方式在疾病的发生中扮演着重要的角色。慢性病诸如心脑血管疾病、恶性肿瘤的发病率逐渐升高,其主要原因就是不良的行为与生活方式。

2.疾病结果的社会性

疾病将产生严重的社会影响是社会医学理论的基本观点。疾病对社会的影响包括:第一,疾病阻碍了社会发展。一方面降低劳动生产能力,减少了物质的生产;另一方面,疾病造成的早死也减少了劳动工作时间。第二,控制疾病需要消耗大量的卫生和经济资源,给家庭、社会和国家带来巨大的负担。第三,疾病将影响社会的稳定,从而对社会发展产生不利的作用。

3.疾病防治策略的社会性

疾病防治工作中,医疗卫生机构与医务人员的核心作用固然重要,但忽视社会各部门以及人民群众的作用,卫生工作将难以取得理想效果。疾病防治是一项社会性很强的工作,要求必须树立"大健康观",动员全社会的力量,使卫生工作成为社会发展的一个重要组成部分。

二、医学与卫生事业发展的社会属性

(一)医学的社会属性

1.医学的目的与医学模式具有一致性

医学的目的随着医学模式的发展而变化。自然医学模式决定了"减轻痛苦和挽救生命"为古代医学的目的。近代生物医学模式则将"治病救人、延长寿命、解除疼痛"作为医学的主要目的。现代生物—心理—社会医学模式则要求医学"预防疾病和损伤,促进和维护健康;解除由病魔引起的疼痛;尽力照料和治愈有病的人,以及照料不能治愈的人;避免早死,追求安详死亡"。因此,现代医学不仅要"治病救人",而且必须遵循社会原则:尊重、伦理、经济、公平、人道。

2.现代医学目的的社会性

现代医学的目的代表着医学的核心价值,正确理解其原则,将有助于医学面临不合时宜或异己的社会压力时做出正确的选择。现代医学的目的体现了高尚、节约和谨慎、供得起和经济上可持续、公平和公正、尊重人的选择和尊严等原则。上述原则无不要求现代医学"以人为本",以社会的发展、人群的健康为目的,全面考虑人的整体性,关注患者的主观感受,尊重患者的意愿与选择。

(二)卫生事业的社会性

1.卫生事业的公益性

卫生事业的社会属性是"公益事业"。这就决定了医疗机构的非营利性,它要求卫生事业的改革和发展始终坚持以社会效益为最高原则,坚持社会利益最大化。卫生事业公益性体现在:进行卫生事业不收取投资回报,卫生事业机构具有公共义务,政府对卫生工作实行政策干预与法规管理,卫生事业整体公益性与局部福利性的兼容性。我国新医改中实施的向城乡居民免费提供9类21项国家基本公共卫生服务项目,促进基本公共卫生服务项目逐步均等化,就是卫生事业公益性与福利性的充分体现。

2.卫生事业的生产性

卫生事业的生产性包括物资资料的生产和人类自身的生产。一方面,通过产生一定数量与质量的卫生服务,增强劳动力促进物质资料的生产;另一方面,通过调节人口数量、提高人口素质促进劳动力自身的生产。卫生事业的这种生产性对政府和社会的卫生投资决策具有重要的影响。

(三)卫生工作的社会性

传统卫生观下,卫生工作主要采用生物医学方法防治疾病,而现代卫生观则为"大卫生观"。"大卫生观"指的是现代卫生事业管理本质上是一种"人人需要、共同受益"的社会公益事业,提高人群健康水平需要全社会的行动与参与。"大卫生观"重点强调社会参与,卫生、教育、保障等部门以及社会组织密切合作,使卫生工作成为社会发展的重要组成部分。卫生工作的社会性,要求社会医学研究扩大主体研究范围,从传统的卫生部门扩大到社会各个部门和系统。

笔记

三、健康与社会经济发展的双向性

（一）健康是社会可持续发展的基础

健康是劳动力的基础,对健康的投资能减少疾病与残疾,有效延长劳动力的工作时间,为社会创造更多的财富,促进社会经济发展。健康、高素质的劳动人口是社会生产力的重要组成部分,良好的健康状况是促进发展的中心环节。

（二）社会经济发展是卫生事业发展的保证

卫生事业发展以社会经济发展为支撑,社会经济发展将推动卫生事业的发展。

（三）健康、卫生事业与社会可持续发展的相互作用

卫生事业发展的规模与速度直接受社会发展的制约,因此卫生事业发展必须与国民经济和社会发展相协调,人民健康保障的水平必须与经济发展水平相适应,离开国民经济大环境卫生事业也难以发展。另一方面,卫生发展若受到阻碍,必然将会影响人群的健康水平的提高。社会发展重要的指标之一是人群的健康水平,因此卫生发展最终关系到整个社会的发展。卫生发展是社会发展的前提条件,社会发展为卫生发展提供政策环境、社会条件与物质保障。

四、健康的公平性

（一）健康公平的概念

健康公平是指一个社会所有的成员均有机会获得尽可能高的健康水平,即不同收入、种族、年龄、性别的人群应当具有同等或类似的健康水平。健康公平主要用人均期望寿命、患病率、死亡率、婴幼儿死亡率、5 岁以下儿童死亡率、孕产妇死亡率等指标来评价。

（二）产生健康不公平的根源

人们所处的社会经济地位不同是造成健康不公平的主要原因。一般来说,不同社会经济地位的人,拥有的社会资源也不同,而这又决定了他们所受的教育水平、工作与生活环境以及可获得的卫生服务质量与水平不同。

（三）健康公平性实现的社会责任

健康公平是社会平等的重要组成部分,21 世纪以来,健康公平已经成为各国政府追求的政策目标,并把消除健康不公平作为各国卫生改革与发展的重点目标。各国和社会的责任在于不断加强有关健康公平的研究,分析导致健康差异的重要因素;针对可避免的因素,制定旨在降低健康不公平的社会公共政策。

五、健康高危险性理论

（一）高危人群

高危人群是指易受到疾病侵扰的人群,包括处于高危环境中的人群,对环境有高危反应的人群,以及有高危行为的人群。他们是疾病防治工作的重点人群。发现高危人群是高危分析的主要目的。

（二）高危因素

高危因素指的是对健康构成威胁的因素。全球 1/3 的疾病是由体重不足、不安全性行为、高血压、吸烟、酗酒、不洁水源、缺少公共卫生条件、铁缺乏、固体燃料导致的室内污染、高胆固醇及肥胖等十种危险因素所致。识别与认知高危因素，以及学会判断与评估易发生高危反应的人群对疾病的预防至关重要。

（三）高危环境

高危环境是指处于对健康不利的环境，包括存在危险因素的自然环境、心理环境和社会环境。高危自然环境包括地震、水灾、环境污染、自然疫源性疾病病原体和自然界理化因子含量异常等；高危心理环境包括离婚、丧偶、失学、失业、人际关系紧张、移居、居住环境过分拥挤等，高危环境中的自然和社会环境，往往可以通过心理中介引起机体生理和病理改变；高危社会环境有战争、社会动荡、经济危机、缺乏社会保障、公共卫生事业滞后等。处于这类环境中可以使得人们高血压、溃疡病、冠心病的发病率增加。

总之，用高危理论分析卫生工作的主要问题，采取重点防治的措施，确定优先干预的人群，以及优先干预的领域和问题，对提高资源的利用效率具有重要的现实意义。

六、健康社会因素决定论

（一）社会因素的定义

社会因素是指社会各项构成要素，包括环境、人口和文明程度等。社会因素对健康的影响非常广泛，并在疾病的发生、发展和防治工作中起着重要的作用。

（二）社会各构成要素对健康的影响

1. 社会因素可以导致疾病

慢性非传染性疾病是多种致病因素长期综合作用的结果，而其发生发展与社会经济状况、生活条件、行为方式及环境中存在的多种危险因素密切相关。其中，社会经济状况起到至关重要的作用。社会经济状况通常包括平均收入、教育水平、社会地位与阶层等。社会经济状况较好的群体，其健康水平大多相对较高；社会经济状况较差的群体，其健康水平大多相对较低。

2. 社会状况的改善可以提高人群健康水平

依靠社会措施，特别是通过社会卫生调查找出存在的卫生问题，分析其社会病因，针对这些致病因素，采取社会预防措施，降低和排除各种健康危险因素影响，同时制定增进健康的社会保健"处方"，以达到个体和群体的身心平衡，才能获得更高的健康水平。

（三）社会因素对健康的决定作用

1. 健康社会决定因素

WHO 将那些除直接导致疾病因素之外，由人们的社会地位和拥有的资源所决定的生活和工作环境及其他对健康产生影响的因素定义为健康的社会决定因素。社会决定因素是影响健康的最根本原因。

2. 健康社会决定因素的模型

达尔格伦和怀特海德于 1991 年建立的健康影响因素分层模型是健康社会决定因素

最经典的理论模型。该模型由内向外分别代表影响个体健康的主要因素,同时每一层结构又勾画出健康社会决定因素模型的内容。第一层代表不同的个体;第二层代表个体行为与生活方式;第三层代表社会和社区影响;第四层代表社会结构性因素;第五层代表宏观社会经济、文化和环境。内层将受到外层因素的影响。

3. 健康社会决定因素的行动框架

2008年,WHO健康社会决定因素委员会在其最终报告中提出了健康社会决定因素的行动框架,对各种健康社会决定因素进行整合,并讨论了如何利用健康社会决定因素理论解决全球健康问题。该框架将影响健康社会决定因素分为日常生活环境因素和社会结构性因素。WHO建议各个国家应采取行动,着力改善人们的日常生活环境和社会结构性。

七、健康社会资本理论

(一)社会资本的概念

社会资本是相对于物质资本和人力资本而言,是指社会结构的某些特征,主要包括社会信任、社会规范和社会网络三个基本方面。它们能够通过协调和行动来提高社会效率,具有生产性、不完全替代性和公共品的特性。

(二)社会资本对健康的影响

1. 社会资本的构成要素

社会资本是一个多维的概念,用于卫生领域的社会资本主要集中在信任与结构两个维度。常被用于测量影响健康的社会资本指标有:信任、社会参与、社会网络、社会整合、社会凝聚力。

2. 社会资本对健康的作用

社会资本对健康的影响研究表明,较高社会资本、社会凝聚力能够改善健康状况。社会资本对健康的作用方式体现在:提高健康教育的效果;促进卫生服务的提供;提高卫生保健的公平性和可及性;提高疾病预防的效果。

(三)利用健康相关社会资本的途径和方法

与健康相关的社会资本三个要素(社会规范、社会网络、社会凝聚力)都包涵丰富的内容,要求多部门共同参与。因此,利用健康相关社会资本促进健康必须要重视政府的作用,发挥非政府和非营利组织机构的作用,开展志愿服务工作,动员人人参与。

导入案例评析

精神疾病已经成为影响我国人群健康的重大疾病

1. 请根据社会医学基本理论阐述造成我国精神疾病问题日益严重的原因。

当前,我国的社会转型进入了一个重要阶段,主要表现在:经济增长速度加快,社会分化程度加大,利益格局差距加深。急剧的社会变迁引发的心理问题逐渐增多。具体表现如下:①社会竞争加剧所导致的压力感加重。不论是升学、就业,还是职称、职务晋升等方面的竞争,都使人们的学习、工作任务加大,标准提高,长期处于

笔记

高度竞争状态之下,自然会对人们的身心造成重压。②生活节奏加快所带来的紧张感增加。知识更新速度加快、工作节奏加快、生活习惯替换频率加快等,都需要人们不断调整自己原有的心理定式和行为模式,这些情形都是构成紧张与焦虑的重要原因。③文化价值观念的变迁造成心理上的困惑。或是由于新旧价值观念和行为规范之间的冲突,或是由于新旧价值观念和行为规范之间难以及时有效地交接所形成的"空白",都会使人们在心理上出现一定的困惑感或迷茫感。④随着社会流动的范围扩大、频率加快,以及生活环境的变化程度加大,会使人们一时难以形成应有的归属感、依赖感,在极端的情况下则会导致孤独感、无助感等。

2. 精神疾病的社会影响可以体现在哪几个方面?

精神疾病影响社会的多个方面。第一,影响了社会的总体健康水平。精神心理疾病,譬如抑郁症,如果病情得不到有效的控制,则易导致患者自杀。精神病患者,出现自杀的倾向非常多,这与心理压力特别大有关。第二,给社会带来严重的经济和社会负担。精神疾病每年将导致无法估计的医疗费用和无形的家庭社会负担。对国家是一个严峻的考验,医疗、养老、社会支持系统都面临着巨大的挑战。第三,社会稳定性受到挑战。由于受病态心理的影响,或者受精神症状的支配,可能会出现危险的冲动行为,攻击他人,多会对被攻击者的心理、身体造成不同程度的伤害,而且被攻击者往往是患者周围熟悉的人,甚至亲人居多。这也是常见的精神病的危害之一。第四,精神心理疾病影响社会发展。健康是社会发展的资源,精神心理患者是社会发展中的低效率群体,他们在大量消耗社会资源的同时,并不是社会发展的推动力,而是阻碍因素。

3. 请阐述精神卫生事业工作的意义及其在健康公平性方面的体现。

卫生服务工作是健康水平得以提高的重要因素,卫生事业发展若受到阻碍,必将影响到社会的发展,影响到人群健康水平的提高。加强精神卫生服务水平,可有效对轻度精神心理卫生进行预防与控制,避免疾病恶化,促进恢复;可有效对中度精神疾病患者进行管理和治疗,并通过加强卫生资源倾向配置,保障精神心理疾病患者的卫生服务供给。上述措施对于预防与遏制精神心理问题进一步恶化、提高生命质量水平和社会总体健康水平意义非凡。

长期以来,我国卫生服务面临着公平性问题。2000 年我国卫生筹资的公平性仅排在 WHO 所有组织和国家的 188 位,近年来虽有所改善,但我国的中部、东西部地区,以及城乡居民间仍然存在着广泛的健康不公平性。我国卫生事业发展的"十三五"规划提出令"贫困重性精神疾病患者得到抗精神病药物治疗和紧急救助",着重体现出对重性精神疾病患者强调卫生服务供给的公平性,和支付能力较弱的贫困人群的卫生筹资的公平性。

4. 请从社会资本角度阐述社会因素影响精神心理健康的机制

社会资本是不同社会经济地位下产生的关键社会资源的统称。社会资本对精神健康的影响途径和方式多样,本题以卫生服务为例解释社会资本影响健康的模式。对于具有精神心理疾病患者而言,社会资本产生于家庭、社会形成的社会关系网络中,该社会网络的特性包括信任、社会凝聚、社会支持等。良好的社会资本产生源于较好的生活与工作条件、教育、住房、经济状况等,社会资本的建立也同时受到一个国家或地区的社会、政治、经济等多个因素的影响。同时,社会资本影响着患者预防保健行为和医疗就诊行为,从而影响了患者的健康。如在大多数国家的政治文化背景下,社会阶层较高者其社会经济状况较好,收入较高,生活环境和工作环境都高于一般患者,其医疗资源丰富,人脉关系良好,可获得更多高质量的卫生服务供给,从而促进该人群的疾病预防与控制,提高生命质量。

能力和知识拓展

健康与卫生服务公平性测量方法

1. 健康公平性测量方法

健康公平性的测量主要是比较不同人群中健康状况的分布是否有差别。国内有关健康公平的研究报道较多,但多采用传统的反映人群健康状况的一些指标对公平性进行研究,主要有患病率、死亡率、婴儿死亡率、孕产妇死亡率、期望寿命等。除此之外,目前国内外学者采用了一些综合性的评价指标来反应健康公平性,如极差法、洛伦兹曲线(Lorenz curve)与基尼系数(Gini coefficient)、差异指数、不平等斜率指数及相对指数和集中指数(集中曲线)法。以下对主要的指标进行介绍。

极差法表达不同社会经济状况下健康状况分布的不公平性。将调查人群用4分位或5分位或更多分位的分组方法分为4组或5组或更多组,比较其最高与最低组间的健康状况差异。从而表明健康在不同社会经济状况人群之间分布的不平等。如最高收入组与最低收入组的两周患病率、慢性病患病率等的状况及比率或差值。

洛伦兹曲线是美国统计学家洛伦兹提出的用来描述社会收入分配状况的一种曲线。它由累计的一定人口数占总人口中的百分比与这部分人口所获得的收入占总收入中的百分比状况来表示(见图3-1)。图3-1中的45°对角线称为绝对公平线。实际收入分配曲线,即洛伦兹曲线,是一条向下弯曲的曲线,该曲线向下弯曲的程度越大,表示社会收入分配不均的程度就越严重;反之,则表示社会收入分配就越接近于平均。所谓基尼系数是意大利统计学家基尼根据洛伦兹曲线提出的判断收入分配平均程度的指标。该系数是洛伦兹曲线与对角线之间面积与对角线下直角三角形面积之比,比值越大,表明越不公平。这两个指标在卫生服务领域现被广泛用来作为评价资源配置公平以及健康公平方面的标准。

集中指数是衡量与社会经济状况相联系的健康不公平程度的指标。疾病集中指数为正值,表示疾病集中在较高的社会阶层人群中;疾病集中

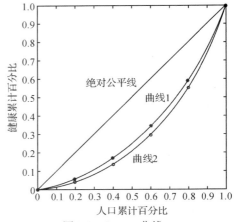

图3-1 Lorenz 曲线

指数为负值,说明疾病集中在较低的社会阶层人群中。计算集中指数时,先按不同收入排序(秩次)X,然后按不同收入,分别计算其不同患病率 H,再计算整个人群的平均水平 M,最后计算出集中指数。该方法的优点是,集中指数反映了全部人口状况,且对不同经济收入的人口构成很敏感。因为它按不同收入排序,给予相对次序,因此集中指数确保了把健康不公平的社会因素考虑在内。但其缺点是,只以某一项健康指标作为观察指标,没有综合考虑其他健康指标的作用。集中指数取值为 –1~1。集中曲线位于对角线的下方,集中指数为正值,表示指标集中在高分组中;集中曲线位于对角线的上方,集中指数为负值,表示指标集中在低分组中。

2. 卫生服务利用公平性测量方法

卫生服务利用公平性方法可分为两类,即单因素分析和多因素分析。

(1)单因素分析方法。单因素分析中常用的“利用/需要比”。这一方法是通过对按一定社会经济学特征分组人群卫生服务需要量与相应的卫生服务资源利用量的比较,来评价是否实现了相等的需要获得相等的治疗。这里卫生服务需要量被定义为调查对象自报的患病,包括长期疾病和调查前两周内患病;卫生服务资源的利用量则为所报告门诊、住院服务费用的合计,其计算方法是以每一类服务的次均费用与所利用的服务量的乘积之和表示。

(2)多因素分析方法。与单因素分析相比,多因素分析方法可同时对多个可能影响卫生服务利用的因素进行分析,并对影响利用的因素与卫生服务利用建立多因素模型。

多因素分析的基本模型为:$U = f(X)$。式中 U 表示卫生服务利用指标,X 表示卫生服务需要量、年龄、性别、种族、经济等等各种可能会影响卫生服务利用的因素以及它们之间可能存在的交互作用的集合。若将 U 定义为是否利用卫生服务,则可用 Logistic 回归、Probit 回归模型对通科服务、门诊服务、住院服务进行分析。

3. 卫生筹资公平性测量

近几年卫生筹资公平性测量方法被国际认可的几类方法包括:家庭卫生筹资贡献率(Health Finance Contribution, HFC)和筹资公平指数(Fairness of Finance Contribution, FFC)、卫生筹资累进性、家庭灾难性卫生支出分析。

HFC 是指以家庭为单位,计算家庭各种卫生支出占家庭可支配能力的比例。在这一理论中卫生筹资公平性研究是以家庭为基本单位,按垂直公平的原则,在一个卫生筹资公平的卫生体系中,卫生支出对每个家庭的影响是相同的,所以在一个完全公平的卫生系统中每个家庭的 HFC 是相同的。通过描述一个卫生系统中不同家庭的 HFC 之间的离散程度就可以得到筹资公平指数(FFC),用以评价卫生系统的卫生筹资公平。即 FFC 是 HFC 的一个分布函数,HFC 离散程度越小筹资公平性就越好,离散程度越大筹资公平性就越差。

卫生筹资累进性定义为:在人群中,随着可支付能力的增加,卫生支出占可支付能力的比重增加或减少的程度。随着收入的增加,卫生支出占可支付能力的比重相应增加,可认为卫生筹资是累进的;反之,则认为卫生筹资是累退的。如果随着收入的增加,卫生支出占可支付能力的比重基本保持不变,称等比例卫生筹资。

家庭灾难性卫生支出分析通常被视作 FFC 指数的深层次研究,同时也可单独研究某地发生家庭灾难性卫生支出的程度并分析影响因素。灾难性支出对卫生筹资的公平性影响极大。有研究发现,剔除灾难性支出家庭后,卫生筹资不公平能得到改善。因此,如果能够降低灾难性支出家庭的比例,必然可以较大地改善卫生筹资的公平性。按照WHO 建议,当一个家庭的整个卫生支出占家庭可支付能力的比重是否达到40%即作为是否为灾难性卫生支出的评价标准。

(资料来源:梁维萍,郑建中,韩颖. 健康与卫生保健的公平性及其测量方法评介[J]. 中国农村卫生事业管理,2007,27(10):742 – 744)

实训与指导

实训项目　社会资本及其与健康公平性的关系研究

(一)实训目标

1. 检验社会医学基本理论知识点的理解和掌握程度。
2. 训练基于社会医学基本理论分析健康社会决定因素的作用及途径。
3. 掌握从数据中验证社会医学基本理论的方法。

(二)实训内容与形式

要求根据以下材料进行思考分析与训练。

实训材料　社会资本与健康公平关系的实证研究

"社会资本"这一概念目前被广泛应用于社会学、经济学和政治学等许多领域的研究中。20 世纪90 年代,"社会资本"被引入公共卫生领域,许多研究发现高水平的社会资本状况与良好的健康状况密切相关,"社会资本"是健康不平等的重要社会决定因素。然而,这些研究大部分以发达国家(美国、欧盟国家和澳大利亚等)的人群为研究对象,而像我国这样的发展中国家类似的研究则比较少。社会资本的含义和影响在不同的社会背景下具有不同的表现。因此,本文借鉴了国内外同类研究的成果,引入社会资本变量,就社会资本对我国城市居民健康公平的影响进行了实证研究。

1. 资料来源与研究方法

(1)资料来源与抽样方法。本文数据来源于"中英城市社区卫生服务与贫困救助项目"(以下简称 UHPP)的西宁市和银川市家庭调查数据。在 UHPP 中央项目办和两市项目办的帮助下,该调查于 2006 年 7 月在西宁市的城北、城东、城西、城中 4 个区和银川市的兴庆、西夏及金凤 3 个区进行。抽样人群包括贫困家庭(低保户)和非贫困家庭。最后两市实际调查了 801 户贫困家庭和 804 户非贫困家庭。调查内容为当时在家的 15 岁及以上的家庭成员回答的个人与家庭基本状况、自评健康状况和社会资本状况,实际调查人数为 2119 人。

(2)社会资本的定义和测量。由于社会资本理论尚处于发展阶段,目前对社会资本没有一个统一的定义。其中,罗伯特·普特南的定义得到了较多学者的认同,他认为"社会资本指的是社会组织的特征,如信任、规范和网络,它们能够通过推动协调的行动来提高社会的效率"。本文在总结了国内外各种定义的基础上,结合我国的具体情况,对社会资本给出如下的操作性定义:社会资本是建立在信任、互惠和互助基础之上的社会关系网络;借助于这样的社会关系网络,个人或团体能够获得各种资源和支持。

社会资本的测量方法很多,在不同的国家、不同的研究领域往往有很大的差异。本文对国外近年来健康领域的社会资本测量进行了综合分析,结合我国目前健康和非健康领域所使用的测量方法,设计了涵盖社会参与、信任与安全感、互惠与社会支持、人际关系网络以及邻里关系5个维度的社会资本问卷(表3-1)。

目前国际上对社会资本的测量层次分为个人层面、社区层面和国家层面等。社区层面以及国家层面的数据往往是通过家庭调查数据整合(比如求平均值)得来的,但是由于本研究在每个社区的抽样量比较小,难以直接比较各个社区的社会资本水平。因此,本文只分析了个人层面的社会资本,直接根据每个被调查者各因子得分的高低分为高分组(大于或等于均数)和低分组(小于均数)。

(3)健康测量指标。在本文中,健康公平主要是指健康状况的公平。自评健康状况和死亡率是社会资本与健康关系研究的两个常用指标。前者与社会关系和个人压力有着更为密切的关系,因此,国际上的此类研究越来越倾向于选用自评健康状况作为结果变量。大量的研究也证明自评健康状况与客观健康状况的确存在着显著的正相关关系。自评健康状况分为好、一般和差3个等级,并以自评健康结果是否为"差"作为构造二分类变量的依据。

表3-1　社会资本各因子及其涵盖的具体指标

社会资本因子	涵盖的指标
社会参与	你现在参加的公共、政治、文化、宗教等团体组织的数目有多少?
	你是否经常参加的这些团体组织的活动有多少?
	过去一年参加社区集体活动次数?
	假如社区里要举办一个项目,大部分家庭收益很小,但某部分居民可能受益较多,社区大部分人都会参与。你同意这种说法吗?
信任与安全感	你所在社区大多数居民是可以信任的。你同意这种说法吗?
	你认为你所在社区的治安状况怎么样?
互惠与社会支持	当你生病或不舒服的时候,总是能有人来关心吗?
	如果你遇到比较私人的问题,总是有关系比较好的朋友或亲戚可以和你讨论吗?
	如果你病了,你的邻居中总会有人帮助你吗?
人际关系网络	与你交往密切的亲属与亲戚的数目有多少?
	与你交往密切的好朋友的数目有多少?
	与你关系密切,能帮助你的亲属、亲戚或朋友中,涵盖了以下多少职业(政府机关负责人、企事业单位负责人、医生、教师、律师和富商)?
邻里关系	你是否经常拜访邻居?
	你是否经常邀请邻居到家中做客?
	你是否经常和邻居聊天?
	当你不在家时,你是否会让邻居照看房子?

笔记

2.分析结果

（1）贫困与非贫困人群的社会资本因子得分。因子分析所得的各因子得分的均数为0，取值范围为（-1，1）；得分越高，该维度的社会资本水平也越高。从表3-2可以看出，贫困人群的低水平社会资本和非贫困人群的高水平社会资本形成了鲜明对照，前者各因子平均得分均为负值，而后者则均为正值，而且几乎对称分布于均数的两侧。

表3-2 贫困与非贫困人群的社会资本各因子得分比较

类别	社会参与	信任与安全感	互惠与社会支持	人际关系网络	邻里关系
非贫困	0.14	0.04	0.12	0.19	0.09
贫困	-0.13	-0.03	-0.12	-0.18	-0.09
P 值	<0.001	0.007	<0.001	<0.001	<0.001

（2）贫困与非贫困人群的健康公平。从表3-3可以看出，无论是西宁市还是银川市，贫困人群自评健康为差的比例均高于非贫困人群，这些都有统计学意义。在对性别和年龄进行标化后，西宁市和银川市贫困人群自评健康为差的比例分别是非贫困人群的2.02倍和2.30倍。

表3-3 贫困与非贫困人群的自评健康比较

指标	非贫困人群（%）	贫困人群（%）	差异分析 P 值
西宁自评健康为差*	21.10	39.60	<0.001
西宁自评健康为差**	17.15	34.58	<0.001
银川自评健康为差*	13.50	30.00	<0.001
银川自评健康为差**	12.33	28.41	<0.001

*：未标化**：按年龄性别标化

（3）个人社会资本对健康公平的影响。表3-4横向比较了低水平社会资本人群自评健康的差别。五个因子中，邻里关系、互惠与社会支持、人际关系因子与自评健康的关系密切，具有统计学意义，社会参与、信任与安全感因子与自评健康无统计学意义。

表3-4 不同社会资本的得分的自评健康比较

指标	高分组（%）	低分组（%）	差异分析 P 值
社会参与因子	23.1（84/581）	27.3（375/1373）	0.248
信任与安全感因子	25.8（287/1111）	36.3（222/843）	0.665
互惠与社会支持因子	22.9（226/987）	29.3（283/967）	0.031
人际关系因子	20.3（152/748）	29.6（357/1206）	0.027
邻里关系因子	22.2（208/938）	29.7（301/1014）	0.023

（材料来源：孙晓杰，Clas Rehnberg，孟庆跃.社会资本与健康公平关系的实证研究［J］。中国卫生经济.2008.27（6）:8-11）

请思考并回答以下问题。

1.本案例中的社会资本涵盖社会参与、信任与安全感、互惠与社会支持、人际关系网络以及邻里关系5个维度，不过国内外文献对社会资本所包括的维度（组成部分）仍无统一意见，请查询文献资料，总结文献对社会资本组成部分的其他观点。

2.请根据上述案例统计分析结果，阐述经济状况、社会资本和健康的关系，解释社会

笔记

决定因素与健康的关系。

3.根据上述结果,请阐述如何改善人群健康和不公平性现状。

(三)实训要领

1.学习实训中案例对社会资本和健康公平性的测量方法。

2.通过查找文献资料,对国内外社会资本及其与健康公平的关系研究现状进行文献综述。

3.理解统计学结果,厘清经济状况、社会资本和健康公平性的因果逻辑。

4.汇报实训成果并交流心得。

(四)实训要求与考核

1.分组完成。将班上的同学按学号顺序,以4人为单位,依次分成干小组。每个小组按照自荐或者投票选举的方式选出一名组长,组长的主要职责是根据每个组员的特长和爱好对组内工作进行分工(组内工作主要包括相关内容的资料查找、资料整理、资料分析和成果汇报等)。经过一段时间的准备,每个小组按照学号顺序进行成果汇报。汇报完成后,其他小组进行组内讨论,每个小组选出一名代表对汇报小组提出一个建设性问题。

讨论结束后,小组组长根据小组成员在参与资料查找、资料整理、资料分析、小组讨论、成果汇报等过程中的贡献度进行初步评分,最后由任课老师在组长打分的基础上再进行打分。

2.提交实训书面报告。要求:(1)按照实训后的问题依次提供书面记录;(2)字数控制在3000字左右,要求提交的实训书面记录涵盖本章的知识点,格式规范、观点明确、有理有据,不仅要清晰讲出作为理由和依据的基本知识,而且要针对材料事实进行分析,得出明确的结论。

(五)实训书面记录或作业

实训书面记录

1.请根据所查询的文献,总结文献对社会资本组成部分的其他观点。

_____

_____

_____

_____

_____

_____

_____

_____

_____

笔记

2.请根据上述案例统计分析结果,阐述经济状况、社会资本和健康的关系,解释社会决定因素与健康的关系。

_____

_____

_____

_____

_____

_____

_____

_____

3.根据上述结果,请阐述如何改善人群健康和不公平性现状。

_____

_____

_____

_____

_____

_____

_____

_____

参考文献

[1]李向青,卢颖,任利华.中国精神疾病流行病学调查的研究[J].现代预防医学.2014,41(19):3489 –3491.

[2]梁浩材.社会医学的一些基本理论[J].中国社会医学.1988,2:12 – 14.

[3]梁维萍,郑建中,韩颖,等.健康与卫生保健的公平性及其测量方法评价[J].中国农村卫生事业管理,2007,27(10):742 – 744.

[4]孙晓杰,Clas Rehnberg,孟庆跃.社会资本与健康公平关系的实证研究[J].中国卫生经济,2008,27(6):8 – 11.

(郑卫军)

笔记

第四章

社会医学研究方法

通过案例分析与实训练习：

巩固　社会医学研究的基本程序、定量研究、定性研究以及问卷设计等主要知识点；

培养　问卷设计、定性访谈、现场调查等基本能力；

扩展　社会医学相关科学研究的能力。

江苏省基层医疗机构基本药物制度实施效果与影响因素研究

2009 年 3 月，中共中央、国务院发布《关于深化医药卫生体制改革的意见》，新一轮医药卫生体制改革（简称"新医改"）正式拉开序幕，新医改把"保基本、强基层、建机制"作为改革的前进方向和落脚点，把建立健全覆盖城乡居民的基本医疗卫生制度作为改革的总体目标，以期为群众提供安全、有效、方便、价廉的医疗卫生服务，提高基本医疗卫生服务的可及性，有效减轻城乡居民的医疗负担，切实缓解"看病难，看病贵"的问题，基本药物制度作为实现这一目标的突破口被列为"五项重点改革"之一。

2009 年 8 月 18 日国务院深化医疗卫生体制改革领导小组办公室举行了国家基本药物制度启动实施电视电话会议，发布了《关于建立国家基本药物制度的实施意见》《国家基本药物目录管理办法（暂行）》和《国家基本药物目录（基层医疗卫生机构配备使用部分）》（2009 版），标志着我国建立基本药物制度工作的正式实施。我国建立国家基本药物制度的目标是：2009 年，每个省（区、市）在 30% 的政府办城市社区卫生服务机构和 30% 的县（基层医疗卫生机构）实施基本药物制度，包括实行省级集中网上公开招标采购、统一配送，全部配备使用基本药物并实行零差率销售，基本药物全部纳入基本医疗保障药品报销目录；2011 年，初步建立国家基本药物制度；到 2020 年，全面实施规范的、覆盖城乡的基本药物制度。

自基本药物制度正式实施以来，每个省都开始进行试点，并逐步扩大基本药物制度的实施范围。事实上，新医改实施基本药物制度，各地虽然取得了不少宝贵的经验，但也存在着不少问题。这些问题包括：患者对基本药物制度的了解不多，难以对基本药物提出用药需求；实施基本药物对合理用药的改善不明显，基本药物制度对医生处方行为引导作用不强；基本药物的使用缺少激励，医务人员使用基本药物

笔记

的积极性不高;实施基本药物制度的财政补偿资金到位量不足、到位不及时、补偿方式走样;医疗机构配备基本药物品种不齐全、数量不充分等,严重影响基本药物的可及性和合理用药功能的发挥。

江苏省作为我国沿海发达省份,对基本药物制度的实施与推进较快,制度实施覆盖面较广。自国家正式开始实施国家基本药物制度起,江苏省就按照中央的部署要求,于2009年下半年开始,首先确定了37个县(市、区)先行启动实施基本药物制度,政府办基层医疗卫生机构和绝大多数村卫生室全部配备使用,"零差率"销售基本药物。在国家公布的307种基本药物目录的基础上,考虑到江苏省的经济发展水平和基础医疗机构及百姓的用药习惯,又合理增补了292种基层医疗卫生机构使用的基本药物,江苏省的基本药物因此达到599种,增补的基本药物数量在全国是最多的。江苏省根据国家的总体部署,积极推行基本药物制度,在扩大基本药物制度实施范围、加大基本药物报销力度、创新基本药物交易模式等方面大胆创新、先试先行,并取得良好的成效,有效缓解群众"看病贵、看病难"问题,但在实施过程中也暴露了一些问题,如增补药品目录与基层用药需求存在错位、对合理用药的引导作用不明显、乡镇卫生院服务量"不升反降"、基本药物制度宣传效果不理想等,这些都制约了江苏省对前期实施基本药物制度所取得的成功的巩固,也不利于向各级医疗机构推广实施基本药物制度工作的开展。因此,为了进一步推进基本药物制度工作的实施,全面掌握当前江苏省实施基本药物制度的总体情况,发现基本药物制度实施过程中存在的问题和不足,总结前期所取得的经验,有必要对江苏省基本药物制度的现状开展调查和绩效评估,并实施居民对基本药物制度满意度的基线调查,为制定有针对性的、切实可行的基本药物制度政策措施提供依据。

(资料来源:潘攀.江苏省基本药物实施效果与影响因素研究—基于药品生产企业的实证分析[D].南京:南京中医药大学,2014.内容有整理)

请思考并回答以下问题。

1.请问实现上述目的需要研究哪些方面的内容?

2.上述案例采用哪些研究方法较为适宜?

3.请结合本案例的任务设计其研究程序或方案。

主要知识点

一、社会医学研究的类型

按照不同的分类标准,社会医学研究有不同的类型。一般而言,社会医学研究包括定量研究和定性研究。若按资料获取的途径分类,则可分为如下三类。

(一)文献研究

文献研究是根据一定的目的,通过搜集和分析文献资料而进行的研究。从期刊、著作、统计报表、档案以及其他历史资料等收集研究所必需的资料,然后对这些资料进行综合整理、分析、归纳和总结。研究文献可以从前人的研究中获得启示,少走弯路,减少盲目性;并且可以利用前人的权威观点为佐证,增强研究说服力;还可以从别人的研究中发现问题和不足,引起新的研究和讨论,纠正别人的错误,从而提出新的观点。文献研究有两种情形。其一,某些课题主要通过文献研究来完成,通过研究文献,从文献资料中获得新论据,找到新视角,发现新问题,提出新观点,形成新认识。其二,文献研究在整个课题研究中可作为辅助性的研究方法之一。

(二)调查研究

调查研究是指通过采用问卷或者访谈等形式,收集被调查者的观点、态度和行为等信息并进行分析,来认识社会现象及其规律的研究方式。调查研究是社会医学最常用的研究方法,有不同的类型:根据设计原理不同可分为横断面研究、病例对照研究和队列研究;根据研究目的不同可分为描述性研究、分析性研究及典型调查;根据调查对象的范围不同可分为普查及抽样调查。

(三)实验研究

实验研究又称现场干预研究,是社会医学研究中另一种实证性的研究方式。在实验过程中采用记录和观察的方法收集资料,最后通过统计、计算或者理解对收集的资料进行分析。社会医学现场干预研究主要是社区干预实验,在社区设立处理组人群、对照组人群。对处理组人群施加某种卫生措施,并与对照人群比较,观察卫生措施对人群行为和健康状况的影响。

二、社会医学研究的基本程序

社会医学研究的基本程序包括从选题到研究总结及结果分发的五个主要阶段。

(一)选择课题

选择并确定研究课题是社会医学研究工作的起点。一个研究者科研能力如何,首先体现在选题水平上。课题选择的好坏直接关系到研究价值的大小及研究工作的成败。因此,应当对选题阶段的工作给予高度的重视。选题阶段的主要任务包括两个方面:一是从现实社会存在的大量的现象、问题和焦点中,恰当选择出一个有价值的、创新的和可行的调查问题;二是将比较含糊、笼统或宽泛的社会医学问题具体化和精确化,明确调查问题的范围,理清科研工作思路。科研课题选择时应遵循的一般原则有:价值性、科学性、创新性和可行性原则。

(二)设计研究方案

研究方案设计是指课题研究行动的设计,是行动之前预先拟定的具体内容和步骤。一般包括研究目的、研究问题、研究重点、研究方法、研究分工、研究步骤、研究周期及其阶段研究任务、研究成本核算以及预期研究成果等方面的内容。调查样本的抽取也应该在此阶段完成。抽样的方法一般分为两类:概率抽样和非概率抽样。

概率抽样:指在抽样过程中必须使总体内每一个个体都有已知的或可以计算的、非零的概率被随机抽中,然后根据样本信息来推断总体特征。其一般包括单纯随机抽样、系统抽样、分层抽样、整群抽样、多阶段抽样等。

笔记

非概率抽样:不是严格按照随机抽样原则来抽取样本,每个个体被抽中的概率是未知且无法计算的,所以失去了大数定律的存在基础,也就无法确定抽样误差,无法正确地说明样本的统计值在多大程度上适合于总体。社会医学的定性调查常采用非概率抽样方法,常用的有方便抽样、定额抽样、意图抽样等。

(三)实施研究方案

实施阶段也称作收集资料或研究方案的执行阶段。这个阶段的主要任务是具体贯彻研究设计中所确定的思路和策略,按照调查设计中所确定的方式、方法和技术进行资料的收集工作。实施阶段的工作主要包括调查员培训、现场调查和质量控制三个方面。

(四)整理分析资料与解释结果

这一阶段的主要任务包括:对研究所收集到的原始资料进行系统的审核、整理、统计、分析。社会医学研究中所得到的资料要经过研究者的多种"加工"和"处理"才能最终变成社会医学的研究结论。因此,这一过程既包括对原始资料的清理、转换和录入到计算机中等工作,也有用各种统计方法对资料进行分析的工作。

(五)研究总结及结果分发

总结阶段的任务主要包括:撰写研究报告,评估研究质量,应用研究成果。研究报告是以文字和图表的形式将整个调查工作所得到的结果系统地、集中地、规范地反映出来。撰写研究报告可以是对整个社会医学研究工作进行全面的总结。同时,还要将社会医学科研成果通过期刊、报纸、互联网、政策报告等形式分发,促进其以不同的形式进行传播,进而影响社会实践,真正发挥社会医学对改善人群健康的巨大作用。

三、定量研究

(一)定量研究概念

定量研究(quantitative research)是指通过收集人群发生某种事件的数量指标,或者探讨各种因素与疾病和健康的数量依存关系,并对数据进行量化处理、检验和分析,从而获得有意义的研究结论。其资料的收集过程称为定量调查。

(二)特点

定量研究的特点包括:①研究的重点在于"验证假设",注重事物的结果,逻辑推理比较严谨,可检验性强;②标准化和精确化程度较高,能够促进现象之间普遍的因果关系的精确分析;③定量研究结果一般由样本到总体,可用具体统计指标表达;④具有较好的客观性和科学性,有较强的说服力;⑤研究者与调查对象接触时间较短。

(三)常用的调查方式

定量研究主要是通过问卷调查被调查者,主要采用以下调查方式。①访谈法:当面访谈法和电话访谈。②自填法:个别发送法、现场自填法、信访法和网络自填法。

(四)调查问卷设计

1.问卷概念

也称为调查表,是在定量调查中用于收集资料的一种测量工具,它是由一组问题和相应答案所构成的表格。

2.问卷的结构

问卷一般包括如下几个成分。

(1)标题:反映研究的主题,使人一目了然,增强填答者的兴趣和责任感。

(2)说明:这个说明可以是一封告调查对象的信,也可以是指导语,说明这个调查的目的意义,填答问卷的要求和注意事项,下面同时填上调查单位名称和年月日。其目的在于引起受访者对填答问卷的重视和兴趣,使其对调查者给予积极支持和合作。

(3)主体:问题和答案是问卷的主体,是问卷的核心部分。从形式上,问题可以分为开放式和封闭式两种。从内容上,可以将问题分为事实性问题、意见性问题、断定性问题、假设性问题和敏感性问题等。常见的答案形式有五种,即是否式、选择式、矩阵式、量表式、表格式。

(4)编码:赋予每一个问题及其答案一个数字作为它的代码。包括预编码(指在问卷设计的同时就设计好编码)和后编码(调查资料收集完成后再进行编码)。

(5)致谢语:为了表达对调查对象真诚合作的谢意,研究者应当在问卷的末端写上感谢的话,如果前面的说明已经有表示感谢的话语,那末端可以不用写。

(6)调查记录:其作用是用以记录调查完成的情况和需要复查、校订的问题,格式和要求比较灵活,调查或访问员和核查者均需在上面签写姓名和日期。

3.问卷设计的步骤

(1)明晰调研目的和内容;

(2)搜集有关研究资料;

(3)确定调查方式;

(4)确定每个问答题内容(可通过头脑风暴法或参考其他问卷);

(5)决定问答题结构;

(6)决定问答题措辞;

(7)安排问答题顺序;

(8)确定格式和排版;

(9)拟定问卷初稿和预调查;

(10)修改后制成正式问卷。

4.问卷的信度及效度

(1)信度:信度即可靠性,是指采用统一方法对同一对象进行调查时,问卷调查结果的稳定性和一致性,即测量工具能否稳定地测量所测的事物或变量。大部分信度指标以相关系数(r)来表示,其基本的类型主要有三种:复测信度、复本信度、折半信度。

(2)效度:又称为准确度,是指问卷能够准确测出所需测量的事物的程度。效度是指所测量到的结果反映所想要考察内容的程度,测量结果与要考察的内容越吻合,则效度越高;反之则效度越低。其测量指标主要包括:表面效度、内容效度、准则效度和结构效度。

笔记

四、定性研究

（一）定性研究概念（qualitative research）

定性研究是一种性质研究，是一种在自然的情景下，通过对少量样本深入、细致的分析，从整体的角度深入探讨和阐述被研究事物的特点及其发生发展的规律，以揭示事物的内在本质的一类研究方法。它主要用于了解目标人群的相关态度、信念、动机和行为等问题。

（二）定性研究的特点

1. 定性研究注重事物的过程

定性研究关注原因导致结果的中间过程，要了解事情发展过程中的许多细节。

2. 研究对象一般是少数特殊人

定性研究调查对象的数量很小，一般用非概率抽样选择研究对象，分析的是研究人群的特殊情况。

3. 研究者与调查对象要有长期密切接触

大多数定性研究要求研究者与调查对象建立相互信任的关系，在轻松自然的环境中收集信息。

4. 定性研究结果不宜做统计分析

定性研究一般是对某一事件进行具体的描述，或用分类的方法对收集的资料进行总结。

（三）常用定性研究的调查方式

1. 深入访谈法

深入访谈法包括正式和非正式的访谈。其并不依据事先设计好的问卷和固定的程序，而是只有一个访谈的主题或范围，由访谈员和被访者围绕这个主题或范围进行自由的交谈。其实施步骤包括：设计访谈提纲、访谈、收集资料和及时做好访谈记录。

2. 观察法

观察法是通过直接观察研究对象的行为及行为痕迹进行资料收集和结果分析的研究方法。观察法分为参与观察法和非参与观察法。其实施步骤包括：准备工作阶段需要估计在现场居住的时间及现场工作量，尽可能地了解社区的基本情况；观察者进入现场时应持有足够的工作、身份证明材料，巧妙、合理地向接触者进行自我介绍；在现场观察时，对观察对象行为进行录像、录音；在离开现场时，应感激当地有关人员，求得相互信任，以保持良好的关系；结果分析。

3. 专题小组讨论

专题小组讨论是指通过召集背景相似的同类人员组成若干小组，在一个主持人的启发下，围绕确定的主题和讨论提纲进行充分和自由的讨论，自由地交换意见和观点，研究者依此进行归纳、分析、总结。其实施步骤包括：设计、讨论与资料收集、结果分析。

4. 德尔菲法

德尔菲法又称为专家意见法，是依据系统的程序，采用匿名发表意见的方式，即团队

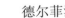

成员之间不得互相讨论,不发生横向联系,只能与调查人员发生联系,以反复地填写问卷、集结问卷填写人的共识并搜集各方意见,可用来构造团队沟通流程,应对复杂任务难题的管理技术。其实施步骤包括:按照课题所需要的知识范围确定专家;附上有关这个问题的所有背景材料,提出问题和相关要求,同时请专家提出还需要什么材料;由专家做出书面答复;各位专家意见汇总,列成图表进行对比;将上述材料再分发给各位专家,让专家比较自己同他人的不同意见,修改自己的意见和判断。其中收集意见和信息反馈这一过程需重复进行,一般要经过三四轮。

5. 选题组讨论

选题组讨论是一种程序化的小组讨论,其目的是为了寻找问题,并把所发现的问题按其重要程序排出顺序来。其实施步骤包括:介绍调查的目的、过程和要求;与会人员观点形成;登录观点;讨论展示登录结果;项目排序和打分;汇总并取得一致性结果。

6. 专家会议法

专家会议法是根据规定的原则选定一定数量的专家,按照一定的方式组织专家会议,发挥专家集体的智能结构效应,对预测对象未来的发展趋势及状况作出判断的方法。其具体形式包括:专家会议调查法、头脑风暴法、个人判断法和集体判断法。

（四）定性研究的实际应用

1. 辅助问卷设计

研究人员在设计问卷时,有些内容不一定适合研究对象,甚至可能引起调查对象的反感,用定性研究可以及时发现这些问题。

2. 估计非抽样误差

问卷调查收集的多是"言语"资料,即回答者所说的情况,文化程度过低、对高层次的调查人员或权威过于拘谨、受文化习俗和习惯的限制、缺乏积极的动机等多方面的原因,都可能造成言语信息与事实间的出入,定性研究方法可以估计这些调查的非抽样误差。

3. 验证因果关系,探讨发生机制

定量研究确定的因果关系,有时可能掩盖真正的原因,定性研究可以揭露这种虚假关系。

4. 分析定量研究出现矛盾结果的原因

定量研究有时会发现人们的行为与其知识水平和态度不一致。这是因为报告行为与实际行为不一致,还是因为人们未具备发生行为的知识和态度,可以用定性研究的方法加以识别。

5. 了解危险因素的变化情况

某些危险因素可能随时间的推移发生变化,这对于非纵向追踪的定量研究有较大的影响。如,很多人在发病前后的行为会发生一定的变化,这种变化可能夸大,也可能掩盖可疑危险因素,所以通过定性研究对发病前后一段时间的行为进行动态的了解后才能下结论。

6. 作为快速评价技术,为其他研究提供信息

当时间和财力不足时,小范围内的研究可以在短期内为进一步的研究提供大量深入的信息,此时一般采用多种定性研究手段收集资料。

笔记

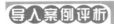

江苏省基层医疗机构基本药物制度实施现状及成效研究

1. 请问实现上述目的需要研究哪些方面的内容?

要研究的内容主要包括(1)关于基层医疗卫生机构医务人员对基本药物制度的认知和接受程度的研究:包括对基本药物制度的知晓情况、基本药物制度对基层医疗卫生机构运行的影响、对患者及医患关系的影响、对医务人员医疗工作及个人收入的影响、对基本药物制度评价等方面。(2)关于基层医疗卫生机构配备及合理使用基本药物情况的研究:采用处方抽样调查的方法,了解基本药物的可获得性,用基本药物使用率、基本药物处方率、平均每张处方金额等指标反映基层医疗卫生机构基本药物的配备和使用情况;对合理用药现状的调查,主要采用每张处方平均用药个数、每张处方平均金额、使用抗菌药物处方比例、激素类药物使用率、输液处方率等指标评价实施基本药物制度后的用药情况。(3)社区居民对基本药物制度满意度的研究:是检验江苏省基本药物制度实施效果的一项敏感指标。因此从居民的角度,了解其基本药物制度实施前后关于配药的方便程度、药品价格、基本药物报销比例、医生服务态度、医疗服务质量、医患之间的信任度等方面的满意度,并且分析被调查人员对基本药物制度实施不满意的主要原因,为进一步完善江苏省基本药物制度提供科学的理论依据和合理的政策建议。(4)关于实施基本药物制度对基层医疗卫生机构运行影响的研究:通过对江苏省卫生财务年报资料进行数据挖掘,分析基层医疗机构总收入、财政补助收入、药品收入、门诊人次数、住院人次数、门诊患者次均医疗费用、住院患者次均医疗费用等指标的年度变化情况,从患者就医流向、就医负担和机构收入变化等方面,了解实施基本药物制度对基层医疗机构运行的影响。

2. 上述案例采用哪些研究方法较为适宜?

文献研究法、深入访谈法和问卷调查法相结合比较适合本研究。(1)文献研究法:利用万方数据库、中国知网、国家卫计委网站、WHO网站等查阅国内外有关基本药物制度文献及政策文件,了解WHO及国内外实施基本药物制度历程及现状,深刻了解基本药物、基本药物制度的内涵,并了解和归纳满意度评价的理论与方法,为研究提供理论指导;并对相关文献的年代分布、期刊分布、作者情况、论文性质、关键词和论文内容进行分析,系统了解基本药物制度研究和政府推行基本药物制度的现况,以便对实施基本药物制度研究有更全面的认识,为后续研究奠定基础。(2)深入访谈法:通过访谈居民,了解其对基本药物制度的认知情况,且了解其在基本药物制度实施前后对医疗机构的服务质量、效率、费用等方面的感受与满意情况,为设计现场调查问卷奠定基础;通过访谈基层医疗机构负责人、临床医生、卫计委相关负责人,了解基本药物制度对基层医疗卫生机构服务量和收入的影响及变化的原因,对基本医疗卫生机构相关配套措施的看法,当前实施基本药物制度存在的问题及完善

笔记

的建议等。（3）问卷调查法：基层医务人员关于基本药物制度认知和满意度的调查。问卷内容包括调查对象基本情况、医务人员对基本药物制度的认知及感知情况、对医务人员行医行为的影响以及机构运行成效和医务人员满意度等方面。居民对基本药物制度的认知和满意度调查。问卷的主要内容包括调查对象基本情况、对基本药物制度的知情程度、居民就医行为改变情况以及对基本药物制度满意度等方面。

3．请结合本案例的任务设计其研究程序或方案。

完成本次任务的研究程序为：设计研究方案、实施研究方案、整理分析资料与解释结果、研究总结及结果分发。（1）设计研究方案：围绕研究目的，明确研究问题、研究重点、研究方法、研究分工、研究步骤、研究周期及其阶段研究任务、研究成本核算以及预期研究成果等方面的内容。（2）实施研究方案：挑选和培训调查员、调查的组织控制（包括调查表的印刷、现场安排、试点调查、全面实施和调查表的回收等）。（3）整理分析资料与解释结果：包括数据的计算机录入（可以通过 Epidata、Access 等软件）、数据的整理与核查、数据的分析。（4）研究总结及结果分发：根据分析的结果撰写研究报告，评价研究质量及应用研究成果。

能力和知识拓展

问卷调查中敏感性问题处理方法的研究

一、敏感性问题及其成因

敏感性问题是指所要调查的内容涉及被调查隐私、禁忌而不愿或不便于公开表态或陈述的问题。如涉及私人财产、不轨行为、青少年婚前性行为等都是敏感性问题。若在调查时被问及这类问题，一些人会出于本能保护自己的隐私而不愿透露，另一些人则担心调查方对自己提供的如实回答不能完全保密而招来不必要的麻烦。因此，对这类问题会使被调查者缺乏安全感，以致拒绝回答此类问题或者给出虚假的回答，使调查结果失真。

当一些敏感性问题十分重要而无法回避时，我们就要对此类问题进行一定的去敏感化处理，但要注意的是去敏感化并不是指简单地从调查研究中剔除敏感性问题，而是在保证研究目的的情况下，使用一定的方法，降低回答者对问题的敏感性，从而提高数据的质量。

敏感性问题按照问题的指标特征通常可以分为定性敏感性问题和定量敏感性问题两类，在本文中我们只对简单的定性敏感性问题作讨论。

二、问卷调查中敏感性问题的处理方法

一般来说对问卷调查中的敏感性问题的处理方法有非数字化处理方法和数字化处理方法两种，下面就来具体阐述这两种方法。

（一）非数字化处理方法

1．保密法

保密法即是对被调查者的姓名等真实身份资料及所提供的信息予以保密。此种方

法通常是在调查开始之前向被调查者保证在调查过程中调查人员会恪守职业道德,对每位被调查者所提供的信息都将予以严格保密。比如我们在一些问卷上会看到"为获得真实数据,本次调查采用不记名的形式,我们承诺将对您的信息保密,并不会用作商业用途。希望得到您的支持和配合。"这是一种最为简单直接的方法,来减小被调查者的顾虑。

2. 引导法

引导法即在问卷中加入引导性的语言,或是调查人员通过口头对被调查者的引导,来更好地降低敏感度的方法。

(1)先对问题做一个说明,指出某种现象是普遍存在的,对所调查的结果只是用于客观的问题研究和教育大众。

例如:询问被调查者是否有过酒后驾车的经历。

可以这么说,许多人都有酒后驾车的经历,为了更好地宣传酒驾的危害,我们将做一个简单的调查,希望你能如实地配合。请问你有酒后驾车的经历吗?(指出酒驾的普遍存在,调查目的在于增强严禁酒驾的宣传力度,从而得到被访者的支持。)

(2)对多个问题最好要循序渐进,通过一步步的引导把被调查者逐渐引入敏感区域。

例如:询问被调查者的收入情况。

a. 请问您对现在的收入情况还满意吗?

A. 满意　　　　　　B. 不满意

b. 如果不满意的话,从实际出发您希望您的月收入能够达到多少?

A. 950~2000 元　　　B. 2000~3500 元　　　C. 3500~5000 元　　　D. 5000 元以上

c. 您现在的收入情况与理想中的差距大吗?

A. 非常大　　　　　B. 较大　　　　　　C. 较为接近

(没有直接询问具体收入,而是根据所提供的问题逐步对被调查者的收入情况有所了解,大约地估算出调查对象的收入情况。)

(3)设定出一个特定的情境,让被调查者在这个特定的情境下做出回答。

例如:要询问被调查者是否会产生犯罪的冲动。

假设你现在的上司在工作中有意刁难你,挤对你,令你无法忍受,你是否有可能对他产生犯罪的冲动?

A. 有可能　　　　　B. 不可能

(假设出具体的情况,比较容易得到被访者的真实想法。)

3. 模糊法

模糊法即将所要调查的敏感问题的敏感部分模糊化,使得被调查者更容易放心地作答。

例如:询问被调查者的月收入情况。

请问您现在的工资水平在以下哪个范围内?

A. 950~2000 元　　　B. 2000~3500 元　　　C. 3500~5000 元　　　D. 5000 元以上

(将可能的数值归纳成若干区间,通过区间的选择降低敏感度。)

(二)数字化处理方法(随机化回答技术)

随机化回答技术(Randomized Response Technique,RRT)是一种用于调查敏感问题的技术。该技术的核心是调查过程中使用一种特定的随机化装置,让被调查者以一个预定的概率 P 从两个或者两个以上的问题中选择一个问题进行回答。最后,调查者应用概率论的知识计算出敏感问题特征在人群中的真实分布情况。

例如:某市为配合专项整治,市检察院制作了一份《规范化执法办案情况问卷》,这份问卷涉及侦查人员有没有体罚、变相体罚犯罪嫌疑人;公安机关久侦不结的案件;侦查监督部门如何处理等敏感话题。现欲估计侦查人员在案件侦破过程中体罚、变相体罚犯罪嫌疑人的比例,随机抽取 180 个侦查人员进行调查,并提供两个问题。

问题 A:你曾对犯罪嫌疑人实施过体罚或变相体罚,是吗?

问题 B:你不曾对犯罪嫌疑人实施过体罚或变相体罚,是吗?

另外在一个密闭箱子中放入黑白两色小球共 50 个,其中黑球 35 个(黑球:白球 = 7∶3),让每位被调查的人员从中摸出一个小球但不向他人显示,若抽出黑球,则如实回答问题 A;反之,如实回答问题 B,再分别记下得到的肯定回答与否定回答的个数。

根据调查的结果有 85 名被调查者做出了肯定回答,假设被调查者的回答真实可靠,可以得到的无偏估计如下。

$$\hat{\pi} \pm t \times \sqrt{v(\hat{\pi})} = 0.43056 \pm \sqrt{0.00865} = 0.43056 \pm 0.18229$$

即约有 43.056% 的侦查人员有过体罚或变相体罚犯罪嫌疑人的行为。

$$v(\hat{\pi}) = \frac{\hat{\pi}(1-\hat{\pi})}{n} + \frac{p(1-p)}{n(2p-1)^2} = \frac{0.43056(1-0.43056)}{180} = 0.00865$$

下面再给出 95% 的置信区间端点是

$$\hat{\pi}t \pm \sqrt{v(\hat{\pi})} = 0.43056 \pm \sqrt{0.00865} = 0.43056 \pm 0.18229$$

因此其 95% 的置信区间为[24.83%,61.29%]

三、敏感性问题的调查形式

针对敏感性问题的调查提出两种较为适用的调查形式:面谈调查和网上调查。

(一)面谈调查

所谓面谈调查是调查者以直接访问被调查者的形式,通过调查双方面对面的提问和交流获取所需的资料的一种调查方法。

(二)网上调查

网上调查即通过网络方式按照随机原则抽取部分人员做样本后对其发放网络调查问卷进行调查并估计总体情况的方法。

四、小结

随着社会的发展,敏感性问题日益突出,为了进行一些问题、现象的研究,涉及敏感性问题的调查也将越来越普遍,因此,提出一种好的方法处理敏感性问题就显得越发重要,本文中所讨论的处理方法或多或少存在着一些弊端,但在解决问题上还是具有一定

笔记

的可行性。此外,值得一提的是,在敏感性问题的调查中应同时注意对人们心理情况的研究,把心理学更好地融入调查中去,不断提高调查水平。

(资料来源:杨茂林.问卷调查中敏感性问题处理方法的研究[J].统计与决策,2014(5):46－48.)

实训与指导

实训项目　现场调查方案的设计

(一)实训目标

1. 检验社会医学研究的基本程序、定量研究、定性研究和问卷设计等知识的理解和掌握程度。

2. 训练查阅文献、定性访谈、问卷设计和现场调查等基本能力。

3. 掌握常用的社会医学定性研究、定量研究技术和方法,并具备一定的社会医学相关科研研究能力。

(二)实训内容与形式

要求根据以下材料进行思考分析与训练。

实训材料　住院医师规范化培训满意度研究

我国对医生的培养主要是通过一系列的医学教育来实现,医学教育是指根据社会需求有目的、有计划、有组织地培养医药卫生人才的连续统一的教育活动,主要包括基本医学教育,即医学院校教育、毕业后医学教育和继续医学教育三个部分,其中毕业后医学教育实施的主要形式即是住院医师规范化培训。它是指高等学校医学专业毕业生完成院校教育之后,在认定的培训基地,接受以培养临床能力为主的系统、规范的培训,以使住院医师成为具有良好的职业道德、扎实的医学理论知识和临床技能,能独立处理本专科常见疾病、多发病的合格临床医师为目标,在医疗卫生人才的培养期间发挥着承上启下的重要作用。

住院医师培训制度起源于19世纪末的德国,随后在美国受到大力推广并不断完善,是现今世界上许多国家都认可的毕业后医学教育。美国、英国、日本等发达国家及我国香港、台湾地区,乃至部分发展中国家如古巴、印度等,均已建立了较为成熟规范的住院医师规范化培训制度。我国住院医师规范化培训雏形始于1921年,当时的北京协和医院根据美国约翰·霍普金斯医学院培训模式,首创了"全天24小时由住院医师全权负责制和总住院医师负责制"的住院医师培训。这一模式在新中国成立后成为了住院医师培养模式的主体,但却始终没能形成一套完整规范的制度。1979年卫生部草拟了《高等医学院附属医院住院医师培养考核试行办法》,沿用30年之久。直至2009年3月,中共中央、国务院出台了《关于深化医药卫生体制改革的

笔记

意见》，其中明确提出"建立住院医师规范化培训制度"，为其后进行的住院医师规范化培训奠定了基础，提供了政策保障。2013 年，国家卫生计生委等 7 部委联合印发《关于建立住院医师规范化培训制度的指导意见》，要求自 2015 年起，住院医师规范化培训在全国范围内全面实施，到 2020 年形成较为完善的政策体系和培训体系。2014 年，国家卫生计生委又组织制定了一系列配套文件，来推动这项工作的具体实施。住院医师规范化培训制度的建设对提升临床住院医师专业素养及能力，提高我国医疗卫生事业的水平以及深化医药卫生体制改革起到至关重要的作用。

国外有关住院医师培训的研究成果丰富，内容多样，主要从培训模式、考核标准与评估方法、政府职责和筹资模式、培训时间及专科设置等方面入手研究。其中，世界医学教育联合会（WFME）制定的《毕业后医学教育全球标准》，从任务和成果、培训过程、受训者的考核、培训者、人员配备、培训环境和教育资源、培训过程的评估、管理和行政、持续改进九大领域界定了对毕业后医学教育的基本要求，为世界各国开展住院医师培训奠定了理论基础。此外，国外研究越来越倾向于寻找并解决如何提高培训效率以及促进住院医师参加培训的积极性问题。譬如，Stromski C 提出培训评估不仅要针对住院医师，也要针对培训项目和带教师资，以便能够及时地发现培训存在的问题和偏差，使住院医师接受更加有效的培训；Jordan S Cohen 在对加拿大住院医师的调查中发现，他们在培训中承受着沉重的压力还有心理健康问题，提高其积极性和整体满意度是十分重要的。这些研究对我国住院医师培训制度的研究和发展极具启发和借鉴意义。

我国自 2009 年提出建立住院医师规范化培训制度以来，相关研究逐步增加并且呈现多元化，主要包括实施情况、存在问题、认知和满意度情况等方面。我国学者祁敏、陈华江等发现，各省市探索住院医师规范化培训的新模式取得了显著进展，但就全国而言，住院医师规范化培训制度的建立是不平衡的，仍有许多省市未实施改革，在管理机制、培训模式、考核制度等方面也尚不统一，尽快推进住院医师规范化培训制度规范化、全面化已成为一个亟待解决的问题。唐檬、陈英耀、刘文彬对上海市住院医师规范化培训实施一年的培训效果进行现状分析，提出应从重视基本技能操作培训的规范性、加强带教老师培训的专业性以及建立住院医师协作交流平台方面进一步改善培训制度。针对培训满意度方面，国内研究尚比较缺乏，大多结合认知情况或培训效果。我国学者王婧妍发现，上海住院医师及医学生对规范化培训有一定程度的了解和认知，但对政策的满意度不高，认为待遇低及将来就业困难，卫生行政部门应有针对性地进行宣传和引导，提高福利保障，使政策更为人性化。王瑞涛、杨蓓等对天津医科大学住院医师的培训效果进行调查时发现满意度与培训效果呈正相关。因此，探索住院医师对规范化培训满意度的主要影响因素，提出科学的建议及措施来提高住院医师的培训满意度，将进一步提高其培训热情，有效保证临床医师专业水准和临床医疗质量。

本文在查阅相关文献的基础上，通过自行设计住院医师对规范化培训的满意度量表，调查杭州市住院医师对规范化培训的认知情况和满意度现状，并分析影响其

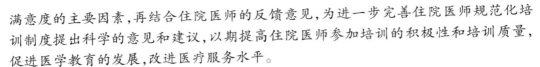

满意度的主要因素,再结合住院医师的反馈意见,为进一步完善住院医师规范化培训制度提出科学的意见和建议,以期提高住院医师参加培训的积极性和培训质量,促进医学教育的发展,改进医疗服务水平。

请思考并回答以下问题。

1. 住院医师规范化培训满意度研究涉及哪些社会医学相关的研究方法?请对这些研究方法进行描述。

2. 请问如何设计住院医师规范化培训满意度的调查问卷?拟设计出一份完整的问卷,并对该问卷的质量进行评价。

3. 如果需要进行实证研究,你将如何开展现场调查?请制定出详细的现场调查方案。

(三)实训要领

1. 学习和掌握实训所涉及的定性访谈、问卷设计和现场调查等主要知识和技巧。

2. 查找文献资料,结合定性访谈设计问卷初稿,并对问卷进行预调查和修订,然后进行大样本的现场调查。

3. 汇报实训成果,并交流心得。

(四)实训要求与考核

1. 分组完成。请将班上的同学按照学号,以 4 人为单位,依次分成若干小组。每个小组按照自荐或者投票选举的方式选出一名组长,组长的主要职责是根据每个组员的特长、爱好,对组内工作进行分工(组内工作主要包括相关内容的资料查找、资料整理、资料分析和成果汇报等)。经过一段时间的准备,每个小组按照组长学号顺序进行成果汇报。汇报完成后,其他的小组进行组内讨论,每个小组选出一名代表对汇报小组提出一个建设性问题。

讨论结束后,小组组长根据小组成员在参与资料查找、资料整理、资料分析、小组讨论、成果汇报等过程中的贡献度进行初步评分,最后由任课老师在组长打分的基础上进行打分。

2. 提交实训书面记录。要求:(1)按照实训后的问题依次提供书面记录;(2)字数控制在 2000 字左右,要求提交的实训书面记录涵盖本章的知识点、格式规范、观点明确、有理有据,既要清晰写出作为理由和依据的基本知识,又要针对材料事实进行分析得出明确的结论。

(五)实训书面记录或作业

实训书面记录

1. 住院医师规范化培训满意度研究涉及哪些社会医学相关的研究方法?请对这些研究方法进行描述。

　　2. 请问如何设计住院医师规范化培训满意度的调查问卷？拟设计出一份完整的问卷,并对该问卷的质量进行评价。

　　3. 如果需要进行实证研究,你将如何开展现场调查？请制定出详细的现场调查方案。

参考文献

[1]潘攀.江苏省基本药物实施效果与影响因素研究—基于药品生产企业的实证分析[D].南京:南京中医药大学,2014.

[2]风笑天.社会研究方法[M]:4版.北京:中国人民大学出版社,2013.

[3]杨茂林.问卷调查中敏感性问题处理方法的研究[J].统计与决策,2014(5):46-48.

[4]浙江省卫生厅.浙江省住院医师规范化培训实施办法(试行)[Z].浙卫发[2011]214号.

[5]孟群.建立我国专科医师培训和准入制度研究[M].北京:中国协和医科大学出版社,2008.

（王小合　黄仙红）

笔记

第五章

社会卫生状况

学习目标

通过案例分析与实训练习：

巩固　社会卫生状况的概念、研究的意义和主要评价指标等主要知识点；

培养　获得中国和世界卫生状况数据资料的方法和技能的基本能力；

扩展　研究和分析中国或世界社会卫生状况的能力。

导入案例

世卫组织统计显示卫生状况最优和最差国家之间的卫生差距正在缩小

《2013 年世界卫生统计》显示,过去二十年间,全世界在改善最贫穷国家的卫生状况和缩小卫生状况最优和最差国家之间的差距方面,取得了引人瞩目的进展。世卫组织的年度统计报告突出显示,为实现千年发展目标所开展的工作使得最优国家与最差国家之间的卫生差距缩小。

千年发展目标的进展状况如下。

《2013 年世界卫生统计》显示,在降低儿童和孕产妇死亡、改善营养状况和降低因艾滋病毒感染、结核病和疟疾导致的死亡和疾病人数方面,已经取得了长足进步。

卫生状况最差的国家取得了令人瞩目的进展。

2013 年,《世界卫生统计》将卫生状况最好的国家和最差的国家在千年发展目标的基准年1990 年的工作成果与20 年之后的成果进行了对比。结果表明,按绝对值计算,卫生状况最差的25% 的国家在卫生领域取得了令人瞩目的进展。"为实现千年发展目标而开展的大量工作,显然已经改善了全世界人民的卫生状况。"例如,在儿童死亡率方面,最高和最低国家间的绝对差距从1990 年的每千活产 171 例死亡下降到了 2011 年的每千活产 107 例死亡。1990 年儿童死亡率在世界居首的一些国家(包括孟加拉人民共和国、不丹王国、老挝人民民主共和国、马达加斯加共和国、尼泊尔联邦民主共和国、卢旺达共和国、塞内加尔和东帝汶民主共和国)已经大大提高了儿童的存活率,这些国家现已不在儿童死亡率最高的国家之列。

然而,尽管已有 27 个国家实现了此项具体的千年发展目标,但该目标目前的进展速度仍不足以实现到 2015 年时将儿童死亡率在 1990 年的基础上降低 2/3 的全球具体目标。1990 年,孕产妇死亡率最高的国家比最低的国家平均每 10 万活产多出了915例孕产妇死亡。到2010年时,这一差距已缩小为512例。但是,要实现使孕产妇死亡率降低3/4的千年发展具体目标,全球的下降比例(3%)还需再翻一倍。

艾滋病毒新发感染率最高和最低国家间的差距从1990年的每10万人360例缩减到2011年的261例。尽管新发感染率最低的国家的艾滋病毒新发感染人数增加了六倍,但新发感染率最高的国家的新发感染人数下降了27%。

报告显示的主要趋势如下。

在全球范围内,结核病死亡人数自1990年以来下降了40%以上,而且按照目前的下降趋势,到2015年的降幅将达到50%。按每10万人统计,结核病死亡人数最高和最低国家之间的差距已从1990年的62人缩减至2011年的41人。但在减少结核病死亡人数方面,所取得的进展比例并不均衡,结核病死亡率最高的国家的死亡人数降幅仅为34%,而死亡率最低国家的死亡人数降幅则高达70%。"我们的统计显示,最优国家和最差国家之间的整体差距在缩小",世卫组织卫生统计和信息系统司司长Ties Boerma博士说,"但是,由于进展比例失衡,而且不同国家间以及国家内部还存在着较大差距,情况还远不能令人满意"。

2013年报告中的其他主要趋势还包括如下。

早产:每年有约1500万婴儿为早产儿(妊娠满37周之前出生),其中有100万例死亡。早产是全世界新生儿死亡的首要原因,在所有五岁以下儿童的死亡原因中列居第二(仅次于肺炎)。

糖尿病:按空腹血糖升高(≥7 mmol/L)计算,全世界约有10%的成年人患有糖尿病。糖尿病患者罹患中风的风险增大,发生下肢截肢的可能比非糖尿病患者高出10倍。

药物获取:许多低收入和中等收入国家的公共部门面临着药物稀缺的挑战,这迫使人们转而向私营部门购药,导致药价可被抬高16倍之多。在这些国家,公共部门平均只能提供57%(最低可至3%)的选定非专利药物。

(资料来源:世界卫生组织:http://www.who.int/mediacentre/news/releases/2015/tuberculosis-mortality/zh/)

请思考并回答以下问题:

1.什么是"千年发展目标"?

2.研究社会卫生状况的意义是什么?

3.如何促进全球健康公平?谈谈您的看法。

主要知识点

一、社会卫生状况的概念、内容

社会卫生状况,是指人群健康状况和影响人群健康状况的各种因素(尤其是社会因素)。社会卫生状况的内容亦是包括人群健康状况和影响人群健康状况的因素,具体包

笔记

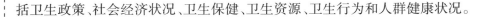

括卫生政策、社会经济状况、卫生保健、卫生资源、卫生行为和人群健康状况。

二、研究社会卫生状况的意义

研究社会卫生状况的意义包括:(1)对社会卫生状况有一个全面、清晰的评价;(2)发现人群的主要卫生问题及其影响因素;(3)为合理制定卫生政策、优化卫生资源配置提供科学的依据;(4)探索社会卫生状况的变化与发展趋势。

三、研究世界卫生状况的资料来源

世界和中国的卫生状况部分资料来源

资料名称	出版机构	网址
《世界卫生报告》(World Health Report)	世界卫生组织	www. who. int
《世界儿童状况》(the State of the World's Children)	联合国儿童基金会	www. uncief. org
《人口年鉴》(Demographic Yearbook)	联合国	www. un. org
《世界卫生统计年鉴》(World Health Statistics Annual)	世界卫生组织	www. who. int
《世界卫生统计季刊》(World Health Statistics Quarterly Yearbook)	世界卫生组织	www. who. int
《世界人口状况》(the State of World Population)	联合国人口基金会	www. unfpa. org
《世界发展报告》(World Development Report)	世界银行	www. worldbank. org
《世界人口数据表》(World Population Data Sheet)	美国人口普查局	www. census. gov
《亚太地区人口数据表》(ESCAP Population Data Sheet)	亚太经合组织社会人口处	www. apecsec. org. cn
中国统计年鉴	国家统计局	www. stats. gov. cn
中国卫生年鉴	国家卫生和计划生育委员会	www. moh. gov. cn
中国环境年鉴	国家环境保护总局	www. znb. gov. cn
中国人口年鉴	中国社会科学院人口研究所	www. cass. net. cn
中国人口数据表	中国人口情报中心	www. gjjsw. gov. cn

四、社会卫生状况评价指标

(一)卫生政策指标

卫生政策会影响到医药卫生体制、医疗保健制度、卫生资源分配、社会对卫生的参与程度等多个方面。评价卫生政策的主要指标如下。

1. 政治承诺

例如改善社会卫生状况的法律、法规、条例、政策等。

2. 资源分配

如卫生费用占 GDP 的百分比、与卫生有关的社会发展费用及其占 GDP 的百分比、卫生资源用于各级卫生保健的比例。

3. 卫生资源分配的公平性、合理性

如人均卫生经费、卫生资源用于初级卫生保健的比例、每千人口拥有的医院床位数和医师数及其他卫生人员数。

笔记

4. 社区参与

如社区人口中参与卫生事业决策者的百分比、社区人口中与专业人员共同承担社区卫生活动项目者的百分比。

5. 卫生组织机构和管理完善程度

根据卫生事业发展的需要,判断需组建的机构是否完善、卫生部门内部的各个机构以及卫生部门与其他部门之间是否已经建立有效的协同机制。

(二)与健康有关的社会、经济指标

1. 经济指标

主要包括人均国内生产总值(GDP)、人均国民生产总值(GNP)、劳动人口就业率及劳动人口失业率等。

2. 社会指标

(1)人口统计指标:①人口自然增长率,反映了人口再生产的规模和速度,对社会经济发展起到促进或者延缓作用;②人口负担系数,又叫抚养比,是指非劳动年龄人口与劳动年龄人口的比例。一般认为,0~14岁和65岁以上(含65岁)为非劳动年龄人口,15~64岁为劳动年龄人口,该指标反映了劳动人口的负担程度,该指标值越大,说明社会负担越重,对社会卫生状况的影响越明显。

(2)文化教育指标:人口文化教育构成是指人口中受各种文化教育的人口数量和比重,反映一个国家的文化教育普及和发达程度。

(3)其他社会指标:如人均居住面积、人均热量的供应、人均占有公共绿地面积。

(三)卫生保健指标

1. 初级卫生保健普及程度

主要有农村行政村的初级卫生保健普及率和城镇社区的初级卫生保健普及率。

2. 安全饮用水普及率

安全饮用水是指感观性状良好、无毒无害、安全的饮用水。

3. 妇幼保健指标

妇幼保健指标包括易感儿童主要传染病的免疫接种覆盖率、新法接生率、产前检查率、产后访视率、住院分娩率、新生儿访视率、儿童定期体检率、已婚妇女婚前体检率和已婚妇女节育率等。

4. 医疗服务需要量

医疗服务需要量主要包括两周每千人患病人数、患病次数及患病日数、因病卧床天数、休工天数和休学天数等指标。

5. 医疗卫生保健质量

医疗卫生保健质量常用的指标如误诊率、漏诊率、医疗差错率、事故发生率等。

(四)卫生资源指标

1. 人力资源指标

每千人口拥有的医师、护士、药剂师和其他卫生人员数等。

2. 物质资源指标

每千人口拥有的医疗机构数、病床数、大型设备数等。

3.财政投入指标

医疗卫生经费占国内生产总值的百分比、人均卫生经费等。

4.信息系统资源

医院临床信息系统(CIS)、医院管理信息系统(HIS)、医院影像归档和通信系统(PACS)、医院临床支持系统、医院人力资源管理系统、医院实验室信息系统(LIS)等。

五、个体健康状况指标

(一)生物学指标

1.生长发育指标

例如身高、体重、体质指数(BMI指数)等。BMI指数是评价18岁以上成人群体营养状况的常用指标。BMI=体重(kg)/身高(m)的平方。2002年我国卫计委发布了"中国成人超重和肥胖症预防控制指南",$24.0 \leqslant BMI < 28.0$为超重,$BMI \geqslant 28.0$为肥胖。

2.行为发展指标

到一定年龄时,人应该学会相应的行为和动作,过早或过晚都是行为发展异常或不健康。

(二)心理学指标

对个体心理健康状况的评价,一般从智力、人格、情感和情绪等几个方面进行。常用心理测量,心理症状评定工具有智力、人格、情感和情绪等方面的量表,如明尼苏达多向人格问卷、韦氏智力量表、A型行为模式问卷、焦虑自评量表(SAS)等。

(三)社会学指标

1.人际关系

人际关系是指人们在交往中心理上的直接关系或者距离,它反映了个人寻求满足其社会需求的心理状态。这种关系表现为亲密、疏远和敌对。不同人际关系会引起不同的情绪表现,进而对个体及群体的身心健康产生影响。

2.社会支持

社会支持是指一定社会网络运用一定的物质和精神手段对社会弱势群体进行无偿帮助的行为的总和。研究表明,个体所获得的社会支持的多寡与身心健康情况有着密切的关系,良好的社会支持有利于身心健康。

3.行为模式

行为模式是指个体为了满足各种生理、社会需求而达到特定目的所表现的特定行为模式。就行为模式与健康的关系而言,可以分为健康行为模式和不健康行为模式。

4.生活方式

生活方式一般是指人们的物质、文化消费方式。一般可以从生活丰度、生活频度、生活内容和生活态度等几个方面进行评价。

六、人群健康状况指标

（一）人口数量和结构

1. 人口数量

人口数量是指人口的绝对数和相对数。人口数是指一定人群中所有个体的总和；人口密度是指单位面积的人口数，它描述人口的拥挤程度和人口与资源的比例，并与绝对人口数一起反映群体的基本健康状况。在人口相对资源充足的情况下，人口越多越好，反之则不利于人群健康。

2. 人口结构

人口结构是指不同特征的人口占总人口的百分比。人口结构包括性别、年龄、婚姻、职业、文化程度等。从卫生服务的角度看，人口的性别、年龄有着重要意义。从生育角度看，婚姻状况有重要意义。从社会经济角度看，人口的职业、文化程度有重要意义。

（二）人口出生及增长指标

1. 出生率

出生率是指一定地区一定时期（通常一年）内平均每千人所出生的活产数。若出生率过高，说明妇女的分娩率高，分娩间隔短，因而母子健康较差。

2. 生育率

生育率是指不同时期、不同地区妇女或育龄妇女的实际生育水平或生育子女的数量。常用的指标有育龄妇女生育率、年龄别妇女生育率、总和生育率、终生生育率、粗再生育率、净再生育率等。

3. 人口增长指标

人口自然增长率为人口净增率，是评价人口数量变化的主要指标。出生率和死亡率之差即为人口自然增长率。出生率高于死亡率，导致人口不断增长，是健康水平良好的表现，然而过高的人口增长率又是健康水平低下的表现。

（三）生长、发育统计指标

1. 新生儿低体重百分比

新生儿低体重是指出生时体重低于 2500g 的现象。新生儿低体重百分比是反映居民营养状况和妇幼保健工作水平的重要指标之一。新生儿低体重百分比高，表明母亲健康状况不良，生育过密，产前保健利用不够。

2. 低身高百分比

低身高百分比是指低于同年龄同性别健康儿童身高均值减去 2 个体重标准差的数值所占的比例。该指标反映出生前或后的营养不足、感染的累积作用，以及环境状况差、早期营养不良。

3. 低体重百分比

低体重百分比是指低于同年龄同性别健康儿童体重均值减去 2 个体重标准差的数值所占的比例。该指标反映了自出生以来营养不足或慢性营养不良的累积作用，同时反映目前的营养不良的情况。

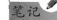

(四)疾病统计指标

1. 疾病发生与频率的指标

可以用发病率、患病率指标进行描述。

2. 疾病构成与顺位

疾病构成是指在观察期内,人群中某种疾病在总病例数中所占的比例。疾病顺位,按疾病种类或系统,依据构成比的大小排出顺序。

3. 疾病严重程度评价指标

如病死率、因病休工(学)日数、因病卧床日数、治愈率、生存率等。

(五)人口死亡指标

1. 死亡率

死亡率是指一定时期内每千人口中的死亡人数,表示一个国家或地区在一定时期内人口的死亡频度。其计算公式为:某年死亡人数/年平均人口数 ×1000‰,死亡率可以按照年龄、性别和地区进行分组。

2. 标化死亡率

标化死亡率是指按照某一标准人口年龄结构计算的死亡率。其计算公式为:∑ 年龄别人口死亡率 × 标准化年龄别。

3. 婴儿死亡率

婴儿死亡率是指某年婴儿死亡数与活产数之比。其计算公式为:某年婴儿死亡数/同年活产数 ×1000‰。

4. 孕产妇死亡率

孕产妇死亡率是指某年孕产妇死亡数与活产数之比。其计算公式为:某年孕产妇死亡数/同年活产数 ×100000/10 万。

5. 人均期望寿命

人均期望寿命是指 0 岁时的预期寿命,也就是指在某一死亡水平下新出生的婴儿预期存活的年数。

七、人群健康状况评价新指标

(一)减寿人年数(PYLL)

减寿人年数是指某一人群在一定时间内,在目标生存年龄内因死亡而使寿命损失的总人年数。该指标用于比较特定人群中的不同死因,反映某死因对一定年龄的某人群寿命的损失和危害程度。

(二)无残疾期望寿命(LEFD)

无残疾期望寿命是指运用寿命表的原理,扣除处于残疾状态下所耗的平均期望寿命,从而得到无残疾状态的期望寿命。LEFD 是质量较高的生命过程,能更好地反映一个国家或地区社会经济发展和人民生活质量的综合水平。

(三)健康期望寿命(ALE)

健康期望寿命是以生活自理能力丧失为基础计算而得,是评价人群健康状况的正向

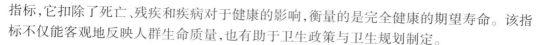

指标,它扣除了死亡、残疾和疾病对于健康的影响,衡量的是完全健康的期望寿命。该指标不仅能客观地反映人群生命质量,也有助于卫生政策与卫生规划制定。

(四)病残调整生存年(DALY)

病残调整生存年是指疾病死亡损失健康生命年与疾病伤残损失健康生命年相结合的综合性指标。DALY 是生命数量和质量以时间为单位的综合指标,该指标可较好地评价疾病负担;也可评价卫生规划及其实施效果等。

(五)社会发展指数

社会发展指数是衡量社会卫生发展的综合指标,能反映人口的社会状态、文化状态、人口变化状态及身体素质状况,是评价人口健康状况的综合指标。

(六)人类发展指数(HDI)

人类发展指数是由联合国开发计划署(UNDP)在《1990 年人文发展报告》中提出的,用以衡量联合国各成员国经济社会发展水平的指标,是对传统的 GNP 指标挑战的结果。该指数由三个指标构成:预期寿命、成人识字率和人均 GDP 的对数。HDI 揭示了一个国家的优先发展项,为世界各国尤其是发展中国家制定发展政策提供了一定依据。

(七)生活质量指数(PQLI)

生活质量指数用于评价人口的综合素质,是衡量社会、个人福利和社会发展一个比较理想的综合指标。PQLI 等于 15 岁以上人口识字率指数、婴儿死亡率指数和平均寿命指数之和除以 3,其值大于 80 为高素质人口,小于 60 为低素质人口。

(八)国民幸福指数(GNH)

国民幸福指数是衡量人们对自身生存和发展状况的感受和体验,即人们的幸福感的一种指数。

八、全球总体健康状况

(一)人口期望寿命

2010 年,全球人口的平均期望寿命为 70 岁,但各国、各地区之间差异较大。2009 年,低收入国家的平均期望寿命仅为 57 岁,而高收入国家的期望寿命是 80 岁,高收入国家的平均期望寿命是低收入国家的 1.4 倍。

(二)儿童健康状况

2010 年,5 岁以下儿童死亡风险最高的是非洲地区,死亡率高达 106‰,是欧洲地区的 8 倍,另外近一半的儿童死亡发生在 5 个国家:印度、尼日利亚、巴基斯坦、刚果和中国。

(三)孕产妇死亡率

2010 年,发展中国家孕产妇死亡风险是发达国家的 25 倍,发展中国家和发达国家孕产妇死亡率分别是 240/10 万和 16/10 万。孕产妇死亡率在地区间、城乡间存在巨大差异。

(四)营养和生长发育

营养不良困扰着许多中低收入国家的人。5 岁以下儿童的死亡有 35% 是由于营养

笔记

不良。另外,肥胖常常是被忽视的严重公共卫生问题之一。

九、全球主要健康问题

(1)慢性非传染性疾病对人类健康带来致命威胁。

(2)非致死性疾病促进全球疾病负担不断增加。

(3)危害健康的社会因素越来越多,例如,吸烟、喝酒、不安全性行为。

十、中国人群总体健康状况

(一)人口期望寿命

我国人均期望寿命由新中国成立前的 35 岁、1957 年的 57 岁提高到 2010 年的 73.5 岁,仅用半个世纪的时间就增加了 38 岁,这在世界上都是罕见的。但是,我国不同地区的差异较大,2005 年我国城市居民人均期望寿命为 74.8 岁,农村地区是 72.2 岁,城乡差异为 2.6 岁。东部为 75.84 岁,中部为 72.95 岁,西部为 72.36 岁。

(二)儿童健康状况

我国儿童死亡率从新中国成立前的 200‰下降到 2010 年的 13.1‰。目前我国婴儿死亡率和 5 岁以下儿童死亡率已经明显低于世界平均水平,东部沿海城市已经接近发达国家水平。2010 年我国城市婴儿死亡率为 5.8‰,农村为 16.1‰,农村是城市的 2.8 倍。

(三)孕产妇健康状况

我国孕产妇死亡率从 1990 年的 94.7/10 万下降到 2010 年的 30.0/10 万,降幅达到 68.3%。目前,我国孕产妇死亡率已经低于中高收入国家的平均水平,但是与发达国家还有一定的差距。

(四)营养和生长发育

目前,我国农村尤其是贫困农村、西部农村的儿童,其中留守儿童的营养不良情况十分严重。

十一、中国人群的主要健康问题

(1)慢性非传染性疾病对人类健康的危险日益增加。

(2)城乡居民的患病人数逐年增加。

(3)危害人类健康的社会决定因素改善较慢。

导入案例评析

世卫组织统计显示卫生状况最优和最差国家之间的卫生差距正在缩小

1.什么是"千年发展目标"?

在 2000 年 9 月召开的"联合国千年峰会"上,联合国一百多个成员国做出如下承诺:努力建立一个以消除贫困和可持续发展为最优先目标的世界。《千年宣言》经

147 个国家的首脑签署,并由联合国大会成员国一致通过。本宣言以及 20 世纪 90 年代联合国组织召开的国际会议上通过的协议和决议为随后制定千年发展目标奠定了基础。

千年发展目标使得国际社会集中精力,以在 2015 年之前实现人民生活的显著且可量化的改善。这些目标为监测结果设立了具体目标和尺度,它们不仅适用于发展中国家,也适用于帮助为发展项目提供资金的发达国家,同时还适用于帮助各国实施千年发展目标的多边机构。下列八项千年发展目标为几乎所有发展机构的工作提供了指导,而且被普遍接受为衡量发展进展情况的一个框架。

消除绝对贫困和饥饿;普及初等教育;促进性别平等并赋予妇女权利;降低儿童死亡率;改善孕产妇保健;遏制艾滋病毒/艾滋病、疟疾和其他疾病;保护环境与促进可持续发展;建立全球发展伙伴关系以促进发展。这些目标和指标被置于全球议程的核心,统称为千年发展目标(MDGs)。千年发展目标包括从使极端贫穷人口比例减半、遏止艾滋病毒/艾滋病的蔓延到普及小学教育,所有目标的完成时间是 2015 年。这是一幅由全世界所有国家和主要发展机构共同展现的蓝图。这些国家和机构已全力以赴来满足全世界最穷人群的需求。

近日,联合国正式启用"我们能够消除贫穷!"的千年发展目标新标志,标志分别由"我们能够""消除贫穷""2015""千年发展目标"4 部分组成,其中 2015 中的"0"用一个类似旋转的地球来表达,标志配色方案采用的是黑红灰 3 种颜色,整体感觉非常醒目。

2. 研究社会卫生状况的意义?

第一,可以全面、清晰地了解社会卫生状况。通过社会调查的方法来分析宏观的社会经济环境,全面掌握人群的健康状况和发展规律,对社会卫生状况做出准确的"诊断和评价"。

第二,发现人群的主要健康问题及影响因素。社会卫生状况研究的目的是通过调查个体或者人群的健康水平发现存在的主要问题及其影响因素,尤其是社会因素,从而制定改善社会健康状况的策略。

第三,为优化卫生资源配置、合理制定卫生政策提供科学依据。只有科学地认识到人群的健康状况及其影响因素,才能科学地制定改善社会卫生状况的措施,使有限的卫生资源发挥出更大的健康效果和效益,提高人群的健康水平。

第四,预测社会卫生状况的变化和发展趋势。不同历史时期的社会卫生状况受到政治、经济、社会、技术等多种因素的影响,研究和分析不同时期、不同国家或地区的社会卫生状况,探索其变化和发展趋势,可以为改善社会卫生状况提供宝贵的经验。

3. 如何促进全球健康公平,谈谈您的看法?

第一,要确保卫生在全球发展议程中的地位,应强调"在从生至死的生命全程促进健康"的概念。要保留尚未如期实现的千年发展目标,促进孕产妇和儿童的健康;支持纳入糖尿病、心血管疾病、癌症以及精神疾病等慢性非传染性疾病的控制指标。

第二,应将实现全民健康覆盖作为重要实施策略。要突出提高健康公平、缩小

笔记

人群健康差距、增强卫生服务提供体系等方面的指标。应从健康的社会决定因素角度设定具体目标,动员全社会共同参与、促进健康。应将健康内容融入社会、经济公共政策,完善扶贫和开发政策,加大对卫生和教育领域的投资,促进基本公共服务均等化,以及就业和可持续发展。

第三,应注重加强卫生系统能力建设。凡事"预则立、不预则废",完备的卫生服务以及卫生应急救援响应机制和保障系统是妥善应对突发公共卫生事件的必要条件。

第四,应加强信息交流和经验分享等国际合作,加强对发展中国家特别是最不发达国家和地区的卫生援助、政策支持和技术支持,制定适合本地的实际、有效、可行的卫生政策,促进卫生体系的公平与效率。

能力和知识拓展

一、健康中国 2020 战略

健康中国 2020 战略的实施,其基本目标是针对人民群众最关心的健康问题和影响健康的危险因素,积极采取经济有效的干预措施和适当的卫生策略,努力提高中国全民健康水平。

"健康中国 2020"战略是以提高人民群众健康为目标,坚持预防为主,防治结合的方针,采用适宜技术,坚持中西医并重,以危害城乡居民健康的主要问题和健康危险因素为重点,通过健康促进和健康教育,坚持政府主导,动员全社会参与,努力促进人人享有基本医疗卫生服务。

根据目标和工作基础,实现战略目标要分三步走:第一步到 2010 年,制订和完善"健康中国 2020"战略的规划,初步建立覆盖城乡居民的基本医疗卫生制度框架,实现《卫生事业发展"十一五"规划纲要》规定的各项目标;第二步到 2015 年,继续落实"健康中国 2020"战略的各个行动计划,使中国医疗卫生服务和保健水平进一步提高卫生服务的方便性和公平性得到持续改善;第三步到 2020 年,建立起比较完善、覆盖城乡居民的基本医疗卫生制度,人民群众获得基本医疗卫生服务的权利得到充分保障,全民健康水平接近中等发达国家。

要实现三步走的战略目标,必须针对中国居民的主要健康问题及其危险因素,根据其可干预性和干预的成本与效果选择经济有效的干预措施,考虑中国对重大传染病控制等相关国际承诺,确定优先干预领域和重点,在充分考虑经济和技术可行性的基础上制订相应的行动计划和策略,分步骤实施。行动计划不仅要重视卫生服务的提供,还要深入分析病伤的危险因素,特别关注影响健康的各种社会、政治、经济、环境和人口因素,从营造有利的健康环境入手,制定公共政策,落实相应卫生服务和干预措施。确保行动计划能够全面有效地实施。必须以政府为主导,以城乡基层卫生服务机构为基础,以公共卫生机构和大中型医院为支撑,动员家庭、学校、企事业单位和全社会共同参与,形成良好的工作机制和发展环境,从而实现全民健康的最终目标。

笔记

二、健康亚太 2020

亚洲太平洋经济合作组织（APEC）成员在共同应对潜在会威胁经济、贸易和安全的健康问题方面做出了持续而卓有成效的努力（包括通过公私伙伴关系），扩大并加深了成员经济体在防控新发和重大传染性疾病以及慢性非传染性疾病、妇幼卫生、卫生体系、人口老龄化、传统医药和卫生信息技术等领域的众多务实合作。

我们注意到 APEC 成员正面临人口结构、经济发展和健康转型的挑战，健康威胁不断增加，疾病负担不断加重，各成员卫生系统乃至经济、社会、环境可持续发展面临重大挑战。

健康是发展的核心，是发展的先决条件和结果，还是衡量可持续发展的有效指标；同时，健康和健康公平取决于所有部门的公共政策。健康资本高于其他任何形式的资本；发展和保持本区域卫生体系活力，推动区域成员在健康政策、产业、贸易等领域的合作，不仅有利于增进人民健康，还将为共建面向未来的亚太伙伴关系做出切实的贡献。

根据针对经济可持续发展的 2020 茂物目标，我们倡导以全政府行动、全社会参与、全区域合作的方式，实施以实现生命全程健康福祉、促进亚太地区安全、经济增长与发展为目标的"健康亚太 2020"战略。2020 年之前，我们将致力于以下重点领域的工作。

（1）继续完成千年发展目标中卫生领域未实现的目标。努力改善水、环境的卫生和营养状况；提高儿童常规免疫接种覆盖率和新疫苗与使用不足疫苗的利用率；普及性与生殖健康知识和服务，落实"每个妇女，每个儿童"的倡议，消除可预防的儿童和孕产妇死亡；确保所有需要者普遍获得高质量的、具有良好协同效应的艾滋病毒/艾滋病、结核和疟疾治疗与服务；促进有利于消除亚太地区被忽视的热带病的环境建设；加强耐药性监测和实验室能力建设，加强医药产品监管，确保医药产品的安全和有效性。

（2）加强慢性非传染性疾病和伤害的防控。以社区为基础，重点针对亚太地区慢病负担最重的心脑血管疾病、癌症、慢性呼吸系统疾病、糖尿病以及精神疾病、残疾、暴力和伤害进行综合性干预；减少中等危险因素（肥胖、高血压、高血糖、血脂异常、肺功能受损、精神紧张和焦虑等），通过采取减少健康危险因素的积极行动，改变健康危险因素，包括生活方式选择（戒烟政策、营养咨询、促进运动和打击滥用药物等）；在整个生命过程中防控非传染性疾病，对慢性病患者和高危人群实施持续管理，早诊断、早治疗。通过解决环境和职业相关危险因素（例如污染、道路交通事故和工作场所风险），减少工作场所职业健康危害和道路交通伤害以及由此导致的残疾。

（3）加强卫生系统，推进全民健康覆盖。与利益相关者合作并分享经验，向穷困、弱势和边缘人群在内的全部人群提供安全、有效、高品质和可负担的初级卫生保健服务，并确保人们在利用卫生服务时不必经历经济困难。为此，应建立这样一种治理结构良好、适应性强的卫生系统，即拥有可持续筹资能力，能提供安全有效的基本药物、传统药物和替代药物，其人员主动性强、受过良好训练，且卫生信息系统高效、可操作。

（4）健全突发公共卫生事件和灾害卫生影响的防范、监测、应急响应及恢复体系。改进和协调国内战略、政策和突发公共卫生响应体系；配给充足的资源来加强对突发公共卫生事件，尤其是那些在区域内周期性发生的新发传染病及灾害的监测、早期预警和快速反应能力；通过保护卫生基础设施、加强多部门联合应对机制和卫生应急队伍能力建设,确保应急状态下的医疗卫生服务可及;提高社区对突发公共卫生事件和灾害衍生的公共卫生危害的耐受力和快速恢复能力。

(资料来源:国家卫生计生委国家合作司:http://www.nhfpc.gov.cn/gjhzs/s3578/201408/405ee50fef5947be803c86e0e1c2d357.shtml)

实训与指导

实训项目 慢性病应对措施

(一)实训目标

1. 检验对社会卫生状况定义、内容、主要评价指标等知识的理解和掌握程度。

2. 训练查阅社会卫生状况相关文献,系统分析社会卫生现状、特征、变化、发展趋势等基本能力。

3. 掌握常用的研究社会卫生状况的资料来源、社会卫生状况的评价指标,并具备社会卫生状况评价的能力。

(二)实训内容与形式

要求根据以下材料进行思考分析与训练。

实训材料

2010年12月,中华预防医学会会长、中国工程院院士王陇德教授在"健康中国2020第二届中国健康管理论坛"专题报告中指出:2020年中国内地将有85%的死亡源于慢性病。此前,卫生部长陈竺也曾提出"未来30年将会迎来慢性病的'井喷'"的言论。慢性病来势汹汹,不断引起有关专家的注意,长期从事现代养生实践与研究的营养学家刘刚先生也加入了研究慢性病高发缘由和探索预防慢性病措施的行列中,他说:"唯有加强预防慢性病的意识,改善不良的生活习惯和避免过度依赖西医,才能将慢性病拒之门外。"

现代人慢性病高发的原因之一:"投错胎"。

据了解,慢性病已经成为中国的主要公共卫生问题,心脑血管病、糖尿病、恶性肿瘤等慢性疾病的患病人数已上升至2亿人。诸如此类的慢性病被贴上了"富贵病"的标签,这个称号贴切地诠释了高品质生活给现代人带来的健康弊端。刘刚把这一切归结于现代人"投错胎",他说:"'投错胎'是指现代社会生活环境的改变速率超过了人类基因的适应速率。基因虽然具备适应环境变迁的能力,但需要一个很漫长的过程,现代生活环境改变速率太快,基因很难适应。"

众所周知,中国是一个农耕民族,我们的祖先日出而耕、日落而息,日常生活健康而有规律。随着时代的进步,人们的生活条件日益改善,纷纷过上了好日子。刘刚说:"我们的祖先从来没有像现在这样过着饱食终日、以车代步的生活。在以前的生活中,决定了只有那些具备耐饥饿、耐疲劳基因的人才能传续下来。"

现代人慢性病高发的原因之二:吃错饭、用错心、做错事。

刘刚强调说,现代人的不良生活习惯是导致慢性病高发的重要原因之一,他告诉记者:"现代慢性病高发,离不开人们的不良生活习惯,总归而言,就是'吃错饭''用错心''做错事'。"刘刚一一向记者解释了这三种说法,他说:"蛋白质、脂肪、碳水化合物这三大营养素是人体最重要的营养素,当我们吃到富含这些营养素的食物时,基因就会奖励我们美好的感觉——糖甜、油香、肉鲜。在现代社会,我们太容易得到这些食物了,结果高热、高脂导致机体脂代谢系统崩溃——心脑血管疾病;高热高糖饮食导致糖代谢系统崩溃——糖尿病;高肉类饮食导致核酸代谢系统崩溃——高尿酸血症或痛风。"

刘刚说:"除了'吃错饭'、现代人还'用错心',总是想着要多赚点钱,早点过上好日子,由此衍生出来的生活、工作压力让身体负荷不了,导致交感神经长期亢奋、甲状腺亢进、促甲状腺亢进等等,长期下去容易患焦虑、抑郁、不孕不育、甲亢、早衰、脸上长斑、月经不调、内分泌紊乱等。"

记者了解到,刘刚所说的"做错事"首先体现在现代人"追求速度"方面,各种各样的食品添加剂、催生剂、化学饲料、转基因食品等等让蔬果禽类"迅速成长",却让现代人健康打折。而现代人的生活习惯更是不可取,喝过烫的汤和开水、不按时排便、性生活频繁、用眼过度、运动量减少、过度追求舒适等等,这些不良生活习惯都可能是慢性病的诱发因素。

现代人慢性病高发的原因之三:求错医。

刘刚表示,随着现代医学的医疗条件和检测技术的提高,人均寿命大大延长,但不容否认的是老龄化也是慢性病高发的原因之一。同时,由于前人的医疗技术低下,所以人们很难检测出自己是否患有慢性病,换言之人们在未患慢性病之前就早已夭折。虽然现代西医学进步,但却仍未找到治疗慢性病的方法。而现代人普遍"亲西医,疏中医",当人们因为"吃错饭、用错心、做错事"导致病魔缠身时,通常只会寻求西医的帮助。

对于慢性病的防治问题,刘刚建议说:"我们不能等到生病了再寻求治疗。因为在目前的条件下,一旦染上慢性病,就为时已晚,没有根治的办法。现代慢性病大多是生活方式导致的疾病,关键是要采取正确的生活方式去预防慢性病的产生,而对于已经患有慢性病的患者,更要注重'有病三分治七分养',更需要'吃对饭、做对事、用对心',尤其是'求对医'。"刘刚还说:"现代的养生之道就是无创性对因治疗,如果我们'吃对饭、做对事、用对心、求对医',那么就可以把慢性病拒之门外。"

(资料来源:凤凰网:http://finance.ifeng.com/news/bgt/20110314/3652913.shtml)

请思考并回答以下问题:

1. 分析慢性病成为中国主要公共卫生问题的原因。

2. 应该如何预防和控制慢性病的流行?

3. 全球主要的社会卫生问题是什么? 应该何以应对?

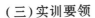
（三）实训要领

1. 学习和掌握实训所涉及的社会卫生状况含义、社会卫生状况评价指标及社会卫生状况评价程序等主要知识点。

2. 查找文献资料，结合社会卫生状况的评价指标，对社会卫生状况进行评价，然后制定应对措施。

3. 汇报实训成果，并交流心得。

（四）实训要求与考核

1. 分组完成。将班上的同学按照学号，以4人为单位，依次分为若干小组。每个小组按照自荐或者投票的方式选出一名组长，组长的主要职责是根据每个组员的特长、爱好，对组内工作进行分工（组内工作主要包括相关内容的资料查找、资料整理、资料分析和成果汇报等）。经过一段时间的准备，每个小组按照组长学号顺序进行成果汇报。汇报完成后，其他小组进行组内讨论，每个小组选出一名代表对汇报小组提出一个建设性问题。

讨论结束后，小组组长根据小组成员在参与资料查找、资料整理、资料分析、小组讨论、成果汇报等过程中的贡献度进行初步评分，最后由任课老师在组长打分的基础上进行打分。

2. 提交实训书面记录。要求：（1）按照实训的问题依次提供书面记录；（2）字数控制在2000字左右，要求提交的实训书面记录涵盖本章的知识点，格式规范、观点明确、有理有据，既要清晰讲出作为理由和依据的基本知识，又要针对材料事实进行分析得出明确的结论。

（五）实训书面记录或作业

实训书面记录

1. 分析慢性病成为中国主要公共卫生问题的原因。

2. 应该如何预防和控制慢性病的流行？

_____

_____

_____

_____

_____

_____

_____

3. 全球主要的社会卫生问题是什么？应该何以应对？

_____

_____

_____

_____

_____

_____

_____

_____

_____

参考文献

［1］Rollnick S et al. Consultations about changing behavior［J］. British Medical Journal,2005,331:961 -963.

［2］龚幼龙.卫生服务研究［M］.上海:复旦大学出版社,2007.

［3］梁万年.卫生事业管理学［M］.北京:人民卫生出版社,2008.

［4］梁万年.社区卫生服务管理［M］.北京:人民卫生出版社,2011.

［5］傅华.预防医学［M］.北京:人民卫生出版社,2004.

（荣超）

笔记

社会因素与健康

通过案例分析与实训练习：

巩固　社会经济因素、社会发展因素、社会文化因素与健康的关系等主要知识点；

培养　分析社会经济因素、社会发展因素和社会文化因素对健康的作用特点及机制的能力；

扩展　应用社会决定因素模型分析其对健康作用机制的能力。

凉山州艾滋病流行的现状

1995年6月，凉山州在云南遣返的吸毒人群中发现首例艾滋病病毒（HIV）感染者。截至2012年底，凉山州共报告28394例HIV/AIDS患者，包括HIV感染者22490人和AIDS患者5904人，其中5485人为HIV感染者发病后转为AIDS患者。1995～2012年累计死亡4075人（14.4%），其中因艾滋病及相关疾病死亡的有1494人（36.7%），因吸毒过量死亡的有1001人（24.6%），自杀的有123人（3.0%），其他原因死亡的有1457人（35.8%）。

凉山州历年报告的艾滋病感染者的传播途径均以注射吸毒为主，但2001年后性传播感染的人数呈现上升趋势。

毕摩是彝语音译，"毕"为"念经"之意，"摩"为"有知识的长者"。毕摩是一种专门替人礼赞、祈祷、祭祀的祭司。毕摩学识渊博，主要职能有作毕、司祭、行医、占卜等活动；其文化职能是整理、规范、传授彝族文字，撰写和传抄包括宗教、哲学、伦理、历史、天文、医药、农药、工艺、礼俗、文字等的典籍。在彝族人民的心目中，毕摩是整个彝族社会中的知识分子，是彝族文化的维护者和传播者。

寨子里的人，倘若"病"了，又或是孩子受了惊吓，必要先请寨子里的毕摩看看。喜德县落哈乡45岁的毕摩沙马史体就常被请去做"驱鬼招魂"的法事。在村子里，对那些吸毒和艾滋病的人，毕摩用自己的办法教育和宣传，"吸毒和艾滋病是伤害人的，是不拿刀子就能杀人的，吸了毒的人只有一条路，就是死"。大约在2003年的时候，毕摩开始看到吸毒的人，"过了五六年就很多了，到处都有"。

根据中央民族大学老师的调查，凉山目前检测出来的艾滋病感染者主要分布在

笔记

经济条件好、交通便利、青少年大多有吸毒经历、人口外流严重的社区,譬如昭觉县竹核乡、四开乡、布拖县的特木里镇,这些乡镇贩毒现象也非常严重。

静脉吸毒共用针具是其中最重要的艾滋病感染途径,潜在的威胁是性传播。由于民族传统风俗,未婚的彝族青年多性伴现象比较突出,在乡村,安全套的使用率又极低。性传播的增加,必然又会伴随母婴途径的出现,在昭觉县竹核乡和尔古乡,已经发现多起儿童感染艾滋病的案例。

由于感染者已进入发病死亡期,在这些毒品泛滥和艾滋病流行的村寨,出现了越来越多的孤儿和无人照料的孩子。这些儿童严重缺乏食物和营养,大多数失学和辍学,沦为社区中最贫困、最脆弱的群体。此外,由于当地人习惯早婚早育,每个家庭普遍生育2~4个孩子,据不完全统计,全州有孤儿8000余人。

一位女感染者说:"我们村里的青壮年大部分都吸毒,几乎每个家都有一个艾滋病毒感染者,这样下去,以后连给村里的老人送葬的人都没有了。"

沙马乌呷,即将继承沙马史体毕摩职位的初三学生,沙马家的第29代毕摩,尽管他还不会写彝族的文字,看不懂父亲的经书,穿着新式"李宁"旅游鞋的他甚至不会缠彝族传统的包头,但他担心的是:"和我一起玩的,有的人已经吸毒得病死了。别人说我们吸毒,得艾滋病,我自卑得很。"

已是冬季,大雾常常笼罩着山峦,到了夜里,凉山崎岖的盘山公路上十分寂寥,模糊的黑暗里,依稀能看到的是汽车的灯光在山间缓缓移动。那是重型装载车笨重的身躯,矿石在车厢里相互碰撞发出巨大的轰隆声。靠近城市的地方,日夜灯火不息的是散发着焦炭和硫黄味的冶炼厂和电厂。

(资料来源:人民网纪实故事——大凉山吸毒艾滋之痛)

请思考并回答以下问题。

1. 试从社会医学的角度分析艾滋病在凉山州地区的流行原因。
2. 影响凉山州地区开展艾滋病预防与控制的因素有哪些?
3. 你认为应该如何在凉山地区开展艾滋病的预防与控制工作?

主要知识点

一、社会因素的概念

社会因素是指社会的各项构成要素,主要包括环境、人口和文明程度。在社会医学领域,社会因素被视为社会致病因子,或被称为社会基因。

二、社会因素影响健康的机制

社会因素作为一种外界刺激因素影响着人类健康,通过引起心理情绪反应这个中心环节发生作用。其机制是社会因素被人的感知觉系统纳入,经神经—内分泌—免疫调节网络,产生"中介物质",引起心理应激及行为、社会适应和躯体功能的变化。

社会心理因素作为应激源被人体感知纳入之后,形成心理感受,并以神经—内分泌系统为中介,对机体产生作用。社会心理因素的刺激作用于大脑,影响受大脑支配的自主神经系统,长时间的自主神经系统功能的改变,可以引起身体脏器出现不可逆的器质性变化。当人体处于应激状态时,会引起交感神经功能变化,血压升高、心率增快、血管收缩、胃肠蠕动减缓、情绪变化等一系列的机体保护性反应。长期处于应激状态,紧张的情绪通过下丘脑及其由它控制分泌的激素还会影响机体的免疫功能,引起胸腺退化、T细胞的生长成熟、降低巨噬细胞的活性、干扰白细胞的活动等并增加机体感染的机会和身心疾病发生的概率。

三、社会经济与健康

(一)衡量经济发展水平和健康水平的指标

通常用反映经济发展水平的指标和居民健康状况指标来进行经济因素对健康的影响分析。经济发展水平指标主要由国民生产总值、人均 GNP、人均卫生经费等构成;健康状况指标主要有出生率、死亡率、婴儿死亡率、平均期望寿命等。

(二)经济发展对健康的促进作用

通过多渠道综合作用,经济发展促进了国民健康的改善。社会经济发展为人们提供了充足的食物营养、良好的劳动与生活条件。社会经济水平的提高和社会财富的积累有利于促进社会保障和法律体系的完善与科教文卫事业的发展,增加人们改善生活质量的机会。经济发展有利于增加健康投资,促进医疗卫生事业发展,促进人们对卫生服务的利用。

(三)经济发展对健康带来的负面效应

经济发展在改善人们的生活环境、劳动条件、社会保障、促进人类健康水平提高的同时,也带来了一些新的健康问题,主要表现在以下几个方面。

1. 环境污染加剧

人们在生产生活中排出的大量污染物,进入水、大气和土壤后,引起环境污染,导致环境破坏。如酸雨、灰霾和光化烟雾等大气污染问题频发,而区域间的大气污染又相互影响,京津冀、长三角和珠三角等重点区域大气污染问题日益严重。

2. 不良行为生活方式的增加

随着社会经济的发展,人类的生活方式发生了较大变化,吸烟、酗酒、吸毒、乱性、不合理膳食、缺乏运动等不良生活方式和行为带来的健康问题日益突出,成为导致人类疾病和死亡的主要原因。

3. 社会负性事件的增多

随着经济的发展,道路交通事故猛增,全世界每年有 120 万人死在道路上。2011年,我国共发生道路交通事故 210812 起,造成 62387 人死亡,237421 人受伤,直接经济损失超过 10 亿元。同时,经济发展的不平衡、贫富差距加大等社会矛盾,使暴力、犯罪事件增多。

4. 现代社会病的产生

高度现代化的社会为人们提供了优越的生活条件和舒适的生活环境,同时也带来了

笔记

诸多现代社会病,如性病、自杀、吸毒、吸烟、酗酒、少女妊娠、精神障碍等。物质生活的日渐丰富,电子和电气产品的普遍使用,造成空调综合征、电脑综合征、网络成瘾等医学上称为"文明病"导致的机体功能失调人数逐年增多。

5.流动人口的增加

人口流动成为现阶段我国经济、社会、人口转型过程中的突出特征。大批的农村剩余劳动力涌入城市,不仅加大了城市生活设施、卫生保健、治安管理、资源环境的负担,而且也带来了新的健康问题,如增加传染病传播风险,不利于卫生保健政策的落实与实施等。

(三)健康改善对经济发展的促进作用

1.劳动力水平提高促进经济发展

人群健康水平提高,则平均寿命延长,从而使人们的劳动时间延长,能够创造更多的财富,进而促进经济的发展。

2.智力水平提高促进经济发展

在科技发达的今天,智力水平对生产力水平的提高、社会经济的发展的影响比历史上任何时候都更加突出。如机械化、自动化的实现显著提高了劳动生产效率。

3.减少资源消耗

人群健康水平的提高可以节省大量的卫生资源。从 2010 年起,未来 30 年内,如果每年能使我国的心血管病死亡率降低 1%,其总体净经济效益就会相当于 2010 年中国实际 GDP 的 68%,或 10.7 万亿美金。

四、社会阶层与健康

社会阶层也称为社会经济地位,是指一个人在社会中相对于他人的位置,反映人们所处的社会环境。测量社会阶层的指标包括教育、收入、职业、价值观念、生活条件、拥有的财富和居住地区等因素。其中,教育、收入和职业的不平等是主要决定因素。

研究社会阶层与健康之间关系的主要意义在于发现高危人群,为解决健康不公平性提供理论依据。研究表明,如果在贫困线上,社会阶层是比物质条件更为重要的影响健康和疾病的因素,每个社会阶层都有特定的疾病风险和暴露概率。如,处于较低社会阶层的人群,在工作和生活暴露于危险因素的机会较多,患病的可能性普遍高于社会阶层较高的人群。

五、社会营养与健康

(一)营养状况评价指标

人群居民营养状况主要包括摄入热量及膳食结构两方面(见表 6-1)。摄入的热量是衡量人群摄入的食物能否维持人体基本生命功能和日常活动;而膳食结构则是分析食物中各种营养素比例的合理性。

表6-1　食物消费量目标与膳食指南推荐量和居民实际食物消费量比较(克/人·日)

	城市居民平均摄入量	农村居民平均摄入量	全国居民平均摄入量	中国居民膳食指南推荐量	纲要食物消费量目标
口粮	279	404	365	250~400	370
植物油	40	30	33	25~30	33
豆类	18	18	18	30~50	36
肉类	104	69	79	50~75	80
蛋类	33	20	24	20~50	44
奶类	66	11	27	300	99
水产品	45	24	30	50~100	49
蔬菜	252	286	276	300~500	384
水果	69	36	45	200~400	164

(资料来源:http://www.nhfpc.gov.cn/jkj/s5879/201403/4c17b38b503d4722b8abd18eecd881a1.shtml)

(二)营养现状与健康

目前人类健康面临着营养缺乏和营养过剩双重营养不良的危险。在经济落后地区,粮食供应不足,且膳食中蛋白质和脂肪比例低下,造成饥饿和营养缺乏现象普遍;在较高社会经济阶层的富有人群中,由于过多地摄入能量和营养素,且膳食结构中动物蛋白和脂肪含量偏高,导致肥胖症、心血管疾病、糖尿病等患病率上升。

2010年农村5岁以下儿童生长迟缓率仍高达12.1%,贫困地区20%的5岁以下儿童生长迟缓;2010年全国5岁以下儿童超重和肥胖发生率已达到7.1%,其中城市8.5%,农村6.5%。虽然城市儿童的营养状况得到明显改善,但微量元素铁、钙、锌和维生素A缺乏现象仍然存在,大约十分之一的城市5岁以下儿童患有贫血,1岁以下儿童贫血患病率超过20%。农村6~24月龄儿童贫血患病率最高,6~12月龄儿童贫血率高达30%~50%,12~24月龄儿童贫血率为23%~35%。

六、社会制度与健康

社会制度是指在一定历史条件下形成的社会关系和社会活动的规范体系。社会制度的含义有三层:一是社会形态,二是各种具体的社会制度,三是各种社会组织的规章制度。社会制度是一定历史条件下的产物,欲研究社会制度与健康之间的关系,既要分析现有的社会制度对医疗卫生工作及健康的作用,又要预测社会制度的发展、变化对人群健康将带来的影响。世界各国、各地区健康状况的不同,被认为与宏观社会制度(第一、第二层含义)的不同有密切关系。

在全球范围内,世界各国贫富差距悬殊,即使在一个国家、某一个地区内,资源分配也同样存在着不公平现象。社会地位和经济收入较高的一小部分总是占有大量的社会卫生资源,而社会地位、经济收入较低的大多数人甚至连最基本的医疗卫生服务需要都得不到满足。

社会制度实质上是一种社会规范体系,对人们的行为具有广泛的导向和调节作用。社会生活中人们的价值观、个性特征存在着很大的冲突,但社会生活要求人们要有一定的生活秩序。社会制度通过行为规范模式,提倡或禁止某些行为方式,促进社会的协调发展。

笔记

七、社会关系与健康

人生活在由一定社会关系构成的社会群体中,包括家庭、邻里、朋友、工作单位等,这些基本社会群体共同构成社会网络。人在社会网络中的相互关系是否协调,是否相互支持,都将是影响健康的因素。

(一)社会支持与健康

社会支持是指一个人从社会网络中获得情感、物质和生活上的帮助。获得支持是人的基本社会需要,获得社会支持是一个互动的过程。影响社会支持的因素主要有人际关系、社会网络和社会凝聚力。研究表明:社会支持对不安、忧郁、孤独感、无力感和工作紧张感及各种精神疾病、慢性疾病、癌症等的患病率和死亡率有直接或间接的影响,在人处于应激状态时,人体会分泌催产素,人们内心产生需要更多的社会支持的想法。病情与幸福感、生存价值、生活质量等有密切关系,尤其对重病患者或严重精神忧郁的患者,社会支持系统本身就是治疗手段,对临床效果有显著促进作用。

(二)家庭状况与健康

家庭是以婚姻和血缘关系组成的社会基本单位。家庭的结构、功能和关系等都对家庭成员的身心健康产生影响。

八、社会人口与健康

人口是社会发展的最基本要素,并与人类的健康息息相关。近50年来,世界人口增长很快,2014年已突破70亿,中国的人口总数占世界总人口数的18.84%。经典的经济理论认为,在经济增长时出现的人口增长,最终将耗尽经济赖以增长的资源。因此,可持续经济发展的主要手段就是要在经济发展的同时,严格地控制人口的数量。人口数量、人口结构、人口素质与健康关系密切。

(一)人口数量与健康

一个社会的人口数量主要通过影响社会经济和卫生事业的发展来影响人群健康。当人口的增加速度超过了经济的增长速度,便会出现社会卫生状况恶化,患病率和死亡率增高。解决人口过剩的途径通常是:加速发展经济和实行计划生育,控制人口数量,提高人口质量以及发展文教卫生事业。

(二)人口结构与健康

与健康最为密切的人口结构是指人口的年龄结构和性别结构。

1. 年龄结构

年龄结构是指各个年龄组人口在总人口中所占的比重。常用于反映人群健康状况的年龄结构指标有:老年人口系数、儿童少年人口系数。儿童少年与老年人是非劳动人口,这两部分人口所占比例越大,劳动人口的平均赡养负担越重,造成人口的相对生活水平下降,不利于人们维护健康。

2. 人口的性别结构

人口的性别结构是指男、女性人口在总人口中所占的比例,通常用性别比来评价人

笔记

口性别结构是否平衡,即以女性人口数为100或1时的男性人口数。国际上公认的人口性别比正常范围为103～107,性别比平衡直接影响到婚配率和妇女生育率,进而影响到人口再生产,是社会安定的基础因素之一。因此,保持合理的人口性别结构是维持人类健康的重要基础。

(三)人口素质与健康

人口素质主要指全体人口的思想道德素质、身体素质和文化素质。思想道德素质是指人们在处理社会关系时的指导思想和道德规范,它是衡量人口素质的重要标志。身体素质是指人的身体状况和健康水平,在人口学上常用健康状况、体力和精力状况、生命力和寿命来反映。文化素质是指一个人科学文化方面的素养,主要包括知识水平,知识结构和运用知识分析、解决问题的能力。

九、文化因素与健康

(一)文化的内涵

广义的文化是指物质文化和精神文化的总和,狭义的文化是指精神文化,包括思想意识、宗教信仰、法律、道德规范、风俗习惯、教育、科学技术等。社会医学主要从狭义的文化概念出发,来研究文化因素对人群健康的影响。

文化可分为智能文化、规范文化和思想文化三种类型。不同类型的文化,影响人群的健康途径和模式也不同。智能文化主要通过影响人类的生活环境和劳动条件从而作用于人群健康;规范文化是通过支配人们的行为与生活方式影响人类健康;思想文化则通过干扰人们的心理过程和精神生活来影响人群健康。所以说,不同的文化对人群健康的影响是交叉的。

(二)教育与健康

一般认为教育是人社会化的重要手段。从健康的角度看,教育水平的高低影响着人们健康生活的能力及生活方式,受过良好教育的人能理解并有能力保持身体健康,而且他们还更懂得如何使用医疗服务及自己的时间与其他投入来改善健康状况。教育影响健康的途径主要有:首先,教育影响人们对生活方式的选择,受教育程度高的人更倾向于选择健康的生活方式;其次,教育影响人们对卫生服务的利用,受教育程度高的人更能了解预防保健的重要性,对健康服务能够更合理地利用;第三,教育可以通过影响收入、社会凝聚力等其他因素影响人群健康。

(三)宗教信仰与健康

宗教是以神的崇拜和神的旨意为核心的信仰和行为准则的总和,是支配人们日常生活的自然力量和社会力量在人们头脑中虚幻的反应。佛教、基督教、伊斯兰教是现代社会的三大世界性宗教。

宗教主要通过教义、教规、仪式等形式对人类健康产生影响。宗教的精神作用主要是宗教信仰使人对自己人生中难以解决的问题有一归宿,从而达到心理平衡。宗教对行为的影响表现是通过教规、教令来实现的。教规是教徒们的行为规范和行动导向,具有明显的强制性,教徒对教规的执行具有高度的自觉性。每个宗教都有自己的教规、仪式和禁令。某些宗教仪式本身不具有任何医学目的,但从客观效果看,确具有一定的医学意义。现有的研究表明:宗教信仰对健康具有积极和消极影响的两面性,但其作用机制尚不清楚。

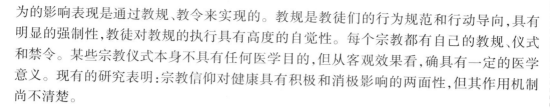

凉山州艾滋病流行的现状

1.试从社会医学的角度分析艾滋病在凉山州地区的流行原因。

凉山彝族自治州地处四川西南部,面积六万余平方千米,是我国最大的彝族聚居区。凉山因受毗邻云南省特殊地理位置和社会各种消极因素的综合影响,以及唯利是图的不法商人经不住毒品高利润的诱惑,成为境外毒品经滇入川的重要通道和集散地。毒品泛滥是凉山艾滋病流行的主要原因。吸毒行为是凉山州 HIV 感染的危险因素,吸毒行为者感染 HIV 的风险为无吸毒行为者的 10.2 倍。49.2% 的吸毒者有过静脉注射吸毒行为史,70.8% 的静脉注射吸毒者曾与别人共用针具。大多数吸毒者染上毒瘾后,采用注射的方式。

由于传统的性观念和性习俗,彝族农村青年的性观念较为开放,存在比较普遍的多性伴侣、婚前婚外性行为现象,以及安全套的可及性和使用率较低等现状进一步提示 HIV 在该人群中传播的危险性。

凉山州两县农村地区生活水平较低,青年人外出打工是摆脱贫困生活环境的便捷途径。外出打工者在城乡二元结构和交通便利条件下,返乡后又受当地彝族开放婚前性观念和转婚习俗的影响,推动了艾滋病疫情从高危人群向一般人群的扩散,这种外出打工者在无意识和无保护的状态下的频繁流动,使彝族聚居地区成为艾滋病流行的重灾区。

受教育、文化、风俗及宗教的影响,当地居民的受教育水平较低,健康意识薄弱,尤其在农村地区,多数妇女在怀孕后不进行产前保健、不住院分娩,多数孕妇由长者或邻居帮助下在家分娩,儿童出生后没有专业人员进行家庭访视和系统的儿童保健。

2.影响凉山州地区开展艾滋病预防与控制的因素有哪些?

一是经济落后,受毒品过境和毒品贸易猖獗的影响,毒品十分泛滥。共用注射器吸食毒品是导致艾滋病的首要原因。二是落后的文化水平及传统的风俗习惯,青年人混乱的性观念,多个性伴侣、无安全保护的婚前性行为,对吸毒和艾滋病认识不足。三是高危人群流动性大,加之文化水平低,语言不通,随访难度大,存在进一步传播的危险。四是有效综合干预覆盖面窄,有效干预措施落实和推广难度大。五是当地卫生服务网络薄弱、人力资源匮乏、求医行为受到经济、文化和地缘挑战的限制,高流行区大多数农村妇女在家中分娩,造成医院住院分娩率低,母婴阻断工作举步维艰。

3. 你认为应该如何在凉山地区开展艾滋病的预防与控制工作?

(1)全面禁毒。铲除毒品,从源头上抓起。坚持从重从严打击毒贩,强化全民的禁毒意识。从毒品的社会危害、法制、伦理道德、民族和国家的兴衰存亡的角度加大宣传力度,充分调动基层各种社会组织的职能作用。

(2)对艾滋病的传播进行干预。首先是开展预防艾滋病的全面宣传活动。结合彝区实际,在尊重彝族风俗习惯的前提下,用彝区广大群众喜闻乐见的形式将艾滋病预防知识传播给人们。其次,充分发挥高危人群的主观能动性,开展参与式的同伴教育活动。第三,充分利用本土人力资源,如村主任、社长、毕摩、德古、苏依等这一特殊人群在社区群众中的凝聚力和影响力,吸纳这些民间权威人士成为社区宣传教育队伍的中坚力量,发挥他们的特长参与社区宣教活动。第四,将社区教育与注重有效的行为改变干预相结合,在宣传教育的同时,配合当地防疫部门、计生部门推广正确使用安全套和使用清洁的针具,建立多方位的宣传教育与注重实效的行为改变相结合的以社区为基点的艾滋病宣传教育预防网络体系。第五,关爱HIV感染者,充分让他们感受到来自家庭、社区的温暖,并让他们以主人翁的姿态实话实说,积极投身宣教活动,使同伴间引起共鸣。

(3)政府重视,全面防治。增加政府投入,建立"政府组织领导、部门各负其责、全社会共同参与"的艾滋病综合防治机制。建立综合防治体系,对吸毒人员开展美沙酮维持治疗;在高危人群中推广使用安全套;预防母婴传播,提高孕产妇住院分娩率;进行艾滋病病毒感染者和患者综合管理;艾滋病防治能力建设、禁吸戒毒;争取国际援助。

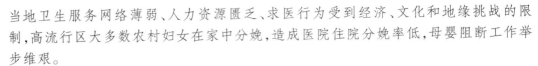

健康的社会决定因素

WHO 于 2005 年成立"健康的社会决定因素委员会(Commission on Social Determinants of Health,CSDH)",致力于影响国民健康的社会因素方面的工作,倡导建立"追求每个人的健康和福祉的世界"。CSDH 于 2008 年结束工作,并发布工作报告《用一代人时间弥合差距》。

一、健康的社会决定因素的概念

WHO 对"健康的社会决定因素(Social Determinants of Health,SDH)"的定义是目前最受认同的概念界定。健康的社会决定因素是指:在那些直接导致疾病的因素之外,由人们居住和工作环境中社会分层的基本结构和社会条件产生的影响健康的因素,它们是

84

导致疾病的"原因的原因"（cause of cause），包括了人们生活和工作的全部社会条件，例如贫穷、社会排斥、居住条件等，被 Tarlov 称为"人们生活的社会环境特征"。它反映了人们在社会结构中的阶层、权力和财富的不同地位。这一概念反映了健康公平和人权的价值取向。

二、健康的社会决定因素的理论发展

WHO 在 1948 年成立之初的组织宪章中将健康定义为："一种身体、心理和社会上的完好状态"，健康是一项基本人权，不因政治、种族、生活、工作的条件而异——这成为健康的社会决定因素的思想基础。WHO 建立了一个完整的健康模型，希望致力于健康问题的社会根源，促进有效的医疗保健。

2003 年 WHO 成立了宏观经济与卫生委员会，提出宏观经济发展和卫生的关系，其核心思想是投资健康就是投资发展。2005 年，在当时的 WHO 总干事李钟郁博士的提议下，WHO 健康的社会决定因素委员会正式成立。在三年时间内，该委员会在促进健康公平方面采取了一系列积极行动，包括：在全球范围内搜集证据、建立全球知识网络、推动国家间合作和各国公民社会运动等。

我们从发展历史上来看，联合国、世界卫生组织、儿基会等国际组织一直关注并不断强调健康公平和健康的社会决定因素。千年发展目标的三项内容都是关于健康的指标，而其他目标则是这些健康问题的社会决定因素，例如性别、教育、全球化、经济等一系列问题。实现千年发展目标实际上给各国提供了一个非常好的政策机遇，它既包括了一百多个成员国的承诺，也包括国际之间的合作。

三、健康社会决定因素的行动领域

健康社会决定因素委员会从影响健康的"原因的原因"入手，以实现健康公平为基本价值目标，建立起完整的"健康社会决定因素"的概念框架（图 6-1），并提出应该从如下两方面采取行动，改善健康公平，促进健康发展。（1）日常生活环境包括：由社会分层决定的在儿童早期发展、社会环境和职业环境中所面临的健康危险因素；不同人群的差异化的物质环境、社会支持网络、社会心理因素、行为因素、生物因素等；所接受的健康促进、疾病预防和治疗等卫生服务状况。（2）社会结构性因素包括：社会分层的状况和程度；文化、社会规范和价值观；国际和国内的社会政策；国际、不同国家和地区的政治制度。

围绕以上概念框架和行动框架，健康社会决定因素委员会的报告进一步提出了 3 条基本行为策略。（1）改善人群日常生活条件，包括人们出生、成长、生活、工作和老化的环境。（2）从国际、国家和社区的不同层面，解决权利、财富和资源的不平等分配问题，这是构成上述日常生活条件的结构性因素。（3）对健康不公平问题的发展现状进行测量，评估干预行动的效果，拓展知识基础，培养致力于健康的社会决定因素方面的专业人才，唤起公众对于健康的社会决定因素的充分认识。

在健康社会决定因素的行动策略基础上，委员会还给各国政府提供了一系列具体的政策建议，包括普适性策略和可选择性策略，以供不同政府在决定采取行动策略时参考（见表 6-2）。

笔记

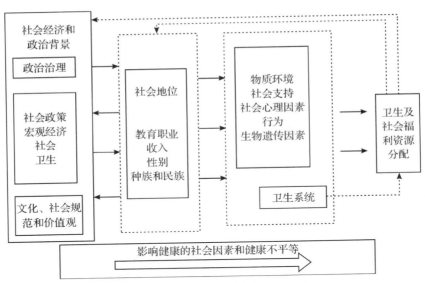

影响健康的社会因素和健康不平等

图 6-1　WHO 影响健康的社会因素的概念框架

表 6-2　健康社会决定因素委员会提供的政策建议

介入层次	行动策略	
	普适性策略	可选择性策略
社会分层的政策：减少不平等和社会分层的影响	1. 通过税收和公共服务资助,发展社会政策减少收入不平等 2. 提供卫生、教育和公共交通等方面的免费公共服务 3. 劳动力市场政策：保证劳有所偿和劳动力发展 4. 服务和其他社会部门的资源分配和再分配的政策和机制 5. 为女性提供平等机会 6. 发展和推动相关社会运动	1. 保障弱势人群的社会安全 2. 开展儿童福利、早期儿童发展项目,包括儿童营养供应、医生定期检查和学龄前儿童认知发展等;促进学龄前儿童发展
降低弱势人群所受健康危害的政策	1. 健康安全地居住的物理和社会环境,例如：基本服务的获取 2. 健康安全地生活的物理和社会环境：水和卫生设施 3. 健康安全地工作的物理和社会环境 4. 健康促进和健康生活方式,例如：戒烟、戒酒等	1. 对于弱势人群的取暖和做饭用燃料补贴的政策 2. 对弱势人群的住房补贴
保护弱势人群的政策	1. 社会失业保险 2. 对孕产妇的工作和受教育权利的保护 3. 对老年人和残障人士的社会保险 4. 发展社区内的社会支持网络的政策	1. 对于贫困家庭的学生求学期间和刚工作阶段的特别补助 2. 免费的健康校园午餐
改善弱势人群在社会、经济和健康等方面不公平的政策	1. 对重大疾病造成的贫困,制定公平的卫生服务筹资和防护政策 2. 对慢性病患者的支持 3. 保护残疾人的劳动政策 4. 对疾病和意外伤害的社会防护和收入保障措施	1. 对于弱势人群的患病者的特别照顾和支持 2. 对弱势群体的康复过程的特别资助

笔记

四、针对健康社会决定因素的国际经验

CSDH 与全世界多个国家建立了合作伙伴关系,为这些国家提供技术支持、资金支持、能力发展和政治支持,推进健康的社会决定因素的发展。总结 CSDH 合作伙伴国家在健康的社会决定因素领域所取得的共性经验包括:(1)成立跨部门的专门委员会,发展多部门合作,关注健康公平;(2)把健康公平写入宪法;(3)成立健康社会决定因素专家委员会;(4)通过社会政策关注起点公平;(5)建立性别平等的广泛社会共识,如增加妇女就业;(6)城市发展和城市建设中强调以健康为中心;(7)引导健康生活方式。

(资料来源:郭岩,谢铮. 用一代人时间弥合差距——健康社会决定因素理论及其国际经验[J]. 北京大学学报(医学版),2009,41(2):125-128.)

实训与指导

实训项目　社会决定因素对阿富汗青年吸毒的作用机制及其干预策略研究

(一)实训目标

1. 检验经济发展、社会阶层、社会营养、社会发展、社会文化等因素与健康关系等知识的理解和掌握程度。

2. 训练查阅社会因素与健康关系研究的相关文献,及训练从社会因素的角度来分析和处理健康问题的基本能力。

3. 掌握社会因素对健康的作用机制,并具备一定的社会因素与健康的相关研究及其制订干预对策的能力。

(二)实训内容与形式

要求根据以下材料进行思考分析与训练。

实训材料　阿富汗青年吸毒的分析

阿富汗是世界上最穷的国家之一,在丰厚利润的驱使下,农民不愿停止种植鸦片,在饱受战乱之苦的阿富汗人看来,种植罂粟是生存的唯一生计。阿富汗南部和西部是塔利班势力强盛的地区,政府控制力极其低下,塔利班的主要活动资金都来源于毒品,塔利班的介入客观上促进了毒品生产、走私的发展。2014 年阿富鸦片总价值 8.5 亿美元,相当于该国 GDP 的 4%。

在阿富汗国内,青年人吸毒已成为影响社会的严重问题。由于国内经济不景气,大量男性到邻国伊朗从事建筑业,在工头的带领下,开始以解乏为目的的吸食毒品,从此染上毒瘾,回国后遭到家人遗弃,流浪在城市的桥洞等地,和其他的吸毒人员聚集在一起,吸食鸦片、海洛因。在阿富汗吸毒的人不是罪犯而是病人,因此警察并不会抓捕他们,即使抓捕后也只能把他们送进医院进行解毒治疗,阿富汗国内目

前仅有的戒毒医院只能收留 10% 的吸毒者,床位极为短缺。而民众因为文化程度低,对毒品的危害没有认识,导致更多的人因为身边的人在吸毒而加入吸毒者的群体。许多人在吸食毒品时,注射多于吸入,共用针具、注射器、吸毒用具、毒品溶剂和制剂现象严重,这种行为导致的直接后果就是艾滋病病毒的加速传播,严重恶化了卫生环境。

毒品泛滥、制毒贩毒业的盛行导致地区同毒品有关的犯罪案件急剧增加,多数吸毒者都是以贩养吸,也有相当一部分吸毒者为获取毒资走上盗窃、抢劫甚至是杀人的犯罪道路,严重影响地区治安状况,危害社会稳定。

(资料来源:阿富汗难以根除的"毒"瘤:国贫民弱谁为吸毒者的未来负责 http://news. cntv. cn/2014/12/14/VIDE1418529004254524. shtml? ptag = vsogou)

请思考并回答以下问题。

1. 结合本案例,试分析阿富汗青年吸毒的社会根源是什么。

2. 制约阿富汗开展青年人戒毒的因素有哪些?

3. 通过查找文献,试写一份关于阿富汗毒品经济产生的原因及控制阿富汗青年吸毒的政策建议报告。

(三)实训要领

1. 学习实训中涉及社会因素与健康的知识点,掌握社会因素与健康的作用机制。

2. 通过查找文献资料,对阿富汗毒品经济造成的健康影响及解决策略进行文献综述。

3. 汇报实训成果,并交流心得。

(四)实训要求与考核

1. 请独立完成资料查找、分析、总结归纳、撰写书面记录等工作,最后由老师打分。

2. 提交书面记录。要求:(1)按照实训后的问题依次提供书面记录;(2)字数控制在 4000 字左右,观点明确、有理有据,既要讲清作为理由和依据的基本知识,又要针对材料事实进行分析并得到明确的结论。

(五)实训书面记录或作业

实训书面记录

1. 结合本案例,试分析阿富汗青年吸毒的社会根源是什么。

_____

_____

_____

_____

_____

_____

笔记

2. 制约阿富汗开展青年人戒毒的因素有哪些?

_____

_____

_____

_____

_____

_____

3. 通过查找文献,试写一份关于阿富汗毒品经济产生的原因及控制阿富汗青年吸毒的政策建议报告。

_____

_____

_____

_____

_____

_____

_____

参考文献

[1]李鲁.社会医学[M]:4版.北京:人民卫生出版社,2013.

[2]卢祖洵,姜润生.社会医学[M].北京:人民卫生出版社,2013.

[3]姜润生,初炜.社会医学案例版[M]:2版.北京:科学出版社,2016.

[4]郭岩,谢铮.用一代人时间弥合差距—健康社会决定因素理论及其国际经验[J].北京大学学报(医学版),2009,41(2):125 – 128.

[5]周如南.民族地区的艾滋病传播与防控——以凉山彝族地区艾滋病与地方社会文化调查为例[J],南京医科大学学报,2012,48(2):12 – 17.

(张美丽)

心理、行为生活方式与健康

通过案例分析与实训练习：

巩固　心理健康、社会心理学与健康以及心理压力等主要知识点；

培养　进行心理干预和行为干预的基本能力；

扩展　依据心理和行为方式相关理论制订维护和促进健康的方案的能力。

某大型企业"*n* 连跳"

F 集团公司是全球著名的代工厂，为海外某集团在中国大陆投资兴办的高新科技企业。在中国大陆从珠三角到长三角到环渤海、从西南到中南到东北建立了 30 余个科技工业园区、在亚洲、美洲、欧洲等地拥有 200 余家子公司和派驻机构，现拥有 120 余万员工及全球顶尖客户群。2013 并跃进《财富》全球企业 500 强前 30 位。

2007 年 6 月 18 日，F 集团公司一名侯姓女工在厕所上吊自杀。

2007 年 9 月 1 日，F 集团公司员工 21 岁的刘某辞工两小时后突然死亡。

2008 年 3 月 16 日，F 集团公司烟台工业园 28 岁员工李某猝死在出租屋内。

2009 年 7 月 15 日，F 集团公司 25 岁员工孙某跳楼自杀。

2009 年 8 月 20 日，F 集团公司 23 岁员工郑某在游泳池溺水身亡。

2010 年 1 月 23 日，凌晨 4 时许，F 集团公司 19 岁员工马某死亡。警方调查，马某系"生前高坠死亡"。

2010 年 3 月 17 日，F 集团公司龙华园区，新进女员工从 3 楼宿舍跳下，跌落在一楼受伤。

2010 年 3 月 29 日，龙华园区，一男性员工从宿舍楼上坠下，当场死亡，23 岁。

2010 年 4 月 6 日，观澜 C8 栋宿舍，饶姓女工坠楼，仍在医院治疗，18 岁。

2010 年 4 月 7 日，观澜厂区外宿舍，宁姓女员工坠楼身亡，18 岁。

2010 年 4 月 7 日，观澜樟阁村，F 集团公司男员工身亡，22 岁。

2010 年 5 月 6 日，龙华厂区，男员工卢某从阳台纵身跳下身亡，24 岁。

2010 年 5 月 11 日，龙华 F 集团公司厂区外某出租屋，F 集团公司离职女员工跳楼。

笔记

2010年5月14日,F集团公司梁姓员工从F集团公司福华宿舍7楼楼顶坠楼,送往医院抢救无效死亡。

2010年5月21日,清晨,F集团公司一名年仅21岁的男性员工南某从F4栋楼跳下,于5时50分宣布抢救无效死亡。

时隔2年,2013年4月24日及4月27日,F集团公司再发"两连跳":郑州航空港园区内,一名24岁的男子和一名23岁的女工,相继跳楼身亡。

2013年5月11日,重庆F集团公司新城员工宿舍一男性员工从十三楼跳下,当场死亡。

2014年1月11日,郑州航空港区天成公寓5栋401室发生一起跳楼事件,成为2014年第一起跳楼事件。

2015年2月3日,中华全国总工会新闻中心召开推进工会工作法治化建设、强化工会劳动法律监督新闻发布会。全总书记处书记、法律工作部部长在会上表示,一些企业违反《劳动法》规定,存在严重的超时加班现象。一些企业安排劳动者每日工作长达十几个小时,很少有正常的休息日。一些民营企业、中小企业未执行带薪休假制度。如F集团等一些企业长期违法安排劳动者长时间加班,致使部分劳动者出现了焦虑、抑郁、情绪消沉等各种心理健康问题,导致过劳死或自杀现象时有发生。

"许多地方仅对投诉举报的案件进行查处,不能做到有案必查、违法必究。对已经查实的违法案件惩处力度不大,达不到震慑违法用人单位的目的,导致木桶短板效应。很多企业都可以向F集团公司'学习',通过超时劳动,企业可以获取更多利润,进入世界五百强",部长提到,"如果不能对这些违法企业真正做到有案必查、违法必究,木桶短板效应一定会出现。"

当日下午,F集团公司做出回应:作为拥有超过百万员工的制造企业,我们承认,我们还远没有做到完美。但是我们一直在努力。我们不完美,但请关注我们的进步。

一、我们承认,包括F集团公司在内的所有制造企业都面临如何处理员工加班问题的困扰。

二、众所周知,2010年F集团公司发生了个别员工的不幸事件。这是我们内心永远的伤痛。然而当我们听到部长先生将员工加班与"部分劳动者出现各种心理健康问题导致过劳死或自杀现象"变成一种因果关系时,我们内心不仅有伤痛,还有惊讶。

三、部长先生在不断点名批评的同时,希望能够"走到基层",了解企业和员工的心声,监督企业的不足,也不要忽视企业的成长和进步。

（资料来源:《人民网》《观察者》《华夏经纬网》《新浪科技》. http://news. sohu. com/20141128/n406454466. shtml? recsyssohu = 3;http://finance. sina. com. cn/chan-jing/gsnews/20130506/224315364648. shtml. 内容有整理）

笔记

请思考并回答以下问题。

1. 造成 F 集团 2010 年高密度的自杀事件的原因是什么?

2. 为什么 2011 年到 2012 年没有出现任何自杀事件?

3. 全国总工会对 F 集团的批判合理吗? F 集团是否应该感到委屈?

主要知识点

一、概述心理因素与健康

(一)心理

心理是心理现象的简称,包括心理过程与行为,通常用知、情、意进行综合描述。

(二)心理健康状态

1. 心理健康定义

第三届国际心理大会(1946 年)认定的心理健康标志包括:身体、智力、情绪协调;适应环境、人际关系良好;有幸福感;在工作中有成就感,生活有效率。心理咨询学对心理健康的定义:心理形式协调,内容与现实一致,人格相对稳定。

2. 心理健康评估维度

心理健康可以用 3 个维度来评估,即体现维度、操作维度和发展维度。

3. 心理不健康的定义

心理不健康是指在某些非常规条件下,当心理活动变得相对失衡,且对个体生存发展和稳定生活质量起着负性的作用。从发展维度上来说,如果健康心理是一个可在一定范围内波动的动态平衡过程,则心理不健康就是相对动态失衡的状态,它属于心理咨询处理的范围。而从体现维度上来说,包含一般心理问题、严重心理问题和神经症性心理问题。

4. 心理异常

心理正常与异常通过"三原则"进行区分,即主观与客观相统一、心理活动的内在协调一致、人格相对稳定。

(三)人格与健康

1. 人格的定义

人格的英文是 personality,"persona"是拉丁文"面具"的意思。面具在古希腊是一种戏剧表现手法,无论演员是谁,在舞台上只要他戴上了一个面具,那么他就是所扮演的这个人物,观众也能一看脸谱就知道是在扮演谁。

2. 人格的成分

人格具有特质(traits)、状态(states)、举动(acts)三个中心成分。

3. 人格与健康的关系

近年来很多报道都指出了人格与健康之间的相关。2009 年《健康心理学杂志》(*Journal of Health Psychology*)报道,抑郁症、恐慌症和酒精/物质使用障碍的患者,其大五人格的责任心得分显著低于健康人群。而血压高者、坐骨神经痛、脑卒中和肺结核患者，大五人格的外向性得分显著低于健康人群。2010年《人格心理学》(*Journal of Personality*)指出，通过对1940—1986年2007份死亡报告的统计，人格与死亡风险因素和健康因素都有着密切的相关。生理健康差，主观幸福感低的女性，大五人格的神经质得分非常高。对于年长者，大五人格的外倾性可预测社会竞争力；而责任心可预测年长男性的生育能力。2011年《人格与社会心理学杂志》报道，通过对1988个样本的50年纵向研究，发现高神经质、高外倾性或者低责任心的人会有更高的BMI指数。这种相关在身体脂肪、腰围、臀围上得到了验证。

（四）性格与健康

1. A型性格

A型性格表现为个性倔强、固执己见、性情急躁、易争好辩、声高气粗、攻击性强、生活紧张、忙忙碌碌，即那种一触即发的急性子。因此，A型性格的人比较容易患心脏病，但绝不意味着一定会得心脏病，关键在于了解自己性格的弱点并进行适当调适。

2. B型性格

B型性格表现为安宁稳重、温顺随和、抱负较少、深思熟虑、优柔寡断、很少争辩、言语声调低，他们个性随和，生活较为悠闲，对工作要求较为宽松，对成败得失看得比较淡薄，即人们说的火烧眉毛不着急的慢性子。

3. 临床分量表

明尼苏达多相人格调查表(MMPI)作为精神科调查表，其分量表(psychopathic deviate, PD)病态偏倚衡量过度认真、执着、固执、偏执。对225名医学生长达25年的追踪研究表明，PD量表上得分在平均数以上的那一半医学生在中年时期比另一半人具有高4倍的风险罹患冠心病；而最高分的那部分人比其他人高7倍的风险在中年时期去世。

（五）情绪与健康

情绪和情感是与人的特定的主观愿望相联系的，统称为感情(affection)。

1. 情绪(emotion)

（1）定义：情绪主要指感情的过程，即个体需要与情境相互作用的过程，也就是脑的神经生理机制活动的过程，是由内、外刺激引发的一种主观状态(Daniel Goleman, 1995)。此状态是由主观的感受、生理的反应、认知的评估、行为的反应等四种成分交互而成。

（2）情绪的元素：①认知评估，个体根据各种信息判断所处状况的意义，特别是对其中的刺激物（事件、目标、想法）进行解释和估量的过程；②行为反应，表达情绪的行为及活动；③主观感受，对这些刺激做出自动化的反应。

（3）情绪的功能：激发心理活动和行为的动机；组织心理活动；进行人际沟通交流；连接人心的纽带。

2. 情感(affection)

情感是具有稳定的、深刻的社会意义的感情，具有较大的稳定性、深刻性和持久性。在功能方面，它代表感情的内容、体验和感受。

3.情绪和情感共同的功能

（1）适应功能：通过情绪、情感的生理反应来调动身体的能量，以适应环境；另外，通过情绪、情感所引起的表情，可作为信号来获得其他个体的共情和帮助。

（2）动机功能：对于机体活动的动机，情绪和情感具有放大或增强的作用，激发个体的行动，或者提高个体对活动的兴趣。

（3）组织功能：不同效度的情绪能对活动产生协调、促进作用，或者阻碍、破坏作用。

二、心理压力与应对

（一）压力及其相关概念

1.压力

压力可简单定义为对变化适应失败的结果。从生物学上，压力可定义为经过生理和物理的刺激而内稳态失衡的结果。压力是对内外部刺激产生的一种心理与生理上的综合感受，是由紧张的刺激或事件引起的，伴有心理反应，能造成紧张状态。

2.与压力有关的概念

（1）压力源：现实生活中要求人们去适应的事件，与环境有关。

（2）应激：发生意外事件或遇到危险情景时出现的高度紧张的情绪状态，与反应有关。

（3）应对：个体与环境之间的交互作用。

（二）压力理论

1.詹姆斯—兰格理论

詹姆斯（William James）和兰格（Carl Lange）强调情绪的产生是自主神经系统活动的产物（即后人所称的情绪的外周理论），提出情绪是有机体对自己身体变化的知觉结果。在一般人的常识里，一个人是先有"情绪"，然后再做出"反应"（行为）；但他们认为，两者之间的顺序刚好相反：情绪刺激引起身体的生理反应，而生理反应进一步导致情绪体验的产生。这一理论看到了情绪与机体变化的直接关系，强调了自主神经系统在情绪产生中的作用，但片面强调了自主神经系统的作用，忽视了中枢神经系统的调节、控制作用。

2.战或逃理论（Fight or Flight）

战或逃理论是由坎农（Cannon W. B.）于20世纪20年代提出的。坎农认为詹姆斯—兰格理论强调身体信号在情绪中的角色，他指出人体及其每一部分都在一定范围内正常波动。人体通过各种自我调节机制，在变化的内、外环境中保持动态平衡，这种平衡被称为内稳态或自稳态（homeostasis）。机体经一系列的神经和腺体反应将被引发应激反应，使躯体做好防御、挣扎或者逃跑的准备。主要表现为4个方面：第一，交感，肾上腺髓质系统激活；第二，心肌收缩能力增强，心排出量和回心血量增加；第三，潮气量增加；第四，消化道血流量减少。

3.一般适应综合征（General Adaptation Syndrome）

1956年，维也纳内分泌学家塞里（Hans Sely）将适应压力的过程分为三个阶段：警觉阶段、搏斗阶段和耗竭阶段。

（1）警觉阶段：人体觉察到危险，产生激活交感神经系统后的警戒性反应，心身动员各种生理防卫机能以应对压力源。出现生理表现（如内分泌系统的反应）或心理表现（如心智活动增加）。警觉阶段的生理反应包括交感神经兴奋、肾上腺素与去甲肾上腺素分泌增加、新陈代谢增加、能量大量释放、心跳呼吸加快、血压和体温升高等。

（2）搏斗阶段：副交感神经兴奋，人体与压力源处于抗衡阶段，人体逐渐适应压力源，生理功能趋于正常。

（3）耗竭阶段：人体已不能代偿性地适应压力源的刺激，抵抗能力到达极限，并会产生各种身心功能障碍。

4.认知评价理论（Cognitive Appraisal Theory）

（1）理论：拉扎勒斯（Richard S. Lazarus）和福尔克曼（Folkman）于20世纪80年代提出，考虑压力时，除了考虑作为压力源的外部刺激事件和机体对刺激的反应外，还应关注两者之间的转化过程。拉扎勒斯认为，压力是人与环境相互作用的产物。当人对内外刺激作出判断，认为它超过自身的应对能力及应对资源时，就会产生压力。由此可见，该理论的中心是评价（appraisal）。该理论最看重的是希望（hope）和感恩（gratitude）。而该理论最重要的成果则是应对（coping）。

（2）评价过程：认知评价理论包含两个概念，积极应激（eustress）和消极应激（distress）。涉及初级评价、次级评价和再评价三个过程。认知评价（cognitive appraisal）被定义为个体觉察到环境刺激是否对自己有影响的认知过程。

（三）压力的测量

1.压力源的测量

（1）社会再适应量表：霍尔姆斯（Holmes）设计了社会再适应量表（the social readjustment rating scale，SRRS），用于测量较大的生活事件给人们带来的压力。1967年，该量表被用于临床。研究发现，在该量表上的得分越高，与精神障碍、心理问题的相关越大，而且有更大的风险罹患心血管疾病、白血病、糖尿病、骨质疏松症等。杨德森、张明园等进行了SRRS的本土化。

（2）琐事量表：坎纳（Kanner，1981）开发了一个量表，用于测量日常生活中的小困扰，有117个条目；同时还开发了一个量表用于测量生活中有多少令人兴奋的事件，有135个条目。结果发现，人们的健康状况只与生活中的琐事出现的频率和强度有关，而与令人兴奋的事件无关。实际上，生活中的小困扰经过日积月累，比大的生活事件更容易产生压力，从而影响健康。

（3）压力知觉测量：Cohen和Williamson于20世纪80年代的知觉压力问卷（perception stress scale，PSS），测量人们在现实生活能意识到，并超过个人能力的事件。该量表用于测评对个体来说，生活中的哪些事件超过了自己的应对能力范围。该量表可用来预测早期健康问题，还能用以评估个人的习惯与慢性压力。

笔记

三、行为生活方式与健康

(一)行为

作为一个宽泛的概念,生活可以被看作是满足人的生命活动的一切行为。广义上,行为是个体赖以适应环境的一切活动,人类行为是个人心理因素与环境交互作用的产物。人类的行为往往是单个的、连续的或者不连续的。在健康领域,我们所关注的行为主要是个体针对环境刺激所作出的适应性反应。

(二)行为生活方式

生活方式通常指人们采取的生活模式或者式样。从广义上说,它不仅指人们的生活活动,还包括人们的生产活动,如劳动和生产。行为生活方式指生产活动以外的人们的生活活动的综合,这随着社会意识形态和传统文化习俗的发展,在社会大环境、社会群体和个体的日常生活中形成。

(三)健康行为生活方式

健康的生活方式有利于自身和他人的健康,具有规律性,不是偶然行为,表现出个体与其所处环境的和谐,有利于个体行为与其内心的一致性。个体的行为强度与频度相适宜。如夜间睡眠 7~8 小时、每天吃早饭、少吃快餐、控制体重、锻炼身体、限制饮酒、不吸烟等。

(四)不良行为生活方式

不良生活方式不利于自身与他人的健康。主要包括差异性不良生活方式、失范性不良生活方式、被动不良生活方式和主动不良生活方式。例如,吸烟、酗酒、饮食不当、缺乏运动、药物滥用等。

四、心理与行为方式的干预

(一)个体干预

1. 放松训练

放松训练是一种让机体从紧张状态松弛下来的练习过程。"放松"首先是通过让肌肉松弛的过程,降低机体的整体活动水平,从而消除心理的紧张,达到内环境的平衡与稳定的目的。世界各国的许多传统文化和很多宗教的活动中,都包含有放松训练的内容。例如,印度的瑜伽、中国的传统中医和太极、冥想等。

2. 积极强化

积极强化又称阳性强化(positive reinforcement)。其基本原理是操作性条件反射,凡是强化都是为了增加行为频率,而惩罚是降低行为频率。积极强化是提供一个喜爱的刺激,消极强化是撤销一个令人厌恶的刺激。根据行为主义心理学流派的理论,如果希望某一行为出现的频率增加,那么需要强化它的结果,例如鼓励、奖励或者撤销令行为者厌恶的刺激;如果希望某一行为出现的频率减少,则需惩罚或者撤销令行为者喜欢的刺激。

3. ABC 情绪理论治疗

埃利斯(A. Ellis)于 20 世纪 50 年代创立了合理情绪疗法(rational-emotive therapy)。

笔记

其核心思想在于,心理困扰的解决方案只有在问题产生的情景中才能找到。认知信念系统(Belief system)是刺激事件(Activating events)和情绪反应结果(Consequence)的中介变量。通过驳斥不合理的信念,才可以建立起健康正确的刺激—反应联结。这种疗法广泛用于缓解心理压力和干预不健康行为。

(二)群体干预

1. 健康教育

健康教育主要包括:

(1)选择合适的健康教育理论;

(2)注重教育内容的科学性、针对性与效用;

(3)增强教育方式的针对性与亲和性。

2. 团体心理咨询与治疗

包括团体心理辅导、团体心理咨询和团体心理治疗。团体心理辅导是一种预防性、发展性的工作,运用团体的情境,设计出活动、课程,用来预防个体在各发展阶段中,会碰到的各类问题所引发的一般性困扰;团体心理咨询是借助团体动力及交互作用以促进成员进行更深的自我探索、自我了解、自我悦纳的历程,以促进成员的适应与成长;团体心理治疗则是一群特定人们与治疗师透过谈话达成治疗目标的一种心理治疗。

3. 社会工程干预

社会工程对健康心理与行为方式的干预是指通过建立一些工程设施来促进人们的健康心理与行为。例如,在公共场所投放健康心理与行为的公益广告,在超市中安装电脑营养系统,在零食店放置体重秤,在社区建设健身器材和开辟专门的锻炼广场等。

(三)场所干预

1. 家庭干预

家庭干预指以家庭为单位和场所采取的健康心理、行为干预,包括干预家庭的健康习惯,帮助履行家庭的健康照顾功能。

2. 社区干预

社区干预指以社区为单位采取的健康心理、行为干预,针对一定区域内目标人群存在的主要公共卫生问题,依据优先顺序解决这些问题的计划实施的过程。社区健康干预需要列举干预的依据、提出干预任务、评估干预效果。

3. 学校干预

学校干预主要依靠学校教育的方式,对学校学生健康行为习惯及知识构成进行干预,形成健康心理行为的综合教育体系。

4. 工作场所干预

职业人群是社会经济发展的主力军,目前生活节奏不断加快,社会竞争日益加剧,这些都在威胁着职业人群的健康。工作场所干预的手段包括通过改善工作场所的健康设施、通过工作相关的健康心理行为教育提高健康危害因素的知晓率、促进健康意识和劳动防护能力。

5. 医院干预

在健康心理行为干预方面,医院场所具有独特的优势。由于医院里的患者具有较高的求医主动性,因此愿意配合医方的专业权威,在接受来自医方的健康教育时也具有高度的学习主动性与依从性。

导入案例评析

某大型企业"*n*连跳"

1. 造成 F 集团 2010 年高密度的自杀事件是什么原因?

自杀往往是由于负面情绪的积累、长时间的压抑进而突然爆发。孤立的自杀案件总能找到各种各样的原因,例如感情纠纷、工作压力等应激事件,遗传等等个体和心理的问题;但群体自杀率却受基本社会事实的制约,自杀已成为一个非常严重的公共卫生问题和社会问题。自杀既与生物、精神心理因素相关,又与个人所处的文化背景及社会环境密切相关,因此要从社会整体状况和外部环境的角度加以解释。

从大的社会环境来看,首先,社会的总体状况是一个比较重要的影响因素。例如,日本作为世界上自杀率最高的国家,其自杀率居高不下固然与"武士文化"有着紧密联系,但日本自杀率的波动与经济状况呈现较为一致的线性关系。当日本经济不景气的时候,人们会觉得"看不到希望和未来",自杀率相对升高,而当日本经济处于上升阶段时,自杀率则较低。另外一个很重要的原因,作为国土面积小,资源匮乏的岛国,国民的工作压力相比世界其他国家更大。

同理,这种分析方式可以推衍到 F 集团。在科技工业时代,尤其是劳动密集型产业中流水线的工作简单枯燥,厂区建筑模式单一,容易让工人产生厌倦情绪。另外,由于较低的基本工资,导致工人不得不靠加班来赚取更多的收入。如果不加班,很容易因为生产效率的原因而遭到淘汰,更进一步增加了工作压力。而在时代变化发展的今天,当代人,尤其是新生代农民工对前途感到迷茫、看不到目标、找不到路径实现通向城市生活的梦想,内心世界与真实的外部世界之间差距太大,社会支持的相对匮乏和社会交往的诉求难以得到满足。如果枯燥乏味、压力巨大又看不到改变希望,则很容易引起焦虑、抑郁等情绪,并出现心理问题,甚至导致自杀。

另外,媒体的渲染,模仿和传染因素(suicide contagion),也是这类高密度自杀现象常常出现的特征。例如在韩国首尔,2007 年至 2012 年间,超过 100 名自杀人士选择在麻浦大桥跳下自杀,令麻浦大桥一度背负着"自杀大桥"的污名。

2. 为什么 2011 年到 2012 年没有出现任何自杀事件?

2010 年,当高密度的自杀事件出现之后,F 集团聘请了国内知名大学心理系的教授和专家们远赴现场进行指导,采取了一系列的应急措施和后续预防保护措施,以杜绝出现新的自杀事件。例如多次上调每月底薪,建立一套心理支持机制让员工的心声得到倾听,情绪得以抒发,提升员工在公司工作的幸福感和荣誉感,并帮助集团建立一套无障碍沟通系统和程序,为员工开通 24 小时求助热线以让员工表达意见或提供建议,并建立心灵港湾及员工关爱中心,疏导员工心理促进其健康成长。

笔记

3. 全国总工会对 F 集团的批判合理吗？F 集团是否应该感到委屈？

虽然 F 集团曾经上调过工人工资底薪，并一再强调工人加班是"自愿"的，但在极低的基本工资刺激下，不加班是完全不能满足最基本的生活需求，那么"是否加班"实际上已经成为一个伪命题。不加班就面临着失业的风险，工人们确实面临着很大的压力。那么 F 集团应该怎样做呢？是否应该多为工人的身心健康着想，严格限制工人的加班时长呢？

2013 年，美国公平协会曾经调查过 F 集团加班的时长，要求其将时长从 80 小时/月降低到 36 小时/月，结果遭到各地员工的抗议，因为集团的较低的底薪水平，工人只有通过多加班才能挣到足够的钱，达成自己"移民"到城市打工的基本目的。

也有人批评 F 集团的底薪水平太低，还不到 2000。但是，目前 F 集团的底薪标准是符合国家最低工资标准的，并不违法。另外，这种水平的底薪并不是仅仅存在于 F 集团。在整个制造行业，工人的底薪水平是由市场决定的。所以，全国总工会对于 F 集团的批判是合理的，但目前我们所看到的问题是普遍存在于一定历史发展阶段中，所有劳动密集型行业的，F 集团不应该感到委屈，而应该尽量联合有影响力的大企业、大集团，一起探讨如何平衡通过低廉的劳动力价格获取利润与保护工人身心健康和福利的问题，从社会医学的角度保障工人利益，达到可持续发展和企业、社会的良性循环。

能力和知识拓展

工作场所的团体

在西方国家，70% 左右的大型公司和 36% 左右的小型公司都提供一些团体形式的训练，以帮助团队成员更为高效的工作。一些其他基于团体的训练在工作场所也很流行。公司内、外部，经常会有专业人员带领技术培训，或者提供心理教育、技巧训练以及个人成长式的团体。同时，公司也经常请一些其他专业的人员来帮助任务团队提高工作效率和产量。更为重要的是，员工援助提供者也会针对员工不同的心理健康问题开展一些午休时间工作坊，以便为员工提供工作场所之外的心理治疗。

无论何种组织，都会希望自己的员工成为活跃而有创造力的贡献者。如果能够更好地帮助员工意识到自己的天赋和缺陷，将有利于他们在整个职业生涯中更积极地投入于个人和职业的发展。所以，公司所提供的技术培训、个人培训和职业培训可以更好地帮助员工达成这些目标。所依靠的团体类型多种多样，例如，任务团体、心理教育团体、咨询团体以及治疗团体等。

1. 任务团体

工作场所的任务团体往往由 2 名或以上的成员组成，他们共同为组织产出负责，并设定一个特定且清晰的目标，通过合作来达到这一团体的目标。团体的目标直接或间接地与生产服务相关，在持续时间上，既可以是短期的，也可以是长期的。任务团体的应用范围较广，在计划、决策制定或其他与组织目标相关的工作中都可以应用。一个高效的

笔记

团队具有以下的特征：

- 清晰而有激励性的目标；
- 合作的环境；
- 结构由目标所驱动；
- 标准卓越；
- 团体成员具备一定能力；
- 外部支持和尊重；
- 一致的承诺；
- 有原则的领导。

团队绩效和生产能力的提高经常依赖团队建设来实现。一般有两种途径，一是由心理教育者(培训者)来实现，他们开展促进团队功能的各种主题的工作坊，例如沟通交流、决策制定以及冲突解决技巧；或者强调信任建立与人际技巧的培训；以及关注团体成员彼此间的积极关系的建立。二是依赖顾问来执行。顾问通过对团体成员进行访谈、调查或问卷施测，来收集团体的具体信息，然后将其加以组织和综合，并制作一个旨在帮助团体成员提高团体功能的干预策略。接下来，还需要将干预策略反馈给团体成员，并让成员根据评估结果参与下一阶段的计划制定，以共同改善团队功能。顾问所关注的问题，除了增进团体成员彼此之间的关系外，还包括优化团体过程的流程、目标设定、计划等等。

一般来讲，任务团体需要经历五个阶段，分别是：

- 让成员更好地融入团体并建立归属感；
- 解决权力、权利和竞争的依赖期/冲突期；
- 关注信任的建立和更为成熟和开放的协商；
- 任务导向和目标达成的工作阶段；
- 经历一个明显的结束点和解决分离问题。

2. 心理教育团体

心理教育团体常被用作为工作场所的技能培训团体来提高个体职业工作的效率，包括教授与人际交流相关的技巧，如决断、交流、管理或领导力等。技能培训团体往往是有时间限制的结构性团体，团体领导者针对特定技巧来帮助参与者发展或维持某种或某些特定的技能。要点包括：

- 不预设成员具有心理障碍；
- 系统指导；
- 基于经验边做边学；
- 保证成员的高度参与；

压力管理和管理技巧是比较常见的培训技能。压力管理技巧包括放松训练、时间管理、目标设定以及改变对于潜在压力情景的认知等。管理技巧包括鼓励员工、组织材料、安排日程以及人事培训等。无论是私人组织还是公共部门，管理和员工培训团体的发展都很迅速，它们已成为工作实践的重要组成部分，并成为团体致力研究的焦点。

心理教育者或培训者需要成为指导性的领导者和促进者，而非顾问。他们也必须支持成员希望获得技能的努力,同时自己也要先成为能轻松自信地展示这些技巧的杰出模范。

3. 个人成长团体

个人成长团体的宗旨在于帮助比较健康的人在人际层面上发挥更好的作用。该类团体往往是发展性的团体,成员的目标在于探索大多数人都会遇到和纠结的人生各个不同阶段的个人问题。而工作场所的个人成长团体实际上可分为心理教育或技能培训团体的分支。当态度、自我或人际发展成为目标的时候,就要使用个人成长团体了。比如在工作场所中容忍差异,增加对人格特质的觉察,工作风格或领导风格,这些都是个人成长团体的典型目标。此外还有增加对同事人格、工作或领导风格差异的觉察和接纳的目标类型。

(资料来源:樊富珉,何瑾. 团体心理辅导[M]. 上海:华东师范大学出版社,2010.)

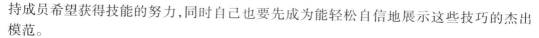

实训项目 基于心理行为和健康角度的网络事件分析及防治策略

(一)实训目标

1. 检验气质、性格、认知、情绪的理论与健康的关系,心理压力的概念和行为生活方式概念等主要知识的理解和掌握程度。

2. 训练分析心理、行为、健康三者之间的关系的基本能力。

3. 掌握依据心理理论对具体案例制订行为干预方案的能力。

(二)实训内容与形式

要求根据以下材料进行思考分析与训练。

实训材料 论坛风波:自杀意念与干预

某大学的校园 BBS 上,一个匿名 ID 发表了一篇题为"想自杀怎么办?"的帖子,正文内容如下:"lz 是个很胆怯的人,就只好匿名了,这学期旷了好多课,然后又无力向人吐槽,从不敢到不愿和人交流,无聊的时候就看看小说,或者看黄片撸,然后就是死气沉沉地睡,出去就是一脸的内疚恐惧,整个人就一直陷在挫败的世界里,无助无力,甚至连出去吃饭都成了一件让自己觉得可怕的事情,然后心一直往下沉,越来越堕落,有时候压力实在太大没有头绪就想结束生命了,太痛苦,自己没有能量去对抗……哎,可能逻辑不是很好吧……"

匿名 ID 小 A 跟帖说"想想你父母,他们把你养大,是想你好好地活着,如果你这样做了对得起他们吗",楼主的回复是"可是我觉得我对他们真的很无感,他们和我就像是两个世界的人,和他们在一起的时候我其实也蛮挫败的,并且和他们有很多矛盾……所以……"

匿名 ID 小 B 跟帖说"想办法找人交流吧！网络上或者是身边的人都行。自己一个人的时候确实容易胡思乱想"，楼主的回复是"我现在是不敢以至不想，就是自尊几乎为 0 的那种，我觉得自己没有能力与人聊天，即便现在在网上匿名发表，但是我依然或有种很强烈的挫败感，好了，我可能一直在为自己的失败找证据。"

目前该帖已有五千余人阅读，很多人跟帖说自己曾经或正有同样的困扰，可见这一心理问题并非个案，应该引起大家的关注，并分析原因，加强预防，对相关人员提供行之有效的帮助。在此摘录几个典型帖内容。

匿名 205003：大二那会跟你惊人的相似，因为对未来迷茫，课跟不上，沉迷游戏，也是一度抑郁，课都不去上，每天就是睡觉玩游戏看各种视频，也从不跟室友交流，经常不吃饭只是买点零食泡面。最后淡定地挂了所有专业课。暑假没法面对父母，一直躲着，电话也不接，跟父母闹得很僵。

匿名 218854：其实来大学很长一段时间里，我都是处于一种抑郁的状态，不过时好时坏，有时候会莫名其妙不敢出门，不敢去食堂吃饭，不想学习，对什么都不感兴趣。

匿名 167279：我大二那年和你非常相似，觉得出去就很丢脸，旷课率达到 80% 以上，只敢把自己封闭在寝室里，整天就守着个电脑。

匿名 993515：我以前也有过一段非常低迷，很迷茫，不知道自己在干什么，不知道生活的意义在哪里的日子。整天行尸走肉一样活着，上课会去，但是其他什么事都不想做。

匿名 227711：额，一看感觉像我发的……和 lz 一模一样，不过倒是没想过要自杀……

匿名 185861：和我一个哥们好像……我上个学期也是非常痛苦，还好我熬过来了，不过他还没有……我试着开导他似乎并不奏效……

匿名 220806：你现在的部分情况和我大一的时候蛮像的。

当有人建议楼主找专业人士心理咨询时，楼主回复是"咨询中心这周都已经满了""自己之前也做过多次咨询了，然后就各种难为情什么的"

请思考并回答以下问题。

1. 结合本案例，谈谈健康的概念，厘清其内涵和外延。

2. 根据案例中楼主的问题，从心理学相关的流派、理论分析他目前所面临问题的分类、原因。

3. 通过查找文献分析大学生心理健康的干预理论和步骤，并对国内外相关研究进行文献综述。

（三）实训要领

1. 学习实训中影响大学生心理健康的主要因素和理论，展开科学的分析。

2. 通过查找文献，归纳对案例中的楼主进行心理和行为干预的有效方法。

3. 汇报实训成果，并交流心得。

（四）实训要求与考核

1. 独立或分组完成。针对实训材料提出的问题3，请独立完成资料查找、分析、总结归纳，撰写书面记录等工作，最后由老师打分。对于实训材料问题 1 和2，请分组完成，将班上同学按照学号先后顺序分为 2 小组，一个小组负责"健康的概念，厘清其内涵和外延"相关资料查找、资料分析、资料整理等，另一个小组负责"从心理学相关的流派、理论分析他目前所面临问题的分类、原因和影响因素"相关资料查找、资料分析、资料整理等。每个小组通过投票选出一名组长，对本组的学习成果进行汇报。

讨论结束后，小组组长根据小组成员在参与资料查找、资料整理、资料分析、小组讨论、成果汇报等过程中的贡献度进行初步评分，最后由任课老师在组长打分的基础上进行打分。

2. 提交书面记录。要求：(1)按照实训后的问题依次提供书面记录；(2)字数在 4000 字左右，观点明确、有理有据，既要讲清楚作为理由和依据的基本知识，又要针对材料事实进行分析得出明确的结论。

（五）实训书面记录或作业

实训书面记录

1. 结合本案例，谈谈健康的概念，厘清其内涵和外延。

_____

_____

_____

_____

_____

_____

_____

2. 根据案例中楼主的问题，从心理学相关的流派、理论分析他目前所面临问题的分类、原因。

_____

_____

_____

_____

_____

_____

_____

_____

笔记

3.通过查找文献分析大学生心理健康的干预理论和步骤,并对国内外相关研究进行文献综述。

_____

_____

_____

_____

_____

_____

_____

_____

_____

参考文献

[1]李鲁.社会医学[M]:4版.北京:人民卫生出版社,2012.

[2]姜乾金.医学心理学:临床心理问题指南[M]:4版.北京:人民卫生出版社,2006.

[3]樊富珉,何瑾.团体心理辅导[M].上海:华东师范大学出版社,2010.

(杨芊)

笔记

第八章

生命质量评价

学习目标

通过案例分析与实训练习：

巩固　生命质量概念、生命质量的评价内容等主要知识点；

培养　在不同人群中开展生命质量评价的基本能力；

扩展　生命质量量表在相关领域应用的能力。

导入案例

北京市疾病预防控制中心发布2012年北京居民期望寿命研究结果

2000年，世界卫生组织（WHO）在《世界卫生报告》中推荐将健康期望寿命作为评价人群健康的综合测量指标。健康期望寿命是指在考虑了疾病和（或）残疾等因素造成的非健康状态的影响后，测算出一个人在完全健康状态下生存的平均期望年数，是将死亡信息和非死亡信息结合起来综合评价人群健康的指标。2002年世界卫生组织（WHO）研发了专门的自报健康调查量表，用于计算评价人群健康的综合指标，并将该方法计算出的指标称为健康期望寿命（health-adjusted life expectancy，HALE）。相对于我们比较常用和熟悉的期望寿命，健康期望寿命能够在关注生命数量的同时，更加关注生命的质量。

为了更加全面和准确地掌握北京市居民的健康水平现况，更好地促进北京市民身体健康，北京市疾病预防控制中心自2009年起就开始在全市范围内进行北京居民健康期望寿命的研究和测算工作，并于2012年开展了成人自报健康调查，测算出了北京市户籍成人居民健康期望寿命。

2012年北京市健康期望寿命采用国际通用的沙利文（Sullivan）法，是使用北京市18岁及以上户籍居民的人群死亡信息和健康状态两方面的资料计算而得。本次测算研究方案经过了此领域专家们的充分论证，采用国际上通用的自报健康调查方法，以WHO世界健康调查中使用的量表为模板，结合中国人和北京市居民的特点，选取了运动能力、疼痛、自理能力、认知、睡眠与精力、情感、人际关系和视力等八个维度，制定了能够反映市民健康情况的相关自我评价和健康情景评价指标的调查表，对本市18岁及以上成人进行随机抽样调查，获得人群的健康状态资料。通过结合2012年北京市人口死亡登记信息，计算得出了2012年北京市成人健康期望寿命。

笔记

这八个维度中,运动能力指日常活动方面的难易程度;疼痛指身体疼痛方面的程度;自理能力指日常生活自理方面的难易程度;认知指集中精力和记忆力方面的难易程度;睡眠与精力指睡眠方面是否有问题;情感指在悲伤、情绪低沉、抑郁方面问题的严重程度;人际关系指人际关系和参与社会活动方面的情况;视力指生活中阅读或辨识人的难易程度。

测算结果显示,全市 18 岁组人群健康期望寿命为 40.17 剩余年,男性为 43.40 剩余年,女性为 38.06 剩余年。以男性组的测算结果举例说明,18 岁组男性期望寿命为 62.22 年剩余年,健康期望寿命为 43.40 剩余年,那么在这 62.22 年的剩余生命里,这一人群相当于有 43.40 年是完全健康的,在疾病或残疾状态下度过的时间相当于 18.82 年。

结合北京市人群期望寿命指标可以发现,北京市 18 岁组女性平均期望寿命为 66.50 剩余年,高于同年龄组男性,但是健康期望寿命低于同龄男性,说明本市成年女性在患病或非健康状态下生存的年数所占比例高于同年龄组男性(伤残对女性影响高于男性),女性更应关注自身健康状况及生命质量的提高。

通过对健康期望寿命的影响因素进行深入分析显示:体育锻炼是健康的保护因素,即参加体育锻炼的人健康状况不良发生概率较低,会延长健康期望寿命。与此相反,常见慢性疾病患病是缩短健康期望寿命的主要因素,其中恶性肿瘤、高血压、糖尿病等慢性疾病与健康不良发生的概率有直接关系,其中恶性肿瘤对健康危害最大,关节炎次之,随后是慢性胃炎、脑血管疾病、冠心病、糖尿病、高血压等。

北京市成年居民健康期望寿命的结果提示我们,虽然北京市居民的期望寿命已经达到了国际发达国家的水平,但居民生命质量并不是非常理想,在我们一生中各种因素都造成了有 10—20 年左右处于非健康状态。医学技术可以延长你的生命时间,但是不能保证你的生命质量。要提升生命质量,需要我们从自身做起,坚持体育锻炼来保持健康状态,选择健康生活方式来预防慢性疾病的威胁,共同提升北京市居民的健康水平。

(资料来源:http://www.bjcdc.org/article/38901/2014/6/1402963518440.html)
请思考并回答以下问题。

1. 采用健康期望寿命评价居民健康水平体现了什么样的健康理念?

2. 北京市女性的预期寿命要高于男性,但健康期望寿命却低于男性,试分析其原因。

3. 对生命质量的影响主要来自于哪些方面? 有何评价的方法?

主要知识点

一、生命质量评价概念、特征和意义

(一)生命质量相关概念

1. 生命质量

WHO 将生命质量(quality of life,QOL)定义为:不同文化和价值体系中的个人对他

笔记

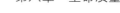

们的目标、期望、标准及所关心的事情有关的生存状况的体验。

生命质量反映了个人期望与实际生活状况之间的差距。个人期望值和实际生活状态的改变都可以引起生命质量的变化。

2.健康相关生命质量

健康相关生命质量（health related quality of life,HRQOL）是指在伤病、医疗干预、老化和社会环境有所改变的影响下人们的健康状态，以及与其经济、文化背景和价值取向等相联系的主观体验。健康状态和主观体验是其主要内容，其中健康状态是生命是质量相对较为客观的成分，而主观体验是生命质量的主观成分。

（二）生命质量评价的特征

1.评价内容的综合性

生命质量评价内容涵盖面很广，研究者通常根据自己的研究目的选择不同的指标，但基本包括躯体功能、心理状态、社会适应能力和主观体验四个方面。评价内容具有综合性，不能用一个方面的内容代表生命质量。

2.评价指标的主观性

生命质量评价了解的是评价对象的功能状态和自我感受，通常由评价对象自我评价，是一种个体主观的评价。

3.生命质量的动态性

随着生理功能或社会功能的变化，人们会调整对自身功能状态的期望，改变对自身功能状态的评价标准。因此个体在不同年龄阶段、不同健康状态下对生命质量各领域的主观感受会有所不同，且对这些领域的相对重要性的评价都会发生变化。生命质量始终处在动态变化之中。

（三）生命质量评价的意义

生命质量评价从个体主观感受的角度出发，从躯体功能、心理状态、社会适应能力和主观体验等多个方面综合评价人群的健康，它既关心存活时间，更关心存活质量；既考虑客观的生理指标，更强调主观感受和功能状态；既可用于指导临床治疗，又可用于指导康复和卫生决策。在医疗卫生领域应用生命质量评价，能够全面评价疾病、治疗、衰老及其他保健措施对评价对象造成的生理、心理和社会生活等方面的影响。

二、生命质量的评价内容

（一）生理状态

生理状态反映个人体能和活动能力的状态，通常包括活动受限、角色受限和体力适度等三方面的内容。

1.活动受限

活动受限是指日常生活活动能力因为健康问题而受到的限制，包括三个层次：一是躯体活动受限，如屈体、弯腰、行走困难等；二是迁移受限，如卧床、不能驱车、不能利用交通工具等；三是自我照顾能力下降，如不能自行梳洗、穿衣和进食等。

2.角色功能受限

角色（role）是由经济、职业、文化背景等因素决定的个人在社会关系中的位置，以及与其位置相适应的社会义务、责任和社会功能。健康问题引起的角色功能受限包括主要角色活动的种类和数量受限、角色紧张和角色冲突等。角色功能反映了躯体健康状况和对通常角色活动的需求,因此,不仅反映患者的生理状态,而且还反映心理状态和社会生活状态的状况,是反映患者生命质量的一个综合性指标。

3. 体力适度

体力适度主要指个人在日常活动中所表现出的疲劳感、无力和虚弱感。许多疾病并不导致躯体活动受限,但会通过降低患者的体力而使其角色功能下降。体力适度是一个相对概念,不同的社会角色在日常活动中所支付的体力是不同的,因此,病中或病后所表现出的体力适度也是不同的。

(二)心理状态

所有的疾病都会给患者带来不同程度的心理变化,主要是情绪和意识。情绪反应和认知功能的测定是生命质量评价又一重要组成成分。

1. 情绪反应

情绪是指个体感知外界事物后所产生的一种体验,包括正向体验,如愉快、兴奋、满足和自豪等,以及负向体验,如恐惧、抑郁、焦虑和紧张等。情绪反应是生命质量测量中最敏感的部分,不仅直接受疾病和治疗措施的影响,患者的生理状态和社会功能状态的变化,也会间接地从情绪反应中表现出来。

2. 认知功能

认知功能包括时间与地点的定向、理解力、抽象思维、注意力、记忆力以及解决问题的能力等,它们是个人完成各种活动所需要的基本能力。认知功能障碍常常发生于特定的疾病或疾病的特定阶段以及到达一定年龄段的老年人。任何疾病的晚期,都伴有认知功能的障碍,包括智力、思维、注意力和记忆力的减弱。由于认知功能的改变是渐进的,因此,认知功能在生命质量测量中不是一个敏感的指标,是否纳入生命质量测量内容要依研究目的和对象而定。

(三)社会功能状态

1. 社会交往

根据社会交往的深度,可分为三个层次:一是社会融合,即指个人属于一个或几个高度紧密的社会组织,并以成员身份参与活动;二是社会接触,即指人际交往和社区参与,如亲友交往和参加集体活动等;三是亲密关系,即指个人关系网中最具亲密感和信任感的关系,如夫妻关系。许多疾病和治疗都会给患者造成主观上或客观上的社交困难。这些社会交往功能的下降,最终导致社会支持力下降,心理上产生孤独感和无助感,以及个人机会的丧失。

2. 社会资源

社会资源是指个人的社会网络与社会联系,包括网络数量和质量。数量是指与评价对象交往的朋友、亲属、邻居、同事的数目。质量是指人际关系的紧密程度,即评价对象可能得到的社会支持的强度。社会资源不能被直接观察,只能由个体来判断并通过向个体直接询问来进行测量。

（四）主观判断与满意度

1. 健康自评和生活评价

健康自评和生活评价是指个人对其健康状态、生活状况的自我评判，是生命质量的综合性指标。健康自评反映的是个体对当前健康的认识和（或）对未来健康的期望。自我生活评价是个人对其生活的某个领域的自我评价，如经济、婚姻、职业、闲暇活动、社会适应等，或对生活诸方面综合状况的自我评价。这类指标在生命质量评价中非常重要，它反映在疾病和治疗的影响下，患者生命质量的总变化，同时也反映患者对未来生活的期望与选择。

2. 满意度与幸福感

两者同属于当个人需求得到满足时的良好情绪反应。满意度是对待事件的满意程度，是人的有意识的判断；而幸福感是对全部生活的综合感觉状态，产生自发的精神愉快和活力感。在生命质量评价中，满意度用来测定患者的需求满足程度，幸福感用来测定患者整个生命质量水平。

（五）针对特殊人群的评价内容

针对特殊人群或特定疾病的生命质量评价量表，可以将研究问题所涉及的目标，体现被评价对象的特征及其所关注的问题加入到评价内容中，如对麻风病患者来说，社会歧视和自卑心理应纳入心理状态的测定。

三、生命质量量表分类、常用量表

（一）生命质量量表分类

1. 按照评价目的

分为鉴别量表、预测量表、评估量表。鉴别量表用于将评价对象按生命质量特征区分开；预测量表用于预测患者预后；评估量表用于评价各种状况和干预措施对评价对象生命质量所产生的影响，是应用最广泛的一种类型。

2. 按照评价对象

分为普适性量表和特异性量表。普适性量表可以用于所有人群，但通常用于一般人群生命质量测定；特异性量表只能用于特定人群或疾病，包含与人群特征或疾病密切相关的内容如疾病症状等，该表可反映特定人群的生命质量差异或特定疾病对生命质量的影响。

（二）生命质量评价常用量表

1. 国际上常用生命质量评价量表

（1）良好适应状况指数量表；

（2）36条目简明健康量表；

（3）世界卫生组织生命质量量表简表；

（4）欧洲生存质量测定量表；

（5）疾病影响量表；

（6）癌症病人生活功能指标量表。

笔记

2.我国自主研制的生命质量测定量表

（1）中国人生命质量普适量表；

（2）癌症患者生命质量测定量表系列；

（3）2 型糖尿病患者生命质量量表。

四、生命质量评价量表的构建

（一）选择量表需要考虑的因素

1. 量表设计者的测量主题和测量目的

不同量表设计者对生命质量的定义可能不一样，测量涉及的概念也可能不一致，而且不同量表可能有不同的测量目的。使用前应充分考虑测量概念的科学性及测量目的的一致性。

2. 评价的层次

生命质量量表有的测量了生命质量的各个构成部分，有的测量了生命质量的综合值，也有一些量表仅仅测量生命质量的某个方面。

3. 量表的类型

根据测评对象选择普适性或特异性量表。

4. 量表的信度和效度

信度是指测验结果的一致性、稳定性及可靠性。效度是指量表能够准确测出所需测量的事物的程度。选择量表时应根据使用目的检验量表的信度和效度。

（二）建立新量表的过程

（1）明确研究对象和目的；

（2）建立研究工作小组；

（3）测定概念的定义及分解；

（4）提出量表条目形成条目池；

（5）确定条目的形式及回答选项；

（6）条目分析及筛选；

（7）确定量表计分方法；

（8）进行预试验并修改量表；

（9）对量表的信度、效度及反应度等性能进行评价。

五、生命质量评价的应用

（一）评定人群健康状况

一些普适性的生命质量测定量表并不针对某一种疾病患者，测评的目的在于了解一般人群的综合健康状况，或者作为一种综合的社会经济和医疗卫生指标比较不同国家、不同地区、不同民族人群的生命质量和发展水平以及对其影响因素的研究。SF－36 量表、WHOQOL 量表和 EQ－5D 量表都主要用于一般人群的生命质量评定。

生命质量评价对象也可用于某些特殊人群，了解其健康状况及其影响因素，最终解

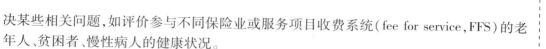

决某些相关问题,如评价参与不同保险业或服务项目收费系统(fee for service,FFS)的老年人、贫困者、慢性病人的健康状况。

(二)评估疾病负担

鉴于肿瘤和慢性病病程长、较难治愈,很难用延长生存时间、提高治愈率来评价治疗效果。因此,肿瘤与慢性病患者的生命质量测评成为医学领域 HRQOL 研究的主流。应用不同的疾病专用量表可以反映肿瘤或慢性病患者的全身状况、心理感受和社会适应能力,更加全面地评估疾病负担。

(三)选择卫生服务方案

长期以来,有关药物或治疗方法的选择都是以医生的专业知识和经验判断为基础,很少考虑患者的态度与想法,对临床治疗效果的评价也是通过客观的病理生化等指标,没有定量的方法反映患者的全身症状、心理感受和社会生活状态。而 HRQOL 可帮助医生判断具体治疗方案或预防康复措施对患者今后生活多方面的影响。通过测定与评价患者在不同疗法或措施中的生命质量,为治疗和预防康复措施的比较与选择提供新的参考依据。

(四)评价卫生服务效果

以往对卫生服务效果的评价主要参考死亡率和期望寿命等健康状况指标,但随着医学模式的变化,医疗卫生服务的目标不再仅仅是追求生命的延长,而更加关注生命质量的提升,因此生命质量成为卫生服务效果评价中的一个必不可少的指标。通过比较不同疗法或干预措施对于患者生命质量的影响的差异,对医疗干预效果进行评价,正在越来越多地得到应用。

(五)卫生资源配置与利用决策

卫生决策的重要任务是选择重点投资目标,以期以最少的投入取得最大的效益。对卫生部门来说,最大的效益就是给人群带来更多的生存年数和更好的生存质量。采用生命质量效用值和质量调整生存年等作为效果指标,进行成本-效用分析(cost utility analysis,CUA),逐渐成为卫生决策的重要方法。

长期失能或卧床的患者,其生命质量是不完善的,应该从他的生存时间中扣除不完善部分,由此获得健康生存时间。质量调整生存年(quality-adjusted life years,QALY)的计算综合反映了个体或人群生命质量和生存数量。

计算质量调整生存年,通常用生命质量得分充当一种权重值,计算公式如下:

$$E = \sum W_k \times Y_k$$

其中,E 为质量调整生存年;W_k 为处于 k 状态的生命质量权重值,Y_k 为处于 k 状态的年数。

单凭效果评价不足以构成决策的依据,决策还需考虑单位成本所带来的效果。目前西方医学界用每拯救一个质量调整生存年所需要的费用(成本)作为成本/效用指标(即 COST/QALY)。应用相同成本产生最大的 QALYs 或产生同一 QALY 对应的最小成本就是医疗卫生决策的原则。

(六)选择健康影响因素与防治重点

作为一个健康与生活水平的综合指标,生命质量正在成为医学或社会发展的目标,对生命质量影响因素的探讨有利于找出防治重点,从而促进整体健康水平的提高。如Cole等用参数模型分析了影响乳腺癌术后生命质量与生存时间的因素,它发现与术后的辅助疗法、肿瘤大小和年龄等因素有关。终末期肾脏疾病患者的生命质量与血红蛋白浓度呈强相关,与社会经济地位、教育水平中度相关,与年龄、并发症、糖尿病史、女性和失业呈负相关;在非透析患者中,生命质量随着肾小球滤过率的下降而恶化。据此认为,生命质量是终末期肾脏疾病患者的预后指标,早期、有效的贫血治疗在透析前后对维持生命质量都是最重要的。

导入案例评析

北京市疾病预防控制中心发布 2012 年北京居民期望寿命研究结果

1. 采用健康期望寿命评价居民健康水平体现了什么样的健康理念?

采用健康期望寿命来评价居民健康水平体现了生物—心理—社会医学模式下人们的现代健康理念。即健康不仅仅是指没有疾病或病痛,而是一种身体上、精神上和社会上的完全良好状态。

通常来说,人均期望寿命,也就是当年零岁人群可预期的生存寿命,即刚出生的0 岁组人群"能活多少岁",这也是世界卫生组织推荐的衡量地区人群健康状况的最重要指标。随着社会经济的发展,人群健康状况的不断改善,医学技术日新月异,人均期望寿命迅速提高。然而,医学技术可以延长生命时间,但不能保证人的生命质量。健康期望寿命能够在关注生命长度的同时,更加关注生命的质量,是一个综合考虑了死亡和伤残的人群健康综合评价指标。因此,它较期望寿命更能准确地进行不同人群、同一人群不同时期健康水平的比较,体现了伤残对人群总体健康水平的影响。

2. 北京市女性的预期寿命要高于男性,但健康期望寿命却低于男性,试分析其原因。

从北京市公布的数据显示:成年女性在患病或非健康状态下生存的年数所占比例高于同年龄组男性(伤残对女性影响高于男性),提示女性更应关注自身健康状况及生命质量的提高。分析其原因如下。

第一,从测量方法来看,本次公布的北京市居民健康期望寿命本质上是一种自评健康期望寿命,其调查工具是参照 WHO 世界健康调查量表,结合北京市居民特点,选取能够反映市民健康情况的相关自我评价和健康情景相关维度评价指标而制定的。健康情景相关维度评价包括运动能力、疼痛、自理能力、认知、睡眠与精力、情感、人际关系和视力等八个维度,反映的是一种主观自我评价的结果。从这一点来看,由于女性运动能力较差,对疼痛更为敏感,情感更为细腻,更容易受到重大生活事件的影响,在家庭和职业承受的压力可能也要高于男性,导致了女性对生命质量的主观判断与满意度要低于男性。

第二,有不少文献和数据均显示,女性虽然寿命更长,但在生命历程中,患有各

笔记

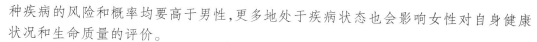

种疾病的风险和概率均要高于男性,更多地处于疾病状态也会影响女性对自身健康状况和生命质量的评价。

3. 对生命质量的影响主要来自于哪些方面?有何评价的方法?

生命质量评价从个体主观感受的角度出发,从躯体功能、心理状态、社会适应能力和主观体验等多个方面综合评价人群的健康,它既关心存活时间,更关心存活质量;既考虑客观的生理指标,更强调主观感受和功能状态。对个体生命质量的影响因素有年龄、性别、文化程度、经济状况、社会支持以及患病情况等。如随着年龄增加,生命质量呈下降趋势;慢性病中除恶性肿瘤、心脑血管疾病等死亡率较高的疾病外,关节炎、慢性胃炎、高血压等低致死性疾病也会对生命质量也产生较大的影响。随着家庭年收入和家庭年总花费、文化程度的增加,生命质量会呈上升趋势,经济发展水平会有利于健康期望寿命的延长。经常锻炼人群生命质量较高,提示我们应选择健康生活方式,加强体育锻炼。

在医疗卫生领域应用生命质量评价,能够全面评价疾病、治疗、衰老及其他保健措施对评价对象造成的生理、心理和社会生活等方面的影响。生命质量一般通过量表进行测量,可以分为普适性量表和特异性量表。普适性量表可以用于所有人群,但通常用于一般人群生命质量测定。特异性量表只能用于特定人群或疾病,包含与人群特征或疾病密切相关的内容如疾病症状等,反映特定人群的生命质量差异或特定疾病对生命质量的影响。目前常用的生命质量量表有:36条目简明健康量表、世界卫生组织生命质量量表简表、欧洲生存质量测定量表、疾病影响量表等。

能力和知识拓展

生命质量评价复合指标

传统的指标只是从死亡、疾病、发育某一个侧面评价人群健康状况,只能反映生存的时间数量,不反映生存的健康质量。

一、伤残调整生存年(disability adjusted life year,DALY)

DALY 是一个疾病死亡损失健康生命年(years of life lost,YLLs)与疾病伤残损失健康生命年(years lived with disability,YLDs)相结合的综合性指标,是生命数量和生活质量以时间为单位的综合性指标:

$$DALY = YLLs + YLDs$$

疾病的预后有:一是完全恢复正常,其带来的负担主要是医疗费用和工作时间的损失,这类疾病主要是一些急性病;二是引起死亡,不仅消耗医疗费用,而且使人类的劳动力直接消失,一些急性疾病和大多数慢性病的最后结局都是死亡;三是引起残疾,包括身体功能、心理和社会适应能力丧失,同时患者又有相当长的生存时间,大多数慢性病具有这种特点,它们虽不直接致死,但在短期或长期时间内会给身体和精神带来痛苦,影响正常劳动和生活。

笔记

DALY 正是对疾病所导致后果——死亡和残疾的综合评估,是衡量疾病负担的指标。其基本原理是:以生命年的年龄相对值(年龄权数)和时间相对值(贴现率)作加权调整,是评价疾病负担,衡量健康生命损失情况的单位。

DALY 的应用有:一是确定疾病的重要性;二是通过干预前后 DALY 指标的比对,可评价某项措施是否得力;三是比较几种干预措施的 DALY 效果,选择最佳的方案来控制重点疾病,以达到使用有限的资源,而取得最大成效之目的;四是综合估计疾病所造成的损失;五是估计危险因素的作用;六是评价社会卫生状况。

二、健康期望寿命(healthy life expectancy,HALE)

HALE 也称伤残调整期望寿命(disability adjusted life expectancy,DALE),即将在非完全健康状况下生活的年数,经过伤残严重性权重转换,转化成相当于在完全健康情况下生活的年数:

$$DALEx = LEx - DALYx$$

它是评价人群健康状况的正向指标,扣除了死亡、残疾和疾病对于健康的影响,衡量的是完全健康的期望寿命。通过 DALE,可以比较不同人群健康状况,确定重点人群和重点防治疾病,提供测量非死亡性健康状况的有效方法。

《2001 年世界卫生报告》将"healthy life expectancy""health expectancy""disability adjusted life expectancy"等概念交替互换使用,为促进健康期望寿命相关指标概念使用的一致性,对不同类型的健康期望寿命研究予以明确区分,健康预期寿命和伤残进程国际网络(REVES)在 4 种分类基础上进一步将其划分为两大指标群,即健康状态期望指标群(health state expectancy,HSE)和健康调整期望寿命指标群(health adjusted life expectancy,HALE)。

目前国际上健康期望寿命比较常用的计算方法如下。

对于现况调查资料来说,比较常用的方法为 GOM 模型和 Sullivan 法,后者使用更多。

(1)GOM 模型。1982 年,杜克大学人口研究中心的 Woodbury 和 Manton 两位教授在模糊理论的基础上,提出隶属度模型(GOM),主要解决样本分类时界限不确定的问题,最初用于对躯体、精神疾病症状的分类网。健康与伤残的界限不确定,不像生与死那样明显,"能自理"与"不能自理"有时可以互相转化,在这种情况下 GOM 模型便体现了独特优势。GOM 模型将健康定义为一个连续性状态,即一个人可以同时隶属于几种不同的健康群体,然后定量描述个体的归类程度。1991 年,美国学者 Kenneth 等首次利用 GOM 模型将老年人平均预期寿命进行了多层次分析,使我们能更好地了解老年人余寿中有多长时间是在何种健康状态下度过的,以及各自占老年期的比重,有助于老年人医疗保健需求的预测。国内学者运用 GOM 模型计算了武汉市东西湖地区 60 岁以上老年人的 HALE,说明了 GOM 模型不但对于大样本,在处理较小样本时也具有真实性。

(2)Sullivan 法。1971 年,Sullivan 在寿命表的基础上,将所得到的人口年龄别生存人年数,累加后除以每一年龄组的尚存人数得到健康期望寿命。由于该方法计算简单,数据易获,故而在世界范围得到广泛应用。但是它使用的是横断面资料,用观察到的患病率替代患病概率,因此计算出的健康期望寿命只是调查时点各个年龄组健康状况的比例,并不能说明一段时期人群健康状况的真实水平;另外,由于只考虑了一个递减情况,即从健康到死亡,而没有考虑各种健康状态之间的转换,因此国外学者认为这可能带来计算结果的偏差,不能用来监测人群健康状况的变化趋势。但我国学者通过模拟模型研究表明,对于一个健康状况相对平稳的人群,当各种比率的变化有规律且幅度较小时,Sullivan法能够反映实际健康状况。

纵向调查资料具有一定周期性,其累积得到的历史纵向数据所含信息远比现况调查资料更为丰富,且具有的动态性更具研究价值,基于此类数据的指标计算主要为多状态生命表法和微观仿真法。

(3)多状态生命表法。也称增减寿命表法,假定健康状况的各种变化符合马尔可夫模型,即一个状态的发生不受以往状态持续时间和发生频率的影响。也就是说,存活状态不止一个,且多个存活状态之间可以互相转换。对某一存活状态来说,既有转变为死亡或更差状态的"递减",也有恢复健康或更好状态的"递增",可以反映健康状态的动态变化。但是人群不同健康状态的转换过程相对复杂,假定 X 岁至死亡期间的功能状态不变,可能的情况是 X 岁时自理能力完好,但临终前处于失能状态,这种不合理的假定会导致对失能期望寿命的低估。所以,国内有学者提出将临终前的健康状况考虑在内,结合曼顿提出的动态均衡假说来纠正这个偏差。另外,该方法对数据的要求比较苛刻,需要采用纵向资料,即同一个体至少有两个观察时点的健康状况,才可以计算出状态转移矩阵。

(4)微观仿真法。为克服多状态生命表法在估计转移概率时存在的局限性,Laditka 和 Wolf 在 1998 年提出了微观仿真法。和多状态生命表法相似,微观仿真法也需要纵向资料,不同的是要求调查间隔必须很短,比如每月或每季度,因此实际操作起来相当困难。同时,由于计算量很大,结果又存在随机性,故而目前在健康期望寿命的研究中较少使用。

实际研究中,Sullivan 法应用最为广泛,该方法原理相对简单,计算过程简便,反映的是某一时点人群某种健康状况下的期望寿命。通常认为,该方法最大的缺陷在于,反映的是人群不同健康状况的比例而非健康状况的真实水平,且受资料类型所限,可能带来计算结果上的偏差。多状态寿命表法考虑到了不同时点间健康状态的变化这一现实情形,从方法学角度更为科学合理,计算结果更加精确,且可用于历史变化趋势研究。该方法在应用中的主要难点在于纵向数据的获取往往并不容易,且数据处理和计算过程烦琐复杂。但亦有研究认为,在一定条件下,Sullivan 法的计算结果基本可以反映实际健康状况,增减寿命表法简单易行且更为经济实用。因此,在兼顾资料获取的可得性与指标计算的科学性的前提下,选择适宜的方法进行健康期望寿命计算,是具体指标研究当中需要解决的核心问题。

(资料来源:曹毅,顾大男,凯·兰德.健康期望寿命估算方法的拓展及其在中国高龄老人研究中的应用[J].中国人口科学,2007(6):1-13)。

实训与指导

实训项目　生命质量量表的编制及生命质量评价

（一）实训目标

1. 检验对健康相关生命质量概念及其评价内容等知识的理解和掌握程度。

2. 训练应用常用的生命质量评价量表的基本能力。

3. 掌握生命质量相关研究文献查阅，分析和比较不同国家、不同地区、不同民族人群的生命质量和发展水平以及其影响因素的能力。

（二）实训内容与形式

要求根据以下材料进行思考分析和训练。

实训材料　残胃癌患者的生命质量评价

早期确诊并行胃癌根治术的患者术后可能存在各种功能缺失、心理障碍，甚至发生残胃癌变，导致健康相关生命质量（health-related quality of life，HRQOL）下降。目前国内外学者常使用癌症普适性量表生命质量测定量表（quality of life question-naires，QLQ-C30）联合胃癌特异性量表 QLQ-STO22 来评估胃癌术后患者的 HRQOL。本研究使用上述量表评价中国残胃癌患者的 HRQOL，并对影响其 HRQOL 的主要因素进行初步探讨。

一、对象与方法

（一）研究对象和分组

选取 2008 年 1 月至 2011 年 12 月复旦大学附属华东医院因早期胃癌接受胃大部切除术（毕 I 式或毕 II 式）≥10 年者为研究对象。其中入选前半年内曾接受手术、放射、化学治疗者，有其他脏器手术史者，有严重心、肺、肾、脑等器质性疾病者，存在认知行为异常并无法清楚表达自身感受者，不能独立完成调查表者皆排除。共 130 例患者入选，根据术后残胃是否发生癌变分为残胃癌组 80 例和残胃组 50 例。残胃癌组和残胃组均经胃镜及病理检查确诊，残胃癌分期参照美国癌症联合委员会 2010 年分期标准。残胃癌组均未开始接受手术、化学、放射治疗。患者本人均了解自身病情，预计生存期 >3 个月。选取同期年龄和性别与残胃癌组及残胃组匹配的健康体检者 100 名为对照组。对以上 3 组分别进行 HRQOL 调查，本研究经复旦大学附属华东医院伦理委员会批准，所有研究对象皆知情同意。

（二）研究调查内容和量表使用方法

1. 调查内容

（1）通过询问和查阅患者病历资料获取一般人口学资料及与疾病相关的病情资料，包括年龄、性别、学历、婚姻状况、家庭收入、手术病因、术式、残胃病程、残胃癌分期等信息。

（2）QLQ-C30（第 3 版）共 30 个问题，涵盖 5 个功能领域（躯体功能、角色功能、情绪功能、认知功能、社会功能）和 9 个症状（疲倦、恶心与呕吐、疼痛、气促、失眠、食欲不振、便秘、腹泻、经济困难），另设总体生命质量评价项目。

（3）QLQ-ST022 共 22 个问题，包括 9 个症状（吞咽困难、腹痛、反流症状、饮食受限、焦虑、口干、味觉失效、身体外观、脱发）。

2. 量表使用方法

量表由研究对象本人（无记名）在安静环境中独立填写完成。功能领域分数越高表明功能越好，其余项目分数越高表明病情越严重。

二、结果

（一）一般情况

残胃癌组 80 例中，男 49 例，女 31 例，年龄为 38 ~ 84 岁，平均（62.0 ± 8.5）岁；残胃组 50 例中，男 34 例，女 16 例，年龄为 36 ~ 83 岁，平均（62.4 ± 9.3）岁；健康对照组 100 名，年龄 26 ~ 80 岁，平均（63.5 ± 10.3）岁。各组间性别、年龄、学历、婚姻状况、家庭经济收入、术式、术后病程、残胃癌分期方面差异均无统计学意义（$P > 0.05$）。

（二）各组的 HRQOL

与健康对照组比较，残胃癌组总体生命质量评价、躯体功能、角色功能、情绪功能、认知功能、社会功能评分皆较低，差异均有统计学意义（$P < 0.01$）；疲倦、疼痛、腹泻、恶心与呕吐、失眠、食欲不振、便秘、腹泻、经济困难、吞咽困难、腹痛、反流症状、饮食受限、焦虑、身体外观、脱发评分皆较高，差异均有统计学意义（$P < 0.01$）。与残胃组比较，残胃癌组总体生命质量评价、躯体功能、角色功能、情绪功能、认知功能、社会功能评分皆较低，差异均有统计学意义（$P < 0.01$）；疲倦、疼痛、失眠、食欲不振、便秘、经济困难、饮食受限、焦虑、身体外观评分皆较高，差异均有统计学意义（$P < 0.01$）。与健康对照组比较，残胃组社会功能、疲倦和疼痛评分较低，差异有统计学意义（$P < 0.01$）；恶心与呕吐、腹泻、吞咽困难、反流症状、饮食受限、脱发评分皆较高，差异均有统计学意义（$P < 0.05$）。见表 8-1。

笔记

表 8-1　胃癌组、残胃组和健康对照组的健康相关生命质量评分比较

项目	残胃癌组(n=80)	残胃组(n=50)	健康对照组(n=100)
生命质量测定量表 – C30			
总体生命质量评价($\bar{X}\pm S$)	58.3 ± 14.9	73.7 ± 13.9	75.0 ± 17.9
躯体功能($\bar{X}\pm S$)	75.3 ± 14.2	86.7 ± 8.0	89.3 ± 11.6
角色功能($\bar{X}\pm S$)	73.3 ± 11.7	89.7 ± 14.2	92.8 ± 12.6
情绪功能($\bar{X}\pm S$)	61.6 ± 12.8	79.0 ± 10.9	75.3 ± 19.1
认知功能($\bar{X}\pm S$)	72.7 ± 18.4	81.3 ± 14.5	85.7 ± 17.9
社会功能($\bar{X}\pm S$)	70.6 ± 10.3	81.7 ± 11.3	98.5 ± 6.3
疲倦($\bar{X}\pm S$)	39.3 ± 18.5	14.7 ± 11.5	21.3 ± 16.3
恶心与呕吐[中位数(四分位数间距)]	16.7(33.3)	16.7(16.7)	0.0(16.7)
疼痛($\bar{X}\pm S$)	28.6 ± 16.8	11.7 ± 11.3	18.0 ± 16.5
气促[中位数(四分位数间距)]	0.0(33.3)	0.0(33.3)	0.0(33.3)
失眠[中位数(四分位数间距)]	33.3(33.3)	0.0(33.3)	0.0(33.3)
食欲不振[中位数(四分位数间距)]	33.3(0.0)	0.0(33.3)	0.0(33.3)
便秘[中位数(四分位数间距)]	33.3(33.3)	0.0(33.3)	0.0(33.3)
腹泻($\bar{X}\pm S$)	30.6 ± 18.6	27.0 ± 17.5	18.0 ± 16.7
经济困难[中位数(四分位数间距)]	33.3(66.7)	0.0(33.3)	0.0(0.0)
生命质量测定量表 – STO22			
吞咽困难[中位数(四分位数间距)]	11.1(22.2)	11.1(11.1)	0.0(0.0)
腹痛[中位数(四分位数间距)]	16.7(16.7)	16.7(16.7)	16.7(16.7)
反流症状[中位数(四分位数间距)]	11.1(22.2)	16.7(11.1)	0.0(11.1)
饮食受限[中位数(四分位数间距)]	16.7(33.4)	16.7(10.5)	0.0(0.0)
焦虑[中位数(四分位数间距)]	44.4(22.3)	22.2(11.1)	11.1(22.2)
口干($\bar{X}\pm S$)	29.6 ± 21.9	26.0 ± 18.2	30.3 ± 17.8
味觉[中位数(四分位数间距)]	0.0(0.0)	0.0(0.0)	0.0(0.0)
身体外观[中位数(四分位数间距)]	33.3(33.3)	0.0(33.3)	0.0(0.0)
脱发[中位数(四分位数间距)]	33.3(45.8)	33.3(33.3)	16.7(33.3)

(三)HRQOL 的影响因素

以 QLQ – C30 量表总体生命质量评价为因变量,以性别、年龄、学历、婚姻状况、家庭收入、术式、残胃病程、残胃癌分期等因素为自变量,采用最优尺度回归分析残胃癌组患者 HRQOL 的影响因素。结果显示,患者的 HRQOL 与学历、婚姻状况、家庭收入、残胃病程均呈正相关(表 8-2)。

表 8-2　残胃癌患者健康相关生命质量的影响因素分析

自变量	标准化系数	F 值	P 值
性别	– 0.072	0.544	0.464
年龄	0.050	0.260	0.612
学历	0.263	6.979	<0.01
婚姻状况	– 0.215	4.994	0.010
家庭收入	0.205	3.922	0.025
胃癌术式	– 0.059	0.344	0.560
残胃病程	0.369	13.363	<0.01
残胃癌分期	– 0.169	3.032	0.086

(资料来源:尹曙明等. 残胃癌患者的生命质量评价[J]. 中华消化杂志,2013,33(3):155 – 159.)

请思考并回答以下问题。

1. 结合本案例,谈谈生命质量评价一般应包含哪几方面的内容。

2. 根据研究结果,分析残胃癌组、残胃组和健康对照组生命质量的差异、原因及其影响因素。

3. 通过查找文献分析生命质量评价量表研制的步骤和过程,并对国内外生命质量评价的研究进行文献综述。

(三)实训要领

1. 学习实训中生命质量评价的主要知识和影响因素,掌握开展生命质量评价的方法。

2. 通过查找文献资料,对国内外生命质量评价研究现状进行文献综述。

3. 汇报实训成果,并交流心得。

(四)实训要求与考核

1. 请独立完成资料查找、分析、总结归纳、撰写书面记录等工作,最后由老师打分。

2. 提交书面记录。要求:(1)按照实训后的问题依次提供书面记录;(2)字数控制在2000字左右,观点明确、有理有据,既要讲清楚作为理由和依据的基本知识,更要针对材料事实进行分析并得出明确的结论。

(五)实训书面记录或作业

实训书面记录

1. 结合本案例,谈谈生命质量评价一般应包含哪几方面的内容。

2. 根据研究结果,分析残胃癌组、残胃组和健康对照组生命质量的差异、原因及其影响因素。

_____

_____

_____

_____

_____

_____

_____

_____

3. 通过查找文献分析生命质量评价量表研制的步骤和过程,并对国内外生命质量评价的研究进行文献综述。

_____

_____

_____

_____

_____

_____

_____

_____

_____

参考文献

[1]北京市疾病预防控制中心. 北京市疾控中心发布:北京居民健康期望寿命研究结果[EB/OL].
http://www.bjcdc.org/article/38901/2014/6/1402963518440.html.

[2]曹毅,顾大男,凯·兰德. 健康期望寿命估算方法的拓展及其在中国高龄老人研究中的应用[J]. 中国人口科学,2007(6):1-13.

[3]尹曙明,张赣生,马海芬等. 残胃癌患者的生命质量评价[J]. 中华消化杂志,2013,33(3):155-159.

[4]胡广宇,邓小虹,谢学勤. 人群健康综合测量——健康期望寿命的发展及应用[J]. 中国卫生政策研究,2012,5(12):60-65.

(陈定湾)

第九章

健康管理与健康危险因素评价

通过案例分析与实训练习：

巩固 健康管理的概念,健康危险因素评价、评价年龄、增长年龄的概念以及个体健康危险因素评价类型等主要知识点;

培养 应用健康危险评价理论和方法进行健康危险因素评价的基本能力;

扩展 以社区为基础的健康管理与治理的能力。

由"同事病倒"引发的思考

我是一家医院门诊急诊科的医生,春节前的一天晚上,我正在急诊室为一位患者看病,突然门外传来了一阵急促的呼喊声:"医生! 医生! 快救命啊! 他不行了!……"我寻声望去,只见一位中年男人正被一位年轻人吃力地搀扶着走进来。我定睛一看,不由得大吃一惊,原来眼前这位病情严重的患者正是我的同事——本院门诊部的医生老张。

正在抢救室里,我和其他几位医护人员对老张进行了紧张的检查,初步诊断为急性大面积心急梗死、心源性休克。经过了大约两个小时的抢救,老张的病情才得到控制,病情稍微稳定后,我们又迅速将他转送到外院的心电监护室做进一步的救治。

送走了老张,医院的同事们议论纷纷,都说老张的病是长期劳累过度造成的。老张是从外院调入我们医院的,由于想调入我们医院的人太多,为了控制调入的人数,医院领导只好设置了入院的门槛,规定调入医院的人一律要先交上几万元的"赞助费",老张也不例外。但是,如果老张能在规定的时间内完成一定的经济指标,那么那几万元就可以退回了。因此,为了完成任务,老张每天都早出晚归,不但上班时间拼命工作,而且连节假日也不休息,甚至还闹出到其他同事的诊室抢病号的笑话。老张人到中年,上有老下有小,各种负担重,心理压力大,正处于心脑血管疾病和心身疾病的高发期。除此之外,他有"三高"的病史,所以,经过连续好几个月的超负荷工作,他终于撑不住病倒了。

事实上,老张在事发当天上午到过医院的财务科,看过了自己完成经济指标的数字,当知道自己已经完成了经济指标时,他心里别提有多高兴了,加上春节临近,子女们都从外地回来了,还来了亲戚,所以他中午喝了酒,晚上还接着喝,喝完酒后立即走到了街上,迎着寒风回家……于是就有了开头那不幸的一幕。

我在抢救老张时,现场有一位局领导,谈及老张为完成任务而长期超负荷工作的情况时,这位领导摇摇头说:"我早就劝过他,要注意身体,没有必要这样啊!"

老张在外院住院治疗将近两个月,花了一万多元的治疗费才化险为夷,我真为他担心,为了眼前的经济利益,他付出的代价实在是太大了!

从表面看来,医院给老张下达的经济指标是事件发生的原因,医院面临着激烈的竞争和巨大的生存压力,为化解压力,帮助医院生存发展,管理者只有将压力层层分解到医院的各个科室和一线医生的身上,以至于医生处于既要为病人提供优质的医疗服务,又要考虑增收的双重压力之下。老张就是处于这种工作和生活的环境中,多重压力导致了疾病的发生。

我想,老张要是能早一些知道自己的这样一种状态会导致严重的后果,能给自己减轻一些压力,并进行适当的健康保健,老张的身体可能也不会出现如此严重的疾病。如果医院的领导能多给老张一些关心,解决好医院的资金投入问题,理顺国家、医疗机构、医务人员和患者之间的关系,使临床一些医生免除经济压力,全心全意地为居民的健康服务,老张也就不会付出如此大的健康代价了!

老张出院后的一天,我和同事们去看望他。老张的脸色仍然不太好,但精神好多了。见到我们,他连连说:"要吸取我的教训啊!"我们作为医务工作者,更要有健康风险意识,注重来自我们生活与工作当中的健康危险因素的危害。

(资料来源:郭继志,赵拥军,徐凌中.社会医学[M].济南:山东人民出版社,2010.)
请思考并回答以下问题。

1.结合本案例和所学理论知识,阐述如何分析和评估老张的健康危险因素。

2.以老张的健康危险因素分析结果为基础,为其制定有针对性的健康干预方案。

3.以案例为基础,请阐述健康危险因素评价有何意义。

主要知识点

一、健康管理及其工作模式

(一)健康管理的概念、内涵和产生背景

1. 健康管理的概念

健康管理是在不同的健康状态下人们以健康需要为导向,通过对个人和人群健康状况以及各种影响健康的危险因素进行全面的监测、分析、评估及预测,以实现向人们提供有针对性的健康咨询和指导服务,并制定健康管理计划,协调社会、组织和个人的行为,针对所有健康危险因素进行系统的干预和管理的全过程。

2. 健康管理的内涵

(1)医学角度:健康管理是以个体和群体的健康为中心,针对健康危险因素进行健康风险评估,并提供干预和指导的具有前瞻性、全面性的健康保障服务。

（2）管理科学角度:健康管理属于流程式的管理范畴,是医生运用医学知识、信息技术等科学手段,对健康危险因素、人体健康信息进行监测、分析、评估、指导的服务流程,从而达到对人体健康有效管理及社会健康资源优化配置的目的。

（3）信息技术角度:健康管理通过计算机对健康信息数据的收集、存储、分析和应用网络进行健康动态管理,能够提高健康管理的准确性和医生的工作效率,并为健康管理手段的改进提供科学的数学资源。

3.健康管理的特点

（1）标准化:是健康管理的基础,因为健康管理的主要内容就是要为管理对象提供良好的健康信息。而要保证信息的科学、准确和可靠,就必须注重标准化。

（2）定量化:是健康管理的关键,因为健康管理是要对个体和群体健康状况以及各种健康危险因素进行全面监测、分析、评估及预测,向人们提供有针对性的健康咨询和指导服务,并制定相应的健康管理计划,以提供健康咨询和指导服务,这些都需要有客观、准确、可靠的量化指标作为依据。

（3）个体化:不同的人具有不同的健康状况,因此为了获得较好的健康效果,就必须有针对性地创造改善健康的条件和提供有针对性的健康信息。

（4）系统化:完善的健康信息支持系统是保证健康信息客观、准确、可靠、可行、及时和实现健康管理服务标准化、定量化和个体化的重要基础。因此,健康管理需要系统的评估和干预信息。

（5）整体化:多平台合作才能满足不同健康状态下管理对象的健康需求,因此需要有相关各方的通力配合,包括政府、卫生行政机构、保险公司以及服务的提供者。

（二）健康管理的工作模式

1.健康管理模式

目前,健康管理的模式主要还是以医院参与为主的健康管理形式,其主要包括社区慢性病筛查、住院患者的整体医疗、出院者的随访等。健康管理模式的发展方向主要包括以下几个方面。

（1）健康管理公司模式:成立专业化的健康管理公司,按照市场机制进行运作,健康管理公司和传统的医疗机构是合作关系。

（2）健康体检机构模式:由大中型医疗的体检中心或其他体检机构负责,全科医师参与,具备全套体检设备,建立完整的电子健康档案。

（3）健康保险机构模式:在国外,健康资金主要来源于健康保险机构,因此健康保险机构可以参与健康管理。在我国,主要方向是加紧构建健康保险与健康管理密切结合的健康保障体系,从根本上"激活"健康保险与健康管理的相互协调。

（4）健康管理信息中心模式:理想的健康管理模式是多学科参与合作而形成的体检信息中心,在保护个人隐私的前提下,实现包括体检资料及临床治疗资料,体检专家与临床专家在内的所有健康档案的信息共享。

2.健康管理的工作模式

（1）医院健康管理的工作模式:不同的医院开展健康管理的工作模式不同,比较典型的模式是通过体检、评估、干预和追踪随访这几个步骤进行健康管理。

①健康体检:医生询问患者的既往病史、家族史、日常生活习惯、预防接种史及近期做过的各项检查等,从中识别出可能危害其健康的不良因素等。

②健康评估:通过分析获取的资料,及各项实验室检查结果,为客户提供详尽的个体健康分析报告(如体质评估、心理分析评估、营养状况评估、影响健康的不良因素分析等),并给出详细的健康知识、健康建议以及饮食和运动指导。

③健康干预:包括两个环节,分别是检后分流和健康教育。检后分流主要针对不同的情况采取不同的措施;健康教育可以通过不同的形式,如建立宣传网站、设立宣传板报、体检报告和健康讲座等。

④追踪随访:向每位客户发放健康卡,同时建立由计算机进行管理的健康档案,每次体检情况都可进行动态比较,并提供检后追踪服务。

(2)社区健康管理的工作模式:居民健康是城市社区服务的目标,社区卫生服务作为健康管理实现的主要服务载体,社区健康管理的工作模式是各社区研究的重点。

(三)健康管理的基本策略

1. 生活方式管理(lifestyle management)

生活方式管理是以个人或自我为核心的卫生保健活动。其目的在于对人们不良的行为生活方式进行干预,运用科学的方法来指导人们改掉不利健康的不良习惯,培养和建立健康的行为生活方式,最大限度地降低其健康风险暴露的水平。常用的健康促进干预技术措施包括教育、激励、训练和市场营销。

2. 需求管理(requirement management)

需求管理是通过向人们提供决策支持和自我管理支持来激励其合理利用医疗服务。需求管理主要通过为人们提供各种可能的信息和决策支持、行为支持和其他方面的支持,帮助其在正确的时间、地点,寻求恰当的卫生服务。

3. 疾病管理(disease management)

疾病管理是健康管理的一个主要策略,是一种国际通用的医疗干预和沟通辅助系统,通过改善医生和患者之间的关系,制定详细的医疗保健计划,以循证医学方法为基础,对于疾病相关服务提出各种有针对性的建议、策略来改善病情或预防病情加重,并在临床和经济结果的基础上力争达到不断改善目标人群健康的目的。主要有疾病管理和病例管理两种形式。

4. 灾难性病伤管理

灾难性病伤管理是疾病管理的一个特殊类型,其关注的是"灾难性"的病伤或伤害,常见于肿瘤、肾衰、严重外伤等情形。优秀的灾难性病伤管理项目具有以下特征:转诊及时;综合考虑各方因素,制定出适宜的医疗服务计划;具备一支包含多种医学专科及综合业务能力的服务队伍,能够有效应对可能出现的多种医疗服务需要;最大限度地帮助患者实施自我管理。

5. 残疾管理

残疾管理主要是降低由于工作场所致残因素所导致的残疾发生率,尽可能降低由此带来的健康及经济损失。残疾管理服务的具体内容包括:预防伤残发生,防止残疾恶化;

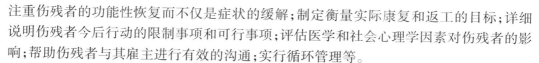

注重伤残者的功能性恢复而不仅是症状的缓解;制定衡量实际康复和返工的目标;详细说明伤残者今后行动的限制事项和可行事项;评估医学和社会心理学因素对伤残者的影响;帮助伤残者与其雇主进行有效的沟通;实行循环管理等。

6.综合人群健康管理

综合人群健康管理是通过协调不同的健康管理策略来对个体提供更为全面的健康和福利管理。综合人群健康管理可以有不同的组合,如对个体而言,会侧重生活方式的管理、需求管理和疾病管理;对第三方而言,会侧重疾病管理、需求管理和灾难性病伤管理。

二、健康危险因素及其评价方法

(一)健康危险因素

1.健康危险因素的概念及特点

(1)健康危险因素的概念:健康危险是指机体内外环境中存在的与疾病的发生、发展及预后有关的各种诱发因素,包括生物、心理、行为、经济和社会等因素。换句话说,因为健康危险因素的存在,疾病或死亡发生的可能性增加,或者使健康不良结果的发生概率增加。

(2)健康危险因素的特点如下。

①潜伏期长:人群长期、反复接触危险因素之后才能发生疾病,通常把在危险因素暴露于疾病发生之前存在的较长时间间隔称作潜伏期。如,吸烟是肺癌的一个危险因素,肺癌患者吸烟史通常要长达数十年之后才发病。

②特异性弱:表现在两个方面,其一表现为一种危险因素与多种疾病有联系(如吸烟是引起肺癌、支气管炎、心脑血管疾病和胃溃疡等多种疾病的危险因素);其二表现为可能是多种危险因素引起一种疾病(如吸烟、高血脂、肥胖、高血压等因素皆可导致冠心病)。

③联合作用:多种危险因素同时存在,可以明显增强致病危险性,这说明多种危险因素同时存在具有联合作用,特别是协同作用更为明显。

④广泛存在:危险因素广泛存在人们的工作和生活环境中,存在于人们的日常活动之中,甚至伴随着个体的生存而存在,各因素紧密伴随、相互交织。

2.健康危险因素的分类

健康危险因素的分类可以有多种形式,但总的来说主要包括以下几类:环境危险因素、行为危险因素、生物遗传危险因素和医疗卫生服务中的危险因素。

(二)健康危险因素的评价

1.健康危险因素评价的概念和分类

(1)健康危险因素评价(health risk factors appraisal,HRA)是研究危险因素与慢性发病及死亡之间数量依存关系及其规律性的一种技术方法,是研究人们生活在有危险因素的环境中发生死亡或发病的概率,以及当改变不良行为,消除或降低危险因素时,可能降

笔记

低的风险和延长的寿命。

（2）健康危险因素评价的分类。根据健康风险的种类,健康危险因素评价分为两类,一类是一般健康风险评估（general health risk appraisal）,适用的评估对象和评估范围较为广泛。另一类是疾病风险评估,是估计具有一定危险因素水平的个体在一定时间内发生某种健康状况或疾病的可能性,其风险预测方法有两类:第一类方法是以单一健康危险因素与发病概率为基础,将这些单一因素与发病的关系以相对危险性来表示其强度,得出的各相关因素的加权分数即患病的危险性;第二类方法建立在多因素数理分析的基础上,通过流行病学、统计学概率理论方法确定患病危险性与危险因素之间的关系模型,能同时包括多种健康危险因素。

（三）个体健康危险因素评价方法

1. 收集资料

（1）收集当地年龄别、性别和疾病别的死亡资料:一般是选择当地危害健康最严重的疾病,即将占该年龄别性别人群总死亡二分之一以上的疾病作为研究对象。

（2）收集个体危险因素资料:如个人行为生活方式、环境因素、生物遗传因素、医疗卫生服务等资料。

2. 处理资料

（1）将危险因素转换成危险分数:危险因素转换为危险分数是健康危险因素评价的关键步骤。危险分数是指具有某一危险因素水平的人群的死亡率与人群平均死亡概率的比值。因此,当危险分数为 1.0 时,个人因某病死亡的概率相当于当地死亡率的平均水平;危险分数大于1,则个人因某病死亡的概率大于当地死亡率的平均水平;危险分数小于1.0,则个人发生某病死亡的概率小于当地死亡率的平均水平。

（2）计算组合危险分数:计算组合危险分数时分两种情况,①当与死亡原因有关的危险因素只有一项时,组合危险分数等于该死因的危险分数;②当与死亡原因有关的危险因素是多项时,组合危险分数的计算步骤为:首先,将危险分数大于 1.0 的各项分别减去 1.0 后剩下的数值作为相加项分别相加,1.0 作为相乘项;其次,将小于或等于 1.0 的各项危险分数值及被减去的 1.0 作为相乘项分别相乘;最后,将相加项和相乘项的结果相加,就得到该死亡原因的组合危险分数。

（3）计算存在死亡危险:存在死亡危险是指存在某一种组合危险分数下,因某种疾病死亡的可能危险性。存在死亡危险 = 平均死亡概率×组合危险分数。

（4）计算评价年龄:评价年龄是根据年龄与死亡数之间的函数关系,按个体所存在的危险因素计算的预期死亡数求出的年龄。可以将这种函数关系转化为可直接查阅的工具,即健康评价年龄表。

（5）计算增长年龄:又称为达到年龄,是根据已存在的危险因素,提出可能降低危险因素的措施后预计的死亡数算出的一个相应年龄。

（6）计算危险降低的程度:是根据医生的建议改变现有的危险因素,危险能够降低多少,也就是危险降低的情况。

三、健康危险因素评价方法的应用

（一）健康危险因素评价的应用范围

1. 个体评价

个体评价主要是通过实际年龄、评价年龄和增长年龄三者之间的差别将个体分为四种类型。

（1）健康型：个体评价年龄小于实际年龄，说明个体危险因素低于平均水平。

（2）自创性危险因素型：评价年龄大于实际年龄，并且评价年龄与增长年龄之差比较大，说明危险因素较平均水平高，且危险因素多是自创的。

（3）难以改变的危险因素型：个体的评价年龄大于实际年龄，但评价年龄与增长年龄之差较小，说明个体的危险因素主要来自既往病史或生物遗传因素，不容易降低和改变这些因素。

（4）一般性危险型：个体的评价年龄接近实际年龄，增长年龄与评价年龄也较接近。死亡水平相当于当地的平均水平，说明个人存在的危险因素类型与水平接近当地人群的平均水平。

2. 群体评价

健康危险因素群体评价是在个体评价的基础上进行的，一般可以从以下方面开展评价和分析。

（1）不同人群的危险程度：根据不同人群危险程度的性质区分为健康组、危险组和一般组三种类型，然后根据人群中上述三种类型人群所占比重大小，确定不同人群的危险程度，将危险水平最高的人群列为重点防治对象。

（2）危险因素的属性：计算危险型人群中难以改变的危险因素与自创性危险因素的比例，可以说明有多大比重危险因素能够避免，以便有针对性地进行干预。

（3）分析单项危险因素对健康的影响：计算当某一单项危险因素去除后，人群增长年龄与评价年龄之差的平均数作为危险强度，以该项危险因素在评价人群中所占比例作为危险频度，将危险强度乘以危险频度作为危险程度指标，来表示该项危险因素对健康可能造成的影响。

导入案例评析

由"同事病倒"引发的思考

1. 结合本案例和所学理论知识，阐述如何分析和评估老张的健康危险因素。

根据案情，有针对性分析和评估老张的健康危险因素。首先，采用问卷调查、询问病史、体格检查和实验室检查收集老张的健康危险因素资料。（1）行为生活方式：如吸烟、饮酒、体力活动等。（2）环境因素：如经济收入、居住条件、家庭关系、工作压力等。（3）生物遗传因素：如种族、疾病遗传史、身高和体重等。（4）医疗卫生服务：是否定期进行体格检查、是否接触 X 线检查等。（5）疾病史：患病史、症状、体征和相

笔记

应的检查结果,家族病史等。其次,对老张的健康危险因素资料进行分析:(1)依据健康危险分数的转换表,将老张的危险因素转换成危险分析;(2)计算组合危险分数;(3)计算老张存在的死亡危险;(4)计算老张的评价年龄。

2. 以老张的健康危险因素分析结果为基础,为其制定有针对性的健康干预方案。

对老张的健康危险因素分析后可以发现其主要危险因素为由工作和经济收入带来的双重压力、长期超负荷工作、"三高"病史及健康风险意识等。因此,针对老张的健康危险因素,为其制定如下健康干预措施。(1)生活方式管理:如饮酒、膳食结构不合理、长期静坐等生活方式等是可以改变的危险因素。(2)压力的管理:给老张创设宽松的工作环境,减轻工作压力、工作强度和经济压力。(3)疾病的管理:首先,针对老张的"三高"进行干预,通过适量的运动锻炼、合理饮食、戒烟限酒和药物有效控制高血压、高血脂和高血糖;其次,进行心肌梗死、心源性休克的积极治疗,如抗栓治疗、补充血容量和使用血管活性药物、纠正酸碱失衡和电解质紊乱、尽快施行血运重建术并改善血流动力学状态、采用机械装置辅助循环、治疗并发症和防治重要脏器功能衰竭及 DIC 等。

3. 以案例为基础,请阐述健康危险因素评价有何意义。

健康危险因素评价的具体意义包括(1)开展 HRFA 是时代的迫切需要:21 世纪的疾病预防与控制重点放在"未病之人"的健康促进和防病上,强调对残疾和死亡的预防,关注与疾病、残疾和早死有关的高危人群。(2)实施个性化的健康教育与健康促进:HRFA 是"面对面"的健康教育,其独到之处在于它能够为每一个人提供有针对性的健康风险评价,因为 HRFA 能够对健康危险因素的危险程度进行量化分析,找出危险因素并为人们提供去除危险因素后可能的健康受益,使人们清楚地了解到自身的健康状况。(3)提高人民的风险防范意识:运用 HRFA 的研究成果,借助于大众传播手段,可极大地提高人民的健康知识水平并促进风险防范意识。(4)降低医疗费用,减少医疗开支:美国密歇根大学健康管理研究中心对 20 万人 10 多年健康危险资料的研究表明,医疗费用的 21% ~31% 是由过量的危险因素所致,而危险因素减少,医疗费用下降,平均每一个危险因素增加导致增加的医疗费用(350 美元)是减少一个危险因素降低的医疗费用(150 美元)的 2 倍多,参加健康促进计划者减少的医疗费用是未参加者的数倍。通过 HRFA,使人们自觉地采取有利于健康的行为生活方式,把健康危险因素消灭在萌芽阶段,可大幅度减少这部分医疗开支。(5)减少缺勤,提高劳动生产效率:一个单位的整体健康状况可通过 HRFA 得以反映,并将此单位的健康水平信息提供给决策部门,有利于及时采取措施,减少职业危害,促进单位的发展。(6)减少伤残,降低慢性病的死亡率:吸烟、酗酒、药物滥用、不良饮食习惯、缺乏锻炼、高应激状态、体重过度超标以及抑郁等都会影响健康,并最终引起伤残和死亡,通过 HRFA,及早降低这些危险因素,相应的发病率和死亡率就会明显降低。(7)为政府制定决策提供依据:开展 HRFA 有助于政府了解危险因素在人群中的分布及其严重程度,它所导致疾病负担的大小以及对危险因素实施干预会为社会减轻疾病负担和节省相应的资源,从而为政府制定卫生政策,确定重点疾病干预的优先策略,加大对公众健康和基层社区医疗的投入等提供重要的决策支持。(8)实施 KYN 健康管理新模式:KYN 是英文"know your number"的缩写,即"知道你的数字",这里的数字就是与个人健康相关的医学信息,包括身高、体重、年龄、性别、血压、血糖、血脂以及生活方式、心理状态,如饮食习惯、运动习惯、烟酒嗜好、心情等。KYN 健康管理就是收集这些信息,通过特定的计算机系统,对人类健康的头号杀手——冠心病、脑卒中、糖尿病、肿瘤、高血压等进行危险评价,预测其患大病的概率以及可能发生并发症的危险性,并按危险程度分级进行预防性管理以及针对个体存在的危险因素进行健康促进管理。

能力和知识拓展

国际社会健康治理的理念与实践

健康作为资本要素的理念,已经渗透到一个国家的政治、社会经济及居民生活方式等各个领域,也逐步成为各国政府密切关注的重大民生问题。衡量社会成功的指标是公民的健康和福祉的改善,及其生活质量和环境资源的可持续利用,而不只是狭义上的 GDP 增长。因此,从这一角度来看,健康是构成一个充满活力经济体的关键社会要素。许多国家将健康纳入了国家社会经济发展战略目标以及政府的公共政策议程中,并作为评价政府公共政策及社会治理现代化进程的重要指标。

全球化、城镇化和社会化等使得人类社会结构发生了重大变化,人口老龄化、流行病暴发、生活方式与疾病谱的改变等众多因素的相互作用显著影响了居民的健康状况;另一方面,众多的社会与个体因素也不同程度地对健康产生一定的影响,并随着分工的日益细化其关系也越来越紧密,导致影响健康的因素与机制呈现出复杂性、动态性。这意味着卫生服务与健康领域亟须一种全新的治理范式。

1.健康治理理念

治理的概念来源于古典拉丁文和古希腊语的"掌舵"一词,含有控制、引导和操纵之意。在公共管理领域采用"治理"这一概念时,强调的是政府分权并向社会授权,以实现多主体和多中心治理,实现国家、社会与市场多维力量对社会公共事务的共治状态。健康治理已成为近几年卫生政策研究的热点,卫生系统组织结构、健康管理工具等一系列健康干预的现象或措施均被理解为"健康治理"。但这些均是规范与实证研究中的概念性主题或描述性术语,在健康及其相关政策的研究中能否将其转变为理论与模式还有待探索与完善。

2.健康治理理念变革历程

(1)强化初级卫生保健。1978 年,阿拉木图宣言指出,健康是人类的基本权利,政府有责任提供适宜的技术与方法来增进居民健康,获得更高质量的健康状况是全世界共同追求的目标。此外,该宣言首次系统地阐述了卫生部门与其他政府部门共同合作制定健康发展战略的必要性:跨部门合作是基于卫生服务与健康公平的状况,以健康风险及社会决定因素为指导的多部门公共参与的健康治理行动。基于这一理念,世界卫生组织明

笔记

确指出,初级卫生保健作为健康治理的理论基础与实践指南,不只是技术指南,而且还包括了具有指导意义的价值理念。

(2)健康促进。1986年,第一届国际健康促进大会通过了"渥太华宣言",首次完整阐述了"健康促进"的定义、行动原则以及未来的发展方向,系统地提出了"健康的公共政策"、"建立支持健康的环境"、"强化社区参与"、"发展个人健康技能"以及"改革卫生服务模式"5大行动纲领,并明确指出收入、安全、社会保障等影响健康的8个社会决定因素。1988年,第二届国际健康促进大会进一步明确了公共卫生政策所关注的4个关键及优先领域:维护妇女健康、强化食品营养、减少烟草和酒精消费以及创造支持性的健康环境。1997年,第四届国际健康促进大会提出了通过健康促进帮助人们改善和增进自身健康的战略计划。基于这一理念,强调自我保健,讲求科学卫生文明的生活行为方式成为国际社会健康治理的新理念。

(3)将健康融入所有政策。1998年世界卫生组织提出引领21世纪健康促进战略,将健康促进纳入公共政策治理的范畴。1999年,芬兰担任欧盟轮值主席时系统地总结了其经验与模式,并提出了将健康融入所有政策,即政府各部门在制定相关政策与战略计划或面临多个决策方案的选择时,都要系统考虑其政策及其相关措施对居民健康状况所产生的影响。2006年,欧盟理事会通过了这一决议,并形成法律文件。2010年,世界卫生组织正式提出将健康融入所有政策的决议。

3.健康治理实践

基于健康治理理念和不同的国情及文化,大部分欧洲国家在其实践中逐步形成了不同的健康治理特色与模式:基于健康治理中政府与社会的关系,形成了政府与社会协同治理的模式;基于健康治理中的政府组织结构,形成了纵向治理与横向治理的模式。

(1)政府与社会合作治理。政府治理是指政府行政系统作为治理主体对社会公共事务的治理,包含政府对于自身、市场以及社会活动的管理。社会治理是特定的治理主体对于社会的管理,是对社会资源的调整和配置。在市场经济条件下,健康治理往往涉及社会各方面的利益相关者,这就要求合理定位政府治理行为,构建政府与社会协同合作的治理机制。因此越来越多的国家通过政府与其他社会组织合作建立卫生政策网络,依托更多的平台和社会联盟,将现代信息网络技术有机地嵌入到健康治理结构与运行机制中,并动员全社会的广泛参与,从而引导社会形成可持续发展的健康行为及生活方式。

(2)组织间的纵向与横向治理。基于健康治理中的组织结构,国际社会形成了纵向治理与横向治理模式。纵向治理是指从地方、州(省)及中央政府以至相关国际组织等各层级部门之间在体制框架、法律法规以及相关政策等方面进行有机整合。横向治理是指政府各部门之间职能的整合,以及政府内各部门机构功能的整合(如各部委功能的整合),或功能性机构之间的整合(如医疗卫生与社会福利功能的整合),比较典型的做法是组建协调委员会。

4.小结

国际健康治理的理念以及在不同国家的实践,为中国提供了有利的借鉴。一是不断完善社会政策体系。保障社会成员的基本权利,协调社会群体之间的利益关系,促进社会的健康和可持续发展,是健康治理的基本法治保障与制度基础。二是整合国家各层级

笔记

组织与政府各部门的功能,是满足社会成员享有健康公共产品的一系列制度安排及整体行动。三是发挥社会组织在提供公共卫生与医疗服务、扩大公众参与监督管理等方面的积极作用,使其成为构建健康治理新格局的重要力量;四是动员公众参与合作,共同建立健康行为规范体系,调整人们各个方面的社会行为并维护一定的社会秩序。五是创新社区健康治理体系。以社区为健康治理的单元细胞,依托信息网络构建健康治理的基层综合服务平台。

推进国家治理体系和治理能力现代化是解决当前中国各方面难题的长效之策。健康治理作为化解健康及其相关问题的工具,其与所面临的相关问题复杂性磨合度越高,其治理能力也就越强。中国的健康治理体系及模式仍处于由一元向多元、由单独向协同治理的转型,在借鉴国外健康治理体系和治理能力所取得的成功的经验基础上,坚持基于我国国情探索适宜的健康治理体系和服务模式,已经成为我国卫生改革可持续发展的必然要求。

（资料来源：刘丽杭. 国际社会健康治理的理念与实践［J］. 中国卫生政策研究, 2015,8(8):69-75. 内容有整理）

实训与指导

实训项目　健康危险因素分析及干预策略研究

（一）实训目标

1. 检验健康管理概念、健康危险因素评价概念、健康危险因素评价步骤及应用等知识的理解和掌握程度。

2. 训练个体健康危险评价和制定切实可行的健康干预计划的基本能力。

3. 掌握健康危险因素评价的方法及步骤,并具备一定的人群健康管理的能力。

（二）实训内容与形式

要求根据以下材料进行思考分析与训练。

实训材料　亚健康的危险因素分析及其干预策略研究

目前国外的研究主要领域为亚健康的概念,国际上尚没有一个统一的亚健康判断标准。以世界卫生组织四位一体的健康新概念为依据,亚健康可划为：(1)躯体亚健康,主要表现为不明原因或排除疾病原因的体力疲劳、虚弱、周身不适、性功能下降和月经周期紊乱等；(2)心理亚健康,主要表现为不明原因的脑力疲劳、情感障碍、思维紊乱、恐慌、焦虑、自卑、神经质、冷漠、孤独,甚至产生自杀念头等；(3)社会适应性亚健康,突出表现为对工作、生活、学习等环境难以适应,对人际关系难以协调,即角色错误和不适应是社会适应性亚健康的集中表现；(4)道德方面的亚健康,主要表现为世界观、人生观和价值观尚存在明显的损人害己的偏差。亚健康的危害性已被

笔记

医学界认为是与艾滋病并列的 21 世纪人类健康的头号大敌。

国外也对亚健康进行了大规模发生率调查。WHO 的一项全球性调查表明,真正健康的人仅占 5%,患有疾病的人占 20%,而 75% 的人处于亚健康状态。美国每年有 600 万人被怀疑处于亚健康状态,年龄多在 20~45 岁。有 14% 的成年男性和 20% 的妇女表现有明显的疲劳,其中 1/8 发展为慢性疲劳综合征。英国的调查表明,大约 20% 的男性和 25% 的妇女总感觉到疲劳,其中约 1/4 可能为慢性疲劳综合征。日本有关疲劳的专题调查研究表明,表示正感到"非常疲劳"的人高达 60%,其中因工作量大、家务重、精神紧张的占 44%,还有不少人说不出原因。另一项对 13 万名在职员工的调查证实,"上班族"的疲劳感似乎更强烈,72% 的人自称一上班就觉得十分疲劳,75% 的人感到精力不支或头疼头晕,而主要原因多是"人际关系紧张"、"晋升太慢"或"要学习的东西太多"等。

近年来亚健康问题在我国已受到广泛关注,但其研究工作多停留在社会学和心理调查层面,主要对某一人群进行流行病学的调查,研究主要是基于中医学基本原理和干预的亚健康定性研究。在"2002 年中国国际亚健康学术成果研讨会"上,专家指出:我国目前有 70% 的人处于亚健康状态,15% 的人处于疾病状态,只有 15% 的人处于健康状态。"白领阶层"是亚健康的主要人群,而企业管理者中有 85% 以上的人处于亚健康状态,心理问题是导致亚健康的重要原因。北京市的一项调查显示:接受体检的 1866 名知识分子中,亚健康率高达 96.0%,且与职称高低成正比,正教授为 95.0%,副教授为 89.4%,其中 40~50 岁组"亚健康"状态率高达 90.4%。孙晓敏等采用现场调查的方法对参加体检的广州、东莞、深圳三地人员发放亚健康调查表,结果显示亚健康的现患率为 65.1%。马亚娜等对苏州 3 所高等院校的 306 名教师的亚健康研究显示其发生率为 52.3%。徐强等以宁波高校教师为研究对象,结果表明:高校教师群体是亚健康的高发人群,特别是中年教师,此年龄是亚健康高发生年龄段。

国内许多学者和机构针对亚健康判断标准的确定也做了一些有益的尝试,比如应用 Delphi 法评价亚健康的标准、亚健康自测法、TDS 检测法,采用量子共振仪和超倍生物显微系统等技术评价亚健康等,中医学界对亚健康的中医证候特征进行问卷调查等。总的说来,目前关于亚健康的判断方法缺乏利用现代科学技术指导的系统研究。

本课题在已有的调查基础上,查阅相关文献总结出亚健康的高发人群为脑力劳动、白领阶层、军人人群等,将以此作为主要研究对象。鉴于 35 岁以下健康人群居多,将研究人群年龄定在 35 岁到 55 岁之间。

以往国内的研究采集样本多局限在某个城市,这次由中南大学湘雅医院、解放军总医院、中山大学附属佛山市第一人民医院的三大体检中心联合,采集位于我国政治中心、经济发达地区和内地等的不同层次人群,代表性强,建立亚健康流行病学调查多研究症状发生的频率,得出相关危险因素。本课题将基于数据挖掘建模研究方法设计、通过多中心因素队列,采用知己健康管理模式,配合实验室和物理体检,

笔记

全部指标量化管理。从大样本、大量亚健康表现中分析出我国亚健康人群的基本特征并综合评价建立数学模型。为亚健康干预策略的制定提供客观、科学的依据,为今后进一步研究确定干预措施及治疗方案奠定基础,是关系到国际民生的重要研究。

(资料来源:周雅芳.亚健康综合评价体系建立和危险因素分析的研究[D].长沙:中南大学,2012.内容有整理)

请思考并回答以下问题。

1. 根据本章所学健康危险因素评价的相关知识,结合案例分析,请阐述如何初步判断不同层次人群的亚健康状态。

2. 根据本章所学健康危险因素评价的方法,请分析不同层次人群亚健康的危险因素。

3. 根据上述亚健康危险因素分析的结果,请制定出不同层次人群亚健康的干预措施及治疗方案。

(三)实训要领

1. 了解亚健康的相关理论、调查问卷及评判标准。

2. 学习和掌握案例分析涉及的本章主要知识点。

3. 查找不同人群的亚健康影响因素研究及其干预方案或措施等相关文献。

4. 根据亚健康的危险因素和干预策略文献,设计亚健康调查问卷,对不同层次人群的亚健康状态进行数据收集,分析其危险因素,并制定出详细的干预计划。

5. 汇报实训成果并交流心得。

(四)实训要求与考核

1. 分组完成。请将班上的同学按照学号,以4人为单位,依次分成若干小组。每个小组按照自荐或者投票选举的方式选出一名组长,组长的主要职责是根据每个组员的特长、爱好,对组内工作进行分工(组内工作主要包括相关内容的资料查找、资料整理、资料分析和成果汇报等)。经过一段时间的准备,每个小组按照组长学号顺序进行成果汇报。汇报完成后,其他的小组进行组内讨论,每个小组选出一名代表对汇报小组提出一个建设性问题。

讨论结束后,小组组长根据小组成员在参与资料查找、资料整理、资料分析、小组讨论、成果汇报等过程中的贡献度进行初步评分,最后由任课老师在组长打分的基础上进行打分。

2. 提交实训书面记录。要求:(1)按照实训后的问题依次提供书面记录;(2)字数控制在2000字左右,要求提交的实训书面记录涵盖本章的知识点,格式规范、观点明确、有理有据,既要清晰讲出作为理由和依据的基本知识,又要针对材料事实进行分析得出明确的结论。

(五)实训书面记录或作业

实训书面记录

1. 根据本章所学健康危险因素评价的相关知识,结合案例分析,请阐述如何初步判断不同层次人群的亚健康状态。

2. 根据本章所学健康危险因素评价的方法,请分析不同层次人群亚健康的危险因素。

3. 根据上述亚健康危险因素分析的结果,请制定出不同层次人群亚健康的干预措施及治疗方案。

参考文献

[1]郭继志,赵拥军,徐凌中. 社会医学[M].济南:山东人民出版社,2010.

[2]顾建钦,常战军. 健康管理学教程[M].北京:北京大学出版社,2015.

[3]刘丽杭. 国际社会健康治理的理念与实践[J].中国卫生政策研究,2015,8(8):69-75.

[4]周雅芳. 亚健康综合评价体系建立和危险因素分析的研究[D].长沙:中南大学,2012.

(黄仙红　章志红)

笔记

第十章

卫生服务研究

学习目标

通过案例分析与实训练习：

巩固 卫生服务需要、需求和利用、卫生资源的概念及其主要评价指标等主要知识点；

培养 利用家庭健康询问表调查并进行数据分析的能力；

扩展 使用卫生服务研究理论和方法评价卫生服务研究结果的能力。

导入案例

案例1 某省国家卫生服务调查结果

2013年某省第五次国家卫生服务调查结果显示：居民两周患病率为21.42%（城市24.75%，农村19.46%），两周患病者中有71.4%的患者为慢性病持续到两周内。两周每千人口患病天数平均为2134天，两周每千人口卧床天数为281天，两周每千人口休工天数为143天，两周每千人口休学天数为43天。居民慢性病患病率为29.48%（城市31.19%，农村28.49%），2013年患病率较高的五种慢性病分别是：高血压、糖尿病、椎间盘疾病、脑血管病、慢性胃肠炎。

同一调查结果显示居民两周就诊率为12.55%（城市13.56%，农村11.96%），两周未就诊率为20.44%（城市18.30%，农村22.02%）。对患病未就诊原因进行分析，主要原因是自感病轻、经济困难的占未就诊原因的12.52%。与2008年相比，由于经济原因导致患者未就诊的比例减少。

居民年住院率为10.06%（城市10.47%，农村9.82%），住院人群中81.22%的患者因为疾病而住院治疗，有8.98%由于分娩而住院治疗。应住院未住院比例为19.69%（城市19.47%，农村19.83%）。

相应地该省第四次卫生服务调查结果是居民两周患病率为13.14%（城市11.85%，农村14.38%），两周患病中有45.23%的患者是急性两周内发生，47.28%是慢性两周前延续。居民慢性病患病率为17.74%（城市19.17%，农村16.34%），患病率较高的五种慢性病分别是高血压、急慢性胃肠炎、椎间盘疾病、糖尿病、其他运动疾病。

该省第四次卫生服务调查结果显示居民两周就诊率为11.18%（城市11.44%，

笔记

农村10.93%），两周未就诊率为59.8%（城市57.4%，农村62.2%）。居民年住院率5.39%（城市5.05%，农村5.73%），其中72.18%的患者因疾病住院，16.21%的患者因分娩住院。应住院未住院比33.7%（城市33.7%，农村33.7%）。

请思考并回答以下问题。

1. 以上数据反映了什么情况？

2. 对比分析第四次、第五次卫生服务调查结果，可以发现什么问题？

3. 卫生服务调查结果的分析可以为政策制定者提供哪些信息？

案例2　某市的医疗资源情况

至2013年底，全市共有各类医疗机构5503所，其中三级综合医院16所，二级综合医院50所，社区卫生服务中心100所，社区卫生服务站72所。各类医疗机构共设床位47867张，按常住人口计算（下同），千人口床位数为5.57张；其中公立医疗机构40219张（千人口床位4.68张），民办医疗机构7648张（千人口床位0.89张）。全市共有卫生技术人员90129人，其中执业医师（含助理医师）23885人（每千人口执业医师2.69人），护理人员29967人（每千人口护理人员3.47人），医护比为1∶1.25，公共卫生技术人员3818人（每千人口公共卫生技术人员0.43人）。

2013年全市医疗机构诊疗人次总计5115.55万人次，医生年均接诊患者（门诊）总人次数2141.7次/人，医生年均承担总床日（住院）数为602.34床日/人，病床使用率85.35%，病床周转次数31.3次，出院者平均住院日9.9天，医师日均担负诊疗7.2人次、住院1.8床日。

请思考并回答以下问题。

1. 以上数据反映了什么情况？

2. 如何评价该市的卫生资源？

主要知识点

卫生服务研究（health services research）是社会医学和卫生管理学科的重要研究领域。卫生服务是卫生部门向居民提供卫生服务的过程，包括医疗服务、预防服务、保健康复服务等。卫生服务研究是从卫生服务供方（provider）、需方（consumer）和第三方（third party）及其相互之间的关系出发，研究卫生服务组织、实施及其影响因素以及与居民健康状况的关系，探索改善卫生服务系统的功能以及提高卫生资源使用效益的途径。

一、卫生服务研究的目的

卫生服务研究的主要目的是提高居民卫生服务利用程度，控制费用，提高效益，改进卫生服务质量水平，尽可能满足广大居民的卫生服务需要。通过科学合理地组织卫生事业，充分利用现有的人力、物力、财力、时间、知识、信息等资源，促进卫生事业可持续发展，从而保护和提高人民健康水平，改善社会卫生状况。

笔记

二、卫生服务研究的任务

（一）卫生系统研究

将卫生服务需要、卫生资源投入及卫生服务利用水平相联系，综合分析人群卫生服务需要是否满足，卫生资源配置是否适度，卫生服务利用程度是否充分、过度或不足等，从而提出卫生服务的方向和重点、合理分配与使用卫生资源的原则方法。

还可以将卫生服务的投入量、服务过程、产出量以及效果作为一个系统来考察，或从卫生服务组织、结构及其功能等方面进行系统研究。

（二）卫生工作研究

卫生工作研究包括工作计划、组织、指导、实施、监督、激励、评价等，可分为工作开发研究和目标评价研究两类。

工作开发研究是通过对工作过程进行评价的方法来评价卫生服务计划的进展和工作成效，探讨新技术、新方法的应用和推广。目标评价研究是通过比较实际目标与预期计划目标的接近程度，了解计划目标的执行和完成情况。

（三）防治效果研究

促进生物医学成就应用于卫生领域，研究新技术新方法推广对居民健康的影响，预防措施效果评价，以及居民在利用这些新技术、新方法方面存在差异的评价等。

（四）行为医学研究

研究行为心理因素对卫生服务的影响，如研究健康者与患者的行为心理特征，医务人员行为，医患关系，医护关系，个人、家庭、社区和卫生机构之间的协调、利益分配等。

三、卫生服务研究的内容

（一）社会因素对卫生系统的影响

社会因素对卫生系统有决定性的影响，一个国家或卫生系统的组织形式取决于历史传统、社会制度、政府组织结构以及所处的社会经济发展阶段。因此，合理组织卫生服务，充分发挥卫生资源的作用是卫生服务体系的基本原则。卫生服务研究可以为卫生组织和机构的设置提供科学依据。

（二）评价人群的医疗卫生服务需要

了解人群觉察到的和潜在的卫生服务需要量及其影响因素是卫生服务研究的重要内容。人口学特征及人群健康水平是决定卫生服务需要量的基本因素，社会经济、文化因素和医疗保健制度对卫生服务需要量具有重要影响。随着社会经济的发展和生活水平的提高、医学模式的转变、健康观念的更新，人们对卫生服务会提出新的要求，研究卫生服务需要量满足的程度及影响因素，可以为改善卫生服务指明方向和重点。

（三）合理分配和使用卫生资源

卫生工作的任务是结合人群的卫生服务需要和需求，合理分配和有效使用卫生资源。卫生资源是开展各种卫生服务所需的社会资源的总和，包括卫生人力、财力、物力以及技术和信息等资源。

(四)卫生系统的组织结构与功能研究

因地制宜对建立健全卫生服务体系和工作网进行研究,提出协调的方法和手段,以及对卫生服务的内容、性质、范围及层次等方面开展研究。例如各级医院的分工和联系、全科与专科、门诊与住院医疗、医疗与预防服务、各级不同性质的卫生组织或机构的协调发展。

(五)卫生系统的经济分析

分析卫生系统的经济活动是制定卫生计划的一项基本内容。任何一个以市场经济为导向的社会,卫生经费必然与其他部门产生竞争。了解卫生经费的来源、数量、分配、使用及其组成是制订卫生计划不可缺少的基础信息和数据。

(六)卫生服务效果评价

人群健康状况是评价卫生服务效果的最终指标。包括单项卫生服务效果评估,如预防接种的效果评价会考核接种率、传染病发病率、死亡率的变化;综合卫生服务效果评估,如对人群健康状况进行评价,需要建立综合评价指标体系才能做出科学的评价。

四、卫生服务需要、需求与利用

(一)基本概念

1. 卫生服务需要(health services need)

卫生服务需要是根据居民的实际健康状况与"理想健康状态"之间的差异而提出的对医疗、预防、保健、康复等卫生服务的客观需要。卫生服务需要往往从居民的健康状况出发,不考虑其实际支付能力。卫生服务需要既有个人察觉到的需要,也包括由医疗卫生专业人员判定的需要。只有个人觉察到有卫生服务需要时,才有可能去利用卫生服务。

2. 卫生服务需求(health services demand)

卫生服务需求是从经济和价值观念出发,一定时期内一定价格水平下人们愿意并有能力消费的卫生服务量。一般分为两类:由需要转化来的需求和没有需要的需求。

(1)由需要转化来的需求。人们的卫生服务需要转化为需求,才会去利用医疗卫生服务。在现实生活中,人们察觉到了卫生服务需要,只有其收入、社会地位、参加的医疗保险、交通便利程度、风俗习惯以及卫生机构提供的卫生服务类型和质量等因素不影响卫生服务利用,这时卫生服务需要才可转化为卫生服务需求。例如当患者居住在偏远地区,到达医疗机构存在交通障碍,加之患者本身经济收入低,卫生服务需要则难以转化为需求。

(2)没有需要的需求。通常由不良的就医行为和行医行为造成的。一方面有些居民提出"卫生服务需求",可能这些需求经医学专业人员按照服务规范认定后是不必要或者是过分的。例如公费医疗参保者要求医生多开药品、开高价药、延长住院时间等,这是过度利用医疗服务。另一方面在不规范的卫生服务市场条件下,医疗卫生服务人员可诱导出需求。例如受利益驱动给患者开大处方、做不必要的检查和治疗等,被称作"诱导性医疗需求"。以上"求非所需"和"供非所求"的情况均可导致没有需要的需求量增加,这类没有需要的需求者常常与真正需要卫生服务的人竞争有限的卫生资源,造成卫生资源的短缺和浪费。

3.卫生服务利用(health services use or utilization)

卫生服务利用是需求者实际利用卫生服务的数量(即有效需求量),是人群卫生服务需要量和卫生资源供给量相互制约的结果,可以直接反映卫生系统为人群健康提供卫生服务的数量和工作效率,间接反映卫生系统通过卫生服务对居民健康状况的影响,但不能直接用于评价卫生服务的效果。

4.卫生服务需要、需求、利用之间的关系

卫生服务需求由需要转化而来,理论上如果人们的卫生服务需要都转化为需求,需求就可以通过对卫生服务的实际利用得到满足。

为了改善广大居民卫生服务利用的能力和公平性,需要国家在发展整个社会经济大环境的同时,通过采取建立适宜的健康保健制度、合理配置卫生资源、开源节流、控制医疗卫生服务价格、提高服务效率和质量、杜绝不良就医和行医行为、开展公众健康教育和健康促进活动等措施和方法,使人们的卫生服务需要能更多地转化为需求,才能在卫生资源投入不变的前提下最大限度地满足人们真正的需求。

(二)卫生服务需要的测量与分析

卫生服务需要是居民实际健康状况的客观反映。通过对人群健康状况的测量和分析来掌握人群的卫生服务需要量,包括需要量的水平、范围和类型等。反映人群健康状况的指标很多,包括疾病指标、死亡及构成指标、残疾指标、营养与生长发育指标、心理指标、社会指标以及由这些指标派生出的指标,如伤残调整生命年、无残疾期望寿命等。目前常用疾病指标和死亡指标来反映人群的卫生服务需要。

1.死亡指标

婴儿死亡率、孕产妇死亡率和平均期望寿命是综合反映社会发展水平、居民健康水平及医疗卫生保健水平的敏感指标,常用这三个指标反映一个国家或地区居民的卫生服务需要量水平。

死因顺位及构成也是反映居民卫生服务需要量的重要指标,对死因顺位及构成进行分析,可以找出危害居民健康的主要疾病和卫生问题,从而确定居民的主要卫生服务需要。

死亡指标比疾病指标稳定、可靠,资料较容易通过常规登记报告或死因监测系统收集,并且可以获得连续性资料。死亡是疾病或损伤对健康影响最严重的结果,因而用死亡指标反映人群健康问题不太敏感,还需结合疾病指标进行分析。

2.疾病指标

反映居民医疗服务需要量和疾病负担的指标,主要由疾病的频率指标和严重程度两类指标组成,数据需要通过人群调查的方法得到,如家庭健康询问调查。

(1)疾病频率指标:包括两周患病率、慢性病患病率、健康者占人口的比例。

(2)疾病严重程度指标:包括两周卧床率、两周活动受限率、两周休工(学)率、两周患病天数、失能率等。

(三)卫生服务利用的测量与分析

可用常规卫生工作登记报表及家庭健康询问调查的方式全面了解与掌握人群健康和

卫生服利用的状况,卫生服务利用主要包括医疗服务、预防保健服务及康复服务利用等。

1. 门诊服务利用

门诊服务利用的其主要指标包括两周就诊率、两周患者就诊率、两周患者未就诊率等,可用来反映人群对门诊服务的需求水平和满足程度,掌握居民就诊的水平、流向和特点,分析其影响因素,为合理组织门诊服务提供重要依据。

2. 住院服务利用

住院服务利用主要通过住院率、人均住院天数、未住院率指标,了解居民对住院服务的利用程度,进一步分析住院的原因、住院医疗机构与科别、辅助诊断利用、病房陪住率以及应住院未住院率及其原因,为确定医疗卫生机构布局、制订相应的病床发展和卫生人力规划提供依据。

3. 预防保健服务利用

预防保健服务利用主要由计划免疫、健康教育、传染病控制、妇幼保健等指标反映。测量预防保健服务利用比较复杂困难,可采用医疗机构登记和家庭健康询问调查相结合的方法收集资料。常用的预防保健服务利用指标有产前检查覆盖率、平均首次产前检查的周数、平均产前检查的次数、医疗机构分娩率、在家分娩率、产后访视率、平均产后访视次数、婚前检查率、妇女病检查率、婴儿出生体重比例、儿童有卡接种率、平均预防接种次数。

（四）影响卫生服务需要与利用的因素

研究卫生服务需要与利用的因素的目的在于发现高危人群,确定疾病防治重点,有针对性地开展健康教育和健康促进活动,合理组织卫生服务,发挥卫生资源作用,提高卫生服务的公平性。

1. 人口数量及年龄性别构成

在其他因素不变的条件下,服务人口越多,老年人及女性人口越多,卫生服务需要量和利用量越大。

2. 社会经济因素

社会经济因素包括政治制度、经济状况、文化教育水平、居住生活条件等,这些因素可以直接或间接地对居民的健康产生影响。不同的社会经济发展水平是造成不同国家或地区居民健康水平差异的一个重要原因。

3. 文化教育

受教育程度较高者对预防保健意识、疾病自我认识的能力及早期治病的期望要高于受教育程度低者。从短期看,人群受教育程度增高会增加卫生服务需要;但从长远来看,最终会降低卫生服务需要和利用。

4. 卫生服务质量及设施

提高卫生服务质量可以缩短医疗时间,提高治愈率,减少并发症和后遗症,进而减少患者对卫生服务的需要和利用。

5. 医疗保健制度

享有医疗保健制度者利用较高级别医疗卫生机构服务的比例、就诊率、住院率、住院天数、医药费用均明显高于自费医疗者;且医保者享有定期免费健康体检有利于发现潜在的卫生服务需要。

6. 气候地理条件

一些疾病的发病具有季节性或地域性,因此居住地点和环境条件对卫生服务需要量有较大影响。

7. 行为心理因素

行为心理因素对疾病的发生、发展及转归有明显的作用,各种不良行为对慢性病的发生、发展及转归有明显作用。同时,行为心理因素对就诊、住院也有影响。

8. 婚姻与家庭

有配偶者对医疗需求少于独身、离婚、鳏寡者,同时有配偶者住院次数和住院时间少于无配偶人群。患者家庭人口多、家庭关系和睦,患者能从家里得到较好的照顾,进而缩短住院时间,减少医疗服务需要量和利用量。

(五)卫生服务需要与利用指标的应用

1. 测算目标人群卫生服务需要量和利用量

从两周患病指标可以推算出目标人群全年卫生服务需要量和利用量,可以推测总人口中疾病发生频率和严重程度,作为制定卫生规划或设计医保制度的依据。

2. 为合理配置卫生资源提供依据

由两周患病人数可以估算门诊服务需要量,由因病休工休学及卧床人数可以估算住院人数,还可以使用卫生服务需要需求法进一步推算床位数需要量和医务人员需要量,对卫生资源进行合理地配置。

3. 计算疾病造成的间接经济损失

每人每年因病休工天数乘以该地区人均产值,再乘以该地区总人口数,可以计算出因疾病休工而导致的间接经济损失量。

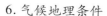 **导入案例评析**

案例1　某省国家卫生服务调查结果

1. 以上数据反映了什么情况?

以上数据反映了当地居民的卫生服务需要和卫生服务利用情况。

卫生服务需要是居民实际健康状况的反映,常用疾病指标和死亡指标来反映人群的卫生服务需要量。死亡指标中,一般采用婴儿死亡率、孕产妇死亡率和平均期望寿命这三个指标。疾病指标包括疾病的频率(度)指标和严重程度两类指标,通常通过家庭健康询问调查得到。反映疾病频率的指标有两周患病率、慢性病患病率和健康者占总人口百分比。反映疾病严重程度的指标有两周卧床率、两周休工(学)率、两周每千人患病日数和失能率。

卫生服务利用包括医疗服务(门诊服务和住院服务)、预防保健服务和康复服务利用,是需求者实际利用卫生服务的数量(有效需求),这是人群卫生服务需要量和卫生资源供给相互制约的结果。门诊服务利用指标有两周就诊率、两周患者就诊率、两周患者未就诊率。住院服务利用指标包括住院率、人均住院天数、未住院率。

预防保健服务包括计划免疫、健康教育、传染病控制、妇幼保健等。一般采取卫生机构登记报告和家庭询问调查相结合的方法收集资料,将居民实际接受的服务量与按计划目标应提供的服务量进行比较。

2.对比分析第四次、第五次卫生服务调查结果,可以发现什么问题?

案例中可以看出某省第五次卫生服务调查的两周患病率和慢性病患病率均高于第四次卫生服务调查数据,说明居民的卫生服务需要有所上升。

案例中某省第五次卫生服务调查的两周就诊率、年住院率都有所上升,而两周未就诊率和应住院未住院率下降。结合上述卫生服务需要上升,而卫生服务利用也上升的情况,说明卫生服务供给较好地满足了人群的卫生服务需要,并且人群实际卫生服务利用的可及性升高,与我国医疗保障制度的逐步建立和完善有关。

3.卫生服务调查结果的分析可以为政策制定者提供哪些信息?

国家卫生服务调查是我国政府掌握城乡居民健康状况、卫生服务利用、医疗保健费用及负担等信息的重要途径。国家卫生服务调查通过了解居民卫生服务需要、需求和利用以及对医疗服务的满意度等信息,预测卫生服务供需变化的趋势,结果对政府制定卫生政策和制订卫生事业发展规划、有效调控卫生服务供求关系、提高卫生管理水平、促进我国卫生改革与发展具有重要影响。

案例 2　某市的医疗资源情况

1.以上数据反映了什么情况?

案例中第一段是该市的主要卫生资源情况,第二段是卫生服务工作效率指标。医生数、护士数和床位数常用每千人口为单位,可根据一个地区人群的患病率和住院率计算需要配置的医生数和床位数,同时根据医生年均接诊患者总人次数和住院医生年均承担总床日分别计算门诊医生数和住院医生数。计算床位数时还需要得到平均住院天数、病床使用率、病床周转次数等指标。护士数按照医护比例关系来进行计算,我国 2009 年医护比例为 1:0.8,现要求达到 1:1.2。

研究卫生资源的配置是卫生服务研究的基本任务。卫生资源包括人力资源、卫生费用、卫生技术(设备、药品、知识和技术、卫生信息)等。一个国家和地区的卫生资源总量是有限的,卫生资源的配置要尽可能地满足卫生服务需要。

2.如何评价该市的卫生资源?

案例中给出的每千人口床位数、医生数、护士数和医护比例可以按照国家或地区的配置标准来进行评价,工作效率指标也可按照全国平均水平来进行评价。

该市所在省的卫生资源配置标准为每千人口 4.30 张床位,执业(助理)医师每千人口 2.62 人,注册护士每千人口 3.05 人。该市的每千人口床位数、执业(助理)医师数、护士数从数量上均已达标。

《2013 年中国卫生统计年鉴》数据显示该市所在省病床使用率为 89.88%,平均住院日 10.1 天,病床平均周转次数 32.9 次;与该市的指标对比发现该市医疗机构病床使用率和病床平均周转次数低于全省平均水平,平均住院日高于全省平均水平。该市所在省医师日均担负诊疗人次为 5.9 人,医师日均担负住院床日为 2.7 人;与该市指标比较,该市医疗机构门诊工作效率高于全省平均值,而病房工作效率低于全省平均值。

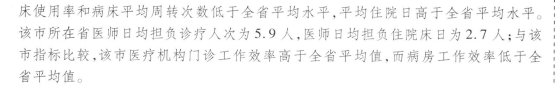

卫生服务连续性概念及评价维度分析

1. 卫生服务连续性的概念及发展

Folsom Report 在 20 世纪 60 年代提出卫生服务连续性可以被认为是卫生服务利用者能最大限度地由同一个卫生服务提供者提供服务。这一概念的提出建立在国外传统的家庭医生概念基础之上,长期由同一卫生服务提供者(如家庭医生)提供卫生服务对于维持居民及其家庭的健康非常重要。

国内学者结合我国基本医疗服务的特征,认为可以将医疗连续性界定为从疾病发生、发展、转归到康复过程中的医学干预的连续性,即患者在因健康问题进入医疗服务提供体系后能够获得无缝隙的连续服务,不会因就诊医生或医疗机构的变化而中断或重复提供。聂梦溪等认为,连续性卫生服务的内涵可以分为"大"和"小"两种,小连续性服务侧重于一次疾病的发生、发展、转归和康复在卫生服务网络各机构间接受服务的整个过程;大连续性服务将服务对象视为长期合作伙伴,从一个人的整个生命周期横向审视卫生服务,全面考虑其生理、心理、社会需求并加以解决。卫生服务连续性的概念从单纯某个人的某次就诊经历扩展到一个人整个生命周期中所需求的不同卫生服务之间的连续,这更加体现了"以患者为中心"的卫生服务提供理念。

综合国内外专家学者对于卫生服务连续性概念的探讨,卫生服务连续性可定义为居民在不同组织接受的不间断的、不重复的一系列协调的卫生服务,这种服务的连续性包括人际关系的连续、机构间的连续和和地理的连续等。

2. 卫生服务连续性的维度

在实证研究中,出发点不同的研究视角和内容,涉及不同的连续性类型,主要包括信息连续、管理连续、关系连续、地理连续、机构连续和学科连续等维度。信息连续性通常是指在临床医生与患者间直接建立一种持久的关系,以患者的偏好、价值观和所处环境作为补充,为患者建立正式的信息记录来保持这种关系。管理连续性是指医生与患者分享管理计划或保健协议,医生明确负责跟进和协调,在未来能够为患者提供一种具有可预测性和安全性的照顾,主要涉及标准和协议的使用,确保服务提供是有序的、连贯的、互补的并且及时的。关系连续性是指医生在对患者的偏好和所处环境不断了解的基础上建立一种关系,而这种偏好和环境很少在正式记录中找到,关系的维系主要依靠医生对患者过去的关心和对患者未来的照顾能力。地理连续性是指患者在接受卫生服务时尽可能地拥有固定的就医地点和固定的卫生服务提供者。学科连续性主要从医学的专业角度出发,指的是在医务人员提供卫生服务时,需要各个专业领域医生的分工协作。

笔记

结合中国农村卫生服务网络中存在的突出显示问题,从连续性的实现载体来看,笔者认为卫生服务的连续性概念应当包括4个方面:机构之间的互补与协调服务的连续性、供—需双方人际关系的连续性、不同学科领域之间的连续性、区域卫生信息传递与共享的连续性。

3.卫生服务连续性指标

国外研究学者认为卫生服务的连续性要从持久度、紧密度、分散度和顺序性4个维度来测量。每个维度包括若干个指标,分别反映了上述4个维度的卫生服务连续性,见表10-1。

表10-1 卫生服务连续性维度及指标

维度	指标名称
持久度	与某一个医生保持关系的长度
	纵向连续度
紧密度	二进制测量
	家庭医生连续性比例(UPC)
	连续性服务比例(CDP)
	基础连续性服务指标(FCCI)
	临床医生指标(CI)
	医生的连续性指标(PCI)
分散度	赫芬达尔指数(HH)
	服务连续指标(COC)
	K指标
	连续性得分(S)
	改良的连续性指数(MCI)
	再次改良的连续性指数(MMCI)
顺序度	有序连续性(SECON)

另有一部分国外学者从患者体验的角度来测量卫生服务的连续性。伦敦帝国理工大学医学院的George Freeman教授强调患者必须经历顺利的、良好合作的、协调的照顾才能称之为连续性照顾,强调基于患者体验来评价卫生服务连续性的重要性。Mylaine Breton等提出了患者基于自己体验来进行评分的体系,主要有以下4个方面:(1)患者认为的主要卫生服务协调者之间协调作用的大小;(2)患者是否经历过多个卫生服务协调者之间的协调问题;(3)患者认为卫生服务提供者之间是否存在信息不流畅的问题;(4)患者是否知晓自己的护理计划。

(资料来源:齐静,刘松涛,高梦阳,等.卫生服务连续概念及评价维度分析[J].医学与社会,2015,28(12):5−7.内容有整理)

实训与指导

实训项目 国家五次卫生服务调查报告资料分析

(一)实训目标

1.检验卫生服务需要、需求、利用概念及卫生服务需要和利用的评价指标等知识的理解和掌握程度。

2. 训练卫生服务相关文献查阅及卫生服务需要和卫生服务利用分析等的基本能力。

3. 掌握卫生服务研究的重点内容和卫生服务评价的基本方法及应用的能力。

（二）实训内容与形式

要求根据以下材料进行思考分析与训练。

实训材料　第五次国家卫生服务调查报告摘要

一、卫生服务成效与进展

（1）居民卫生服务需求满足程度明显提高，正在向"病有所医"目标逐步迈进。调查显示，两周患病者中，84.5% 的患者采取去医疗机构就诊或在医生指导下服药治疗，14.1% 采取了自我医疗，仅有 1.4% 的患者自认为病轻不需要治疗。

（2）基本医疗保障制度逐步健全，保障水平不断提高。调查显示，95.1% 的居民参加了基本医疗保险，比 2008 年提高 8 个百分点。医疗保障水平不断提高，特别是新农合五年来报销比提高了近一倍，参保人口由于经济原因导致不能充分利用医疗服务的情况明显减少。

（3）医疗卫生服务体系得到加强，居民卫生服务可及性提高。调查显示，84.0% 的家庭 15 分钟内可到达最近的医疗机构，77.2% 的家庭认为看病方便程度有了改善。

（4）基本公共卫生服务均等化成效明显。调查显示，孕产妇产前检查率达 97.8%，住院分娩率为 96.3%；儿童预防接种建卡率为 99.4%。高血压患者 3 个月内医生随访率为 71.3%，服药率为 98.0%，2/3 的患者自报血压控制在正常范围。糖尿病患者 1 个月内血糖测量率为 71.1%，服药率为 97.5%，近一半患者自报血糖控制在正常水平。

（5）城乡间、不同保障人群间、不同收入人群间服务利用差距缩小，医疗卫生服务公平性得到改善。调查显示，两周就诊率和住院率等医疗服务利用指标、妇幼卫生保健等各项公共卫生服务指标的城乡差距基本消除。参合人口保险比与城镇职工医保报销比差距缩小，满意度高于城镇参保人口。

国家卫生服务调查结果充分表明，深化医药卫生体制改革启动实施以来，随着医疗卫生服务体系建设加强，基本医疗保障水平提高，基本公共卫生服务均等化程度加大，城乡居民卫生服务需求的满足程度明显提高，医疗卫生服务利用量显著增加，人民群众看病就医的公平性、可及性、便利性得到改善，医改取得了明显进展和成效，为健康中国目标的实现奠定了坚实的基础。

二、国家卫生服务调查简介

国家卫生服务调查是我国政府掌握城乡居民健康状况，卫生服务利用、医疗保健费用及负担等信息的重要途径,是中国卫生调查制度的重要组成部分。国家卫生服务调查结果对政府制定卫生政策和卫生事业发展规划、有效调控卫生服务供求关系、提高卫生管理水平、促进我国卫生改革与发展产生了重要影响。

国家卫生服务调查始于1993年,每五年在全国范围开展一次,是我国规模最大、唯一通过需方调查全面获取居民健康状况、卫生服务需求及利用信息的综合性调查,是政府了解城乡居民健康、卫生服务需要、需求、利用、医疗负担及满意度等信息的重要途径。该调查是根据我国卫生服务的特点并借鉴国际经验而设计的,得到国际组织和众多国际的广泛关注和认可。

(1)调查的目的:了解居民卫生服务需要、需求及对医疗服务的满意度等信息,客观反映卫生改革与发展的成就,分析卫生服务需要、需求及利用的变化趋势,为制定卫生发展规划提供客观依据。

(2)调查样本:采用多阶段分层整群随机抽样的方法,在前四次94个样本县的基础上进行了扩点。样本覆盖全国31个省市、156个县区、780个乡镇街道、1560个村和居委会。实际调查住户9.36万,调查人口27.37万。

(3)调查方法:采用入户询问的调查方式,由经过培训的调查员按照统一的调查问卷,深入到居民家中对被调查者逐一进行面对面的询问。2013年参与入户调查工作的人员约达5000名。

(4)质量控制:一是广泛征求意见,完善调查设计;二是做好指标解释,统一调查口径;三是严格培训调查人员,考核合格后方能入户调查;四是明确质量控制标准,开展数据核对;五是加强督导,逐级审核,由国家卫生计生委统计信息中心领导带队,对20个省49个县进行现场督导,各省市也都对各自调查地区开展了督导;六是实行数据双遍录入,计算机逻辑检查,发现问题回访核实;七是开展5%样本复核调查,复核调查一致率达到质控要求。

(资料来源:国家卫生计生委统计信息中心.第五次国家卫生服务调查分析报告[R].北京:中国协和医科大学出版社,2015.)

请思考并回答以下问题。

1.以五次国家卫生服务调查报告资料为基础,分析国家五次卫生服务调查报告中的卫生服务需要的变化趋势,并分析其原因。

2.以第五次国家卫生服务调查报告资料为基础,分析我国卫生服务存在的问题及挑战。

(三)实训要领

1.学习和掌握实训相关的查阅文献、分析卫生服务需要和利用指标等主要知识和技巧。

2.查找国家五次卫生服务调查报告文献资料,结合卫生服务需要和利用的评价指标,分析其变化趋势。

3.汇报实训成果,并交流心得。

（四）实训要求与考核

1. 请独立完成资料查找、分析、总结归纳、撰写书面记录等工作,最后由老师打分。

2. 提交书面报告。要求:(1)按照实训后的问题依次提供书面记录;(2)字数控制3000字左右,要求观点明确、有理有据,既要讲清楚作为理由和依据的基本知识,更要针对案情事实进行分析并得出明确的结论。

（五）实训书面记录或作业

实训书面记录

1. 以五次国家卫生服务调查报告资料为基础,分析国家五次卫生服务调查报告中的卫生服务需要的变化趋势,并分析其原因。

_____

_____

_____

_____

_____

_____

_____

_____

_____

_____

_____

_____

2. 以第五次国家卫生服务调查报告资料为基础,分析我国卫生服务存在的问题及挑战。

_____

_____

_____

_____

_____

_____

笔记

_____

_____

_____

_____

_____

_____

_____

_____

_____

参考文献

[1]齐静,刘松涛,高梦阳,等.卫生服务连续概念及评价维度分析[J].医学与社会,2015,28(12):5－7.

[2]国家卫生计生委统计信息中心.第五次国家卫生服务调查分析报告[R].北京:中国协和医科大学出版社,2015.

（杨晓玮　黄仙红）

笔记

社会卫生政策分析

通过案例分析与实训练习：

巩固 卫生政策的概念与功能、政策分析的框架和要素、卫生政策的确认、政策方案的抉择原则和方法等主要知识点；

培养 运用利益相关集团分析、SWOT分析和政策图解法分析社会卫生政策的基本能力；

扩展 掌握提出卫生政策问题、制定卫生政策、实施卫生政策、评价卫生政策效果和及时终结卫生政策的能力。

实施社区首诊制度的 SWOT 分析

随着我国新医改的逐步稳定推进，发展社区卫生服务、完善社区卫生服务体系，已成为新医改的一个重要目标。通过开展社区首诊，将有助于缓解居民看病难、看病贵的问题，使居民真正享受到温馨、便捷、质优和价廉的基本医疗卫生服务。所谓社区首诊制实质上是分级医疗制，即根据卫生机构的规模、水平确定不同的医疗服务任务。遵循"小病在社区、大病进医院"的原则，社区卫生机构负责诊治辖区居民的常见病、多发病；及时监控居民的大病征兆，让居民在大病初期能得到尽早治疗。如果病情较重，再由社区医生负责向上一级医院转诊；康复期也可以重回社区卫生服务机构进行治疗。推行社区首诊和双向转诊制的目的是缓解大医院看病难的问题，减少卫生资源的浪费，为患者节省医疗费用并最终实现城市医疗卫生资源合理配置。

结合当前社区卫生服务发展的现状，进行 SWOT 分析，提出供选择的发展策略，为社区卫生服务机构高效的实施社区首诊制度提供政策分析支持帮助。

1. 优势（strength）

（1）方便患者就诊：①社区卫生服务中心在居民社区附近，便于提供上门服务；②家庭医生熟悉周边卫生资源配置；③可通过建立健康档案，加强医患联系，制定个性化的诊疗措施。

（2）节省看病费用：社区卫生服务的成本普遍低于上级综合性医院。

笔记

（3）优化资源配置：实施社区首诊，将减轻大医院的门诊压力，减少不必要的门诊和住院天数，促进医疗卫生资源合理利用。

（4）有利于突发公共卫生事件的及时处理：全科医生是居民健康的守门人，通过社区首诊可以及时发现突发病例，有利于协助上级卫生主管部门更好地应对突发事件。

2. 劣势（weakness）

（1）不同社区医疗卫生机构的业务水平不同：应根据不同社区医疗卫生机构的实际情况开展首诊制度。当前还有相当数量的社区卫生服务机构尚不能满足患者的需要。

（2）社区医疗机构如何保证患者顺利转诊：目前对于转诊程序尚没有一个明确的界定。

（3）全科医师数量尚不能满足社区的需求：尽快提高全科医生的水平且加快其培养是发挥社区首诊功能的关键。

3. 机会（opportunity）

（1）政府重视，政策扶持：完善社区卫生服务体系，是深化医疗体制改革的重要方向，获得了各级政府的重视。

（2）老年人口、慢性病患者增多：①我国逐步进入老龄化以及慢性病患者增多的阶段；②社区卫生服务机构可缓解老年人及慢性病患者需长期治疗的负担。

（3）防控传染性疾病的要求：社区首诊对于传染病的监测有不可替代的作用。

4. 威胁（threats）

（1）来自专科医生的竞争：专科医院的发展以及专科医生的专业性对于全科医师是一个挑战。

（2）提高社区医务人员的待遇：社区医务人员的收入和未来发展机会与大型综合医院相比，有较大差距。因此通过提高社区医务人员待遇可促进其积极性。

（3）面临其他医疗机构的竞争：二三级医院、专科医院及私立医院有较先进的设备与技术，更加吸引患者前往就医。

（4）部分居民就医仍存在趋高心理：部分居民更愿意选择大型综合医院进行就医，盲目开展社区首诊，可能会增加医患关系的紧张程度。

在SWOT分析其优势、劣势、机会和威胁的基础上，提出相应的策略。

1. SO策略：发挥优势，利用机会

首先，在政府不断加大投入的同时，要调动社区资源，鼓励和引导社区居民共同参与。社区卫生服务机构要结合自身实际，找出适合自己发展的道路。第二，引进社会力量参与社区卫生服务机构的建设。通过市场化运作、充分竞争的准入方式，促进社区卫生服务机构自身的建设，为社区居民提供更多便利和优质的服务，促进社区医疗卫生机构医疗水平的提高。第三，社区卫生服务机构的工作人员增加与所辖社区的群众接触，同时建立居民健康档案。伴随着全科医学人才队伍的不断壮大，可以进一步提升社区卫生服务机构初诊的准确率，吸引更多的群众选择社区。

笔记

2.ST策略：发挥优势，克服威胁

第一，制定相关的政策和措施，以鼓励医学相关人才选择到社区就业，提高社区卫生服务中心医务人员的积极性，充分发挥社区卫生服务机构的优势，开展特色项目，拓展服务范围，提高社区卫生服务机构的整体水平。第二，变被动为主动。社区医生应积极地与社区群众进行交流，了解社区群众的需求和需要，转变思路，主动去关心患者，与社区群众交朋友，同时积极提高自身的业务素质，建立与社区群众之间的相互信任。第三，通过当地政府政策对医疗保障和保险制度的倾斜，以及社区卫生服务机构自身的建设赢得社区居民对社区卫生服务机构的信任和认可，促进社区首诊的顺利开展。

3.WO策略：利用机会，克服劣势

大力培养合格的全科医学人才。一方面，部分整体实力较弱的社区医疗机构可选择与当地综合型医院及医学院校及其附属医院合作开展社区首诊服务，充分利用大型医院的人力资源优势。同时，定期派遣人员到大型综合性医疗机构进修、学习，提升社区卫生服务人员的自身水平。另一方面，积极实施全科医师规范化培训，与医疗水平较好的医疗机构合作，努力培养合格的全科医师。

4.WT策略：减轻劣势，回避威胁

实现与大型综合性医院的信息共享，建立交流平台，采取社区医务人员上门出诊的形式，促进医患关系的和谐。同时可以通过建立实时交流平台，与大型综合性医院的专家实现互动和交流，以提高初诊的准确程度，最大限度地保证群众的切身利益。

（资料来源：朱有为，柏涌海，刘轶永，等.开展社区首诊制度的SWOT分析[J].中华全科医学，2012，10(9)：1432-1434.）

请思考并回答以下问题。

1.为什么要进行社会卫生政策分析？

2.结合案例回答应用SWOT分析社会卫生政策需要注意哪些方面？

3.SWOT分析社会卫生政策的程序是什么？

主要知识点

一、卫生政策概述

(一)基本概念

1.政策

政策的定义有很多，《辞海》将政策定义为国家、政党为实现一定历史时期的路线和任务而规定的行动准则。

2.公共政策

公共权力机关经由政治过程所选择和制定的为解决公共问题、达成公共目标、实现

笔记

公共利益的方案,是政府等公共组织管理社会公共事务的指导准则。用于规范和指导有关机构、团体或个人行动,主要以政府的法律、法规、决策和行动为表现形式,是政策范畴中最重要的分支。

3. 社会政策

通过国家立法和政府行政干预,解决社会问题,促进社会安全,改善社会环境,增进社会福利的一系列政策规定、行动准则、计划和措施的总称。

4. 卫生政策

是社会政策的一个重要领域,体现一个国家或地区的政府为保障公众健康和实现特定卫生目标而采取的行动方案和行动依据,主要包括卫生发展的目标、法律、法规、战略、方针、策略、计划和措施等。

(二)卫生政策的特点

1. 利益倾向性

卫生政策与公众健康、经济社会和谐发展以及政治稳定等有密切联系,并对它们有重大影响。

2. 合法性、权威性和强制性

政策的制定必须经过一定的严格程序方可出台实施,同时应得到所涉及对象的认可和接受。

3. 公益性

卫生政策以保障公民健康为根本目的,不以追求经济利益为目标。

4. 系统性

体现在政策层级与执行体系两个方面。

5. 阶段性

卫生政策的制定与执行与时代背景相关,包括社会经济发展水平,公众健康水平与主要卫生问题等因素。

6. 功能多样性

卫生政策的制定实施涉及各个方面,且其功能也是多样的。

7. 价值取向性或政治性

卫生政策的价值受政策主体的影响。

(三)卫生政策的功能

1. 导向功能

引导卫生资源的配置,影响人们的预期和行为。

2. 协调功能

协调相关利益者之间的关系,形成政策合力,达成既定目标。

3. 控制功能

规范制约卫生相关的各种行为,保证政策目标的实现。

4. 分配功能

对卫生资源施行公平、合理的分配。

笔记

（四）卫生政策分析的框架

1. 卫生政策问题确认

运用公认的科学方法确定政策问题。

2. 卫生政策方案的制定与通过

选择最优方案并使之合法通过。

3. 卫生政策的实施

围绕一定目标与任务，采取有效的措施，保证期望目标的实现。

4. 卫生政策效果的评价

确定评价标准，客观公正地进行评价。

（五）卫生政策分析的要素

1. 卫生政策问题

在卫生领域中的焦点问题中选择，从科学和价值两个层面确定。

2. 卫生政策目标

卫生政策的目的与目标是制定的基础与关键。

3. 卫生政策方案的拟订

拟订多个可能的方案以供选择。

4. 卫生政策方案的抉择

对备选方案进行综合评价分析后，选择最佳方案。

5. 卫生政策的执行与实施

采取一定措施推行卫生政策的过程。

6. 卫生政策效果评价

运用卫生经济学成本—效益分析等方法进行评价衡量。

7. 卫生政策评价标准

评价标准可参照美国政治学家获辛提出的人类社会追求的五种理性，即技术理性、经济理性、法律理性、社会理性以及实质理性。

8. 卫生政策模型

创建模型从整体上、动态中分析复杂的政策问题。

9. 卫生政策影响因素

包括政策资源、政治环境、经济环境以及社会文化环境等因素。

10. 卫生政策信息

卫生政策活动中应及时搜集、传递、加工、使用和反馈可靠的信息。

二、卫生政策分析方法

（一）利益相关集团分析

利益相关集团分析是指运用定性和定量的工具，了解并分析与政策议题有切身相关利益的人、机构或团体的立场和对其他群体的影响，以完善政策制定、促进政策执行的方法。其分析的步骤包括：确定利益相关集团、估计利益相关者的利益及政策目标对利益相关集团的评价利益相关集团动用资源的能力、判断各个利益相关集团的立场等（详见表11-1）。

表11-1　利益相关集团分析表

利益相关集团	集团的利益	资源	动用资源的能力	立场
集团的名称	列出这个集团的确切利益	概括这个集团所拥有的全部资源（经济资源、社会地位、信息、合法性和强力）	估计这个集团能够动用哪些资源，以及如何动用这些资源来干预（可以把这种能力量化为5等级或者11等级）	估计这个集团对这个问题的立场（从支持到反对，分成7个等级+3～−3）

（二）政策图解法

1. 宏观政策图解法

适用于国家的大政方针。借助地图图解，找出主要的利益相关集团，并在地图上标注出他们之间以及他们和政策制定者之间的相互关系，以达到简化环节因素，精简信息量的目的。因此政策地图图解分析需要考虑两个重要变量：政策参与者是支持还是反对政策的制定；政策参与者是处在政策制定者的左边还是右边。该方法可以探索政策的支持程度，支持的凝聚程度以及支持者的位置这三个问题。

2. 微观政策图解法

适用于微观领域，如卫生部门的规章制度的规定。该方法从一定团体对相关政策做出的反应，或者某一部门中不同组织对于该政策的不同态度进行分析，通过分析可以得到对某一政策具体问题的支持程度。

3. 政策网络分析

适用于重点关注某一个特定的政策，通过如下步骤进行分析。第一步，理顺政策的通过和执行要经过哪几个关键点？第二步，每一个步骤的核心人物是谁？第三步，政府官员如何接近这些核心人物？最后，政府官员如何对这些步骤产生影响？

三、卫生政策的制定与执行

（一）提出卫生政策问题

1. 卫生政策问题的构建

当一个政策问题被提出后，需要政府或公共组织加以确认和分析，纳入政府工作程序并开始实际解决才能成为政策问题。构建政策问题的标准主要涉及以下几方面：大众传媒的力量，有无可行的解决方案，政策行动者的能力，自然与社会的环境，政治时机，政治领袖与政党组织的更替，时代观念等因素。

2. 卫生政策问题议程的设定

政策议程是指有关公共问题受到政府及公共组织的高度重视，并被正式纳入其政策讨论以及确定为需要加以解决的政策问题的过程。政治学家肯顿认为，卫生改革政策取得成功的条件有三个：第一，符合客观实际，即符合政治导向、社会氛围等；第二，有解决的可能性，及时提出相对妥当的解决方案；第三，符合政治事件的发展规律，即卫生领域

笔记

的专家们应善于把握有利的政策时机、收集和恰当运用有说服力的证据,但这往往也是最复杂最难以把握的部分。

（二）卫生政策的制定

1.卫生政策制定的原则

（1）一致原则。卫生政策的目标和方案应与国家法律、法规和宏观政策保持一致。

（2）信息原则。政策制定依赖全面准确的信息,以保证政策的科学性和合理性。

（3）系统原则。政策过程是一个复杂系统,政策制定时要有系统观点,统筹考虑系统内部各要素、各层次之间的关系,以及外部环境的影响。

（4）可行原则。卫生政策制定要对其在政治、经济、社会、科技、伦理等方面的可行性进行充分评估。

（5）动态原则。政策需要保持一定的弹性,针对外部环境和执行过程中出现的问题进行适当调整。

（6）参与原则。政策制定过程中需要保证人民群众或政策目标群体的充分参与。

2.卫生政策制定的过程

（1）确定政策目标。卫生政策目标是政策制定者通过政策实施在卫生领域所要达到的解决问题的效果或要避免的消极影响。卫生政策目标是卫生政策方案的基础。因此卫生政策的目标要具体明确,目标与手段做到统一,既要有前瞻性也要有可行性,要注意多个政策目标的协调性,避免目标之间的冲突。

（2）设计政策方案。备选方案的设计是个动态的过程,包括设想、分析、初选、评定、淘汰等环节。备选方案在政策目标体系和政策方案之间起着过渡性的桥梁作用。所以在这个过程中要做到两点:一是大胆寻找,即完成对政策方案的轮廓设想,一般从经验和已有知识入手;二是精心设计,即把每个备选方案尽量细化,并对方案可能产生的结果进行预测。

良好的备选方案应有两个及两个以上,且互相排斥,必须能说明各自的优劣和得失,以供上级决策者考虑和选择。所有拟定的方案都应当进入方案库,在考虑经济可行性、技术可行性的前提下,必须考虑其政治可行性。

（3）政策方案的选择。主要是论证评估现有备选方案的价值、方案可行性、方案效果和方案风险等,比较常用的方法如效用分析、灵敏度分析、决策树法、层次分析和优序图分析等。选择备选方案的原则包括:政治合法性;最大限度地实现政策目标;最小限度地消耗各种政策资源;对多种风险具有最大的应变性;在政策实施中产生最小的负面效应;符合伦理道德标准。

（4）论证政策方案。又称预评估,是在政策执行之前对政策的可行性、价值、效果、风险等进行评估,使决策更令人信服,被大家所认同。

（5）政策方案的合法化。获选方案还要由权力机关按照一定的法定程序予以审查和批准,才能转化为正式的政策而具有合法性,以得到社会的认可与遵循。

（三）卫生政策的执行

1.卫生政策执行的过程

（1）明确政策内涵,确定具体实施目标。即把握公共政策的精神实质,理解其内在机制,考虑公共政策之间的相互关系。政策内涵涉及:①针对的问题、问题的危害,以及解决问题和消除危害的意义;②政策思路和总体目标、预期效果;③目标体系,尤其是关键子目标;④基本方法和措施;⑤政策方案的适用对象、执行期限和阶段;⑥方案提到的包括机构、人员等在内的各类资源配置要求;⑦方案的必要说明,如需要注意的问题、主要障碍等。

(2)对政策实施中可能存在的动力与阻力进行分析。关键是确认利益相关者以及动阻力源和动阻力的强度。

(3)制定实施计划。基于动阻力分析,设计出若干减弱阻力、同时增强动力的执行策略,把政策方案规定的内容转化为可操作实施计划的过程。包括执行策略设计,执行工作设计以及工作流程设计。

(4)配置执行资源。卫生政策实施资源既包括组织资源、人力、财力、基础设施等"有形"资源,也包括信息、政治支持、社会舆论等"无形"资源。资源配置时应遵循以下原则:系统性原则,人本原则,有效性原则和动态性原则。

(5)管控政策实施。主要包括协调和控制两方面。协调是围绕政策目标,对各项工作任务、时间、资源和具体实施者进行合理安排,以保证任务的完成和整体政策进程的推进,以及内容与环境和执行机构外部、内部的协调。控制分为确立标准、衡量绩效和纠正偏差三个阶段。具体的方法有监督、激励、奖惩机制、沟通、宣传教育等。

2.政策执行模型

卫生政策的有效执行,是将政策目标转化为政策现实的唯一途径,应受到足够的重视。需在实施过程仔细考察,找出偏差原因,及时调整。西方政治学家提出了两个政策执行模型:"浴盆"模型与"史密斯"模型。

(1)理想化的政策。政策的形式、种类、来源、范围等应具有合理性。

(2)政策执行机构。应选择卫生政策的支持者或是第三方机构来执行方案。

(3)目标人群。根据"浴盆"模型对失效规律进行预测,分别在不同时段对目标人群采取有针对性的措施。

(4)环境因素。包括社会、政治、文化、经济环境等因素。

(5)政策方案的调整。根据政策目标不足或是执行过程不足进行相应的调整。

(四)卫生政策效果评价

1.卫生政策效果评价的标准

(1)投入工作量:使用资源的质量与数量以及分配状况。

(2)效率:运用经济学中"技术效率"和"配置效率"。

(3)效益:即政策目标的实现程度。

(4)绩效:包括主观满意度和客观结果。

(5)公平性:资源分配和绩效在不同社会群体间分布的公平程度。

(6)适当性:是否体现社会价值期望。

(7)回应性:政策满足特定群体的需要、偏好和价值观的程度。

(8)执行力:衡量政策执行机构的组织、功能和能力。

(9)社会发展总指标:通过一系列指标表现政策对社会发展总的影响。

2. 卫生政策评价的主要环节

（1）确定评价主体。

（2）明确评价目的、内容与标准。

（3）制定评价手段与步骤。

（4）制定评价方案。

（5）政策评价实施，即收集、分析和总结政策信息的过程。

（五）卫生政策终结

1. 卫生政策终结的概念

卫生政策终结是指政策决策者在经过对相应政策全面的评估后，采取针对性的措施，使那些无效的、多余的政策终结的一种行为。采取的方式有政策的替代、合并、分解、缩减以及废止。

2. 卫生政策终结存在的困难

（1）心理上的抵触：政策相关人员希望政策继续执行下去产生的心理抵触。

（2）机构的连续性：组织面对变革具有保守性。

（3）反对势力的联合：处于反对立场的行政组织及从中获利的利益集团和个人会联合起来阻止政策终结。

（4）社会舆论的压力：新闻传媒会对舆论产生巨大的影响，进而影响政策终结的进程。

（5）法律上的障碍：法律程序较为复杂，往往容易延误政策终结的时机。

3. 消除政策终结障碍的相应策略

（1）加强宣传教育，减少抵触情绪。

（2）废旧立新并举，鼓励组织根据环境变化做出相应改革，缓和政策终结压力。

（3）合理评估结果，争取更多支持力量。

（4）正确处理公共政策终结与政策稳定、政策发展的关系，发挥大众传播媒介的正面作用。

（5）做出必要妥协，把握时机，减少政策终结代价。

导入案例评析

实施社区首诊制度的 SWOT 分析

1. 为什么要进行社会卫生政策分析？

卫生政策是制定社会卫生策略和卫生措施的前提和依据。卫生政策分析是政府为解决卫生问题而进行的对政策本质、产生原因及实施效果的研究，它是一个系统的、连续的过程，贯穿于政策制订的各个环节，用于社会卫生策略及卫生措施的研究及制定。社会卫生政策分析的意义主要有两点。第一，有利于减少社会卫生政策的失误。加强社会卫生政策分析是减少政策失误最重要的环节之一。通过社会卫生政策分析消除政策决策中存在的问题，保证政策制定的优化性。同时，为社会卫生政策实施计划和资源的配置提出科学客观的建议,从而减少政策执行的失误。第二,有利于提高卫生决策的效率。

卫生政策制定的相关部门出现决策低效主要有三方面原因。首先,卫生政策制定主体系统中不同的利益相关者存在一定的利益冲突和分歧,存在着相互讨价还价,议而不决的问题。其次,某些卫生政策制定相关部门决策方法落后,决策技术陈旧不科学。最后,参加政策制定的人员素质差,既缺乏必要的政策知识,又不熟悉政策制定的方法、技术和程序。要解决政策制定的低效问题,加强卫生政策分析是其中较为重要的途径。令专门的卫生政策分析人员加入决策过程,提供必要的知识,使用最好、最新的决策技术和方法,避开利益团体之间、政府部门之间的矛盾,提供较为客观、公正的政策建议,从而不仅节省决策时间,节约经费,确保效率。

2.结合案例回答应用 SWOT 分析社会卫生政策需要注意哪些方面?

社区首诊制度是指除了急诊以外,常见病的首次就诊都必须在社区卫生服务机构进行。也就是患者生病后首先到社区卫生服务机构治疗,治不好再转诊至大医院,康复期回至社区医院。社区首诊制的目的在于对患者进行合理地分流,使得社区居民的常见病、多发病尽可能在社区内通过常规方法加以解决,减少专科医院资源的浪费。然而我国社区首诊制发展存在一定的难点,因此结合当前社区卫生服务发展的现状,进行 SWOT 分析,提出供选择的发展策略,有利于保持政策的连续性和稳定性,有利于坚持政策导向,有利于规范和引导社区首诊制的健康发展。

首先,进行 SWOT 分析的时候必须对社会卫生政策实施相关组织的优势与劣势有客观的认识。社区首诊制度主要涉及社会卫生服务提供机构,应有针对性地对其运行的内部环境因素的优势和弱势因素进行分析。

第二,进行 SWOT 分析的时候必须区分社会卫生政策实施的现状与前景。针对社区首诊制度,需要分析我国社区卫生服务及其提供机构发展历史与现状,而且更要考虑未来发展问题。

第三,进行 SWOT 分析的时候必须考虑全面,运用各种调查研究方法,分析出社会卫生政策实施相关组织所处的各种环境因素,即外部环境因素和内部能力因素。因此社区首诊制度的 SWOT 分析需要从我国社区卫生服务提供机构的外部环境和内部能力两个方面进行分析。

第四,进行 SWOT 分析的时候必须与竞争对手进行比较,比如优于或是劣于你的竞争对手。在进行社区首诊制度的 SWOT 分析还需分析专科医生和其他的医疗机构。

第五,保持 SWOT 分析法的简洁化,避免复杂化与过度分析。

3.SWOT 分析社会卫生政策的程序是什么?

(1)明确目标:选择相应的问题作为研究的课题。

(2)确定分析对象:组织内部的优势和弱点及组织面临的外部机会与威胁。

(3)信息搜集和整理:在保证信息全面可靠的基础上选择信息源和收集方法,同时对信息进行整理和分析成为有用的信息。

(4)进行 SWOT 分析:通过建立 SWOT 分析模型,将各因素进行排列组合,判断组织内部的优劣势和外部面临的机会和威胁,进而形成适应不同内外环境的战略即ST 战略,SO 战略,WT 战略和 WO 战略。

能力和知识拓展

一、国务院医改办关于开展县级公立医院综合改革试点现场评估工作的通知

（一）现场评估目的

1. 深入了解试点县级公立医院综合改革试点的做法、进展和成效。

2. 明确影响改革深化的主要因素及其原因。

3. 评价不同改革措施的适宜性、可持续性和可推广性,为形成县级公立医院改革的基本路子、完善政策提供科学依据。

（二）现场评估内容和方式

1. 评估内容:深入了解各地县级公立医院综合改革试点的做法,对自评估情况予以核实;围绕关键指标的变化情况,评估改革取得的成效;发现和归纳当前改革试点遇到的困难和问题,提出拓展和深化改革的政策建议。

2. 评估方式:查阅文件资料和医院财务年报资料,抽查并点评医院处方和病历;对试点县政府领导及相关部门领导、试点县级医院管理者和医务人员代表、患者代表等改革利益相关者开展深度访谈;抽取试点县级医院医务人员填写调查问卷。

（三）现场评估的组织

现场评估由国务院医改办会同国务院医改领导小组相关部门、国务院医改专家咨询委员会成员和相关专家共同开展。组成 9 个评估组,由司局级领导带队,成员主要来自中央编办、发展改革委、财政部、人力资源社会保障部、国家卫生计生委、中医药局相关司局,各组至少包括 1 名卫生政策（管理）专家、1 名医院财务专家和 1 名医政管理专家,各组设 1 名联络员（各组联络员名单见附件 1）。每个组负责对 2 个省（市）开展评估,每个省（市）评估 3 个试点县;若试点县数量少于 3 个,则评估所有试点县。

二、新的《医院会计制度》取消药品进销差价

按照国家关于深化医药卫生体制改革的相关规定,新的医院财务会计制度于 2012 年 1 月 1 日已经在全国各级各类独立核算的公立医院实行。在《财政部关于印发新旧医院会计制度有关衔接问题的处理规定的通知》中,要求将原账中"药品进销差价"科目相关明细科目的余额作为减项转入新账中"库存物资—药品"科目相应明细科目的借方。以顺应新医改提出的药品零差价销售的需要。

财政部关于印发《新旧医院会计制度有关衔接问题的处理规定》的通知

财会〔2011〕5 号

各省、自治区、直辖市、计划单列市财政厅（局）,新疆生产建设兵团财务局:

为了适应社会主义市场经济和医疗卫生事业发展的需要,进一步规范医院的会计核

算,提高会计信息质量,我部对 1998 年 11 月会同卫生部印发的《医院会计制度》(财会字[1998]58 号)进行了全面修订,于 2010 年 12 月 31 日印发了新《医院会计制度》(财会[2010]27 号),自 2011 年 7 月 1 日起在公立医院改革国家联系试点城市施行,自 2012 年 1 月 1 日起在全国施行。

为了确保新旧制度顺利过渡,促进新制度的有效贯彻实施,我部制定了《新旧医院会计制度有关衔接问题的处理规定》,现印发给你们,请遵照执行。执行中有任何问题,请及时反馈我部。

附件:新旧医院会计制度有关衔接问题的处理规定

财政部

二○一一年四月六日

(一)新旧制度衔接总要求

1. 医院在 2011 年 7 月 1 日(公立医院改革国家联系试点城市所属医院适用,下同)或 2012 年 1 月 1 日(公立医院改革国家联系试点城市所属医院以外的医院适用,下同)之前,仍应按照原制度进行会计核算和编报会计报表。自 2011 年 7 月 1 日或 2012 年 1 月 1 日起,医院应当严格按照新制度的规定进行会计核算和编报财务报告。

(二)将原账科目余额转入新账

1. 资产类。

2. "药品"、"药品进销差价"、"库存物资"科目。

新制度未设置"药品"、"药品进销差价"科目,但设置了"库存物资"科目,其核算范围有所扩大,包括了原账中"药品"、"库存物资"科目的核算内容,并将原制度药品售价核算改为了进价核算。转账时,应在新账中"库存物资"科目下设置"药品"、"卫生材料"、"低值易耗品"、"其他材料"等明细科目,将原账中"库存物资"科目的余额分析转入新账中"库存物资"科目的相关明细科目;将原账中"药品"科目相关明细科目的余额转入新账中"库存物资—药品"科目相应明细科目的借方,将原账中"药品进销差价"科目相关明细科目的余额作为减项转入新账中"库存物资—药品"科目相应明细科目的借方。

实训与指导

实训项目　河南省农村医疗服务综合支付制度改革的主要利益相关者分析

(一)实训目标

1. 检验对卫生政策的概念与功能、政策分析的框架和要素、卫生政策的确认、政策方案的抉择原则和方法等基本知识的理解和掌握程度。

2. 训练理论结合实际的案例分析能力,检索案例相关文献资料能力、归纳总结提炼关键问题等基本能力。

笔记

3.掌握运用利益相关集团分析、SWOT 分析和政策图解法分析社会卫生政策的基本能力。

(二)实训内容与形式

要求根据以下材料进行思考分析与训练。

实训材料　河南省农村医疗服务综合支付制度改革的主要利益相关者分析

根据利益相关者的定义和根据河南省农村医疗服务综合支付制度改革政策的文件、报告和相关评估,邀请30位有关卫生经济学、医院管理、农村卫生以及医药卫生体制改革方面专家采取头脑风暴法列举出利益相关者名单,并初步排序、列表。再利用两轮德尔菲法请专家审定利益相关者名单及排序。最后,由专家根据一致认可的利益相关者名单,利用米切尔评分法对每一相关者打分。

米切尔评分法是20世纪90年代后期,由美国学者米切尔和伍德提出的,用来对利益相关者进行分类。从三个属性上对可能的利益相关者进行评分,然后根据分值的高低来确定某一个体或者群体是不是组织的利益相关者以及是哪一类型的利益相关者。这三个属性是:合法性、权力性和紧急性。合法性即某一群体是否具有法律和道义上的或者特定的索取权;权力性即某一群体是否拥有影响组织决策的地位、能力和相应的手段;紧急性即某一群体的要求能否立即引起组织管理层的关注。根据得分确定以临床路径为基础的综合支付制度改革政策的主要利益相关者,平均得分3(包括3分)以上者为关键利益相关者,而其他相关者则被排除在访谈和分析的范围之外。具体结果如表11-2所示。

表 11-2　主要利益相关者得分

利益相关者	利益属性			平均得分
	权力性	合法性	紧急性	
政府部门:				
中央政府	3.59	3.58	3.34	3.50
省级卫生行政部门	3.36	3.34	3.12	3.27
县级卫生行政部门	3.12	3.1	3.08	3.10
县级药监部门	2.98	2.73	2.64	2.78
县级财政部门	2.86	2.58	2.46	2.63
县级发改委	2.78	2.64	2.38	2.60
事业单位与组织:				
县、乡级医疗卫生机构	3.54	2.88	2.68	3.03
医疗卫生机构科室	3.26	2.78	3.06	3.03
企业:				
药品及医疗器械生产、流通企业	2.74	2.82	2.92	2.83
个人:				
患者	2.96	2.98	3.90	3.28
医院行政领导	3.26	2.84	3.08	3.06
医生	3.48	2.88	3.02	3.13

最终确定的河南省农村医疗服务综合支付制度改革主要利益相关者有中央政

笔记

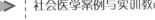
府,省级卫生行政部门,县级卫生行政部门,县、乡级医疗卫生机构,医疗卫生机构科室,患者,医院行政领导和医生。

本研究选择内/外于决策系统、态度、政策认知、利益描述、联合、资源、能力、领导能力等作为研究指标对河南省卫XI项目县进行了调查。通过对相关人员的访谈结果的分析,描述和分析了不同利益相关者的决策角色、立场、拥有的改革资源和能力的描述和在综合支付改革过程中的利益变化及其双向影响。具体结果如表11-3和表11-4所示。

总结上述分析,主要结论和政策含义包括:

1.中央、省级、县级卫生行政部门对综合支付改革政策的认识统一,均积极的推进并且对政策的认知程度都比较高。但不同级别的行政部门与政策有关的资源的拥有量和运用能力上有一定的差别。

表11-3　不同利益相关者的决策角色、资源和能力

相关者		内/外于决策系统	政策认知(1 低－3 高)	资源(1－3)		能力(1－3)	领导能力(1,0)
				数量	运用能力		
政府部门	中央政府	内	3.00	3.00	3.00	3.00	1
	省级卫生行政部门	内	3.00	2.50	2.30	2.50	1
	县级卫生行政部门	内	3.00	2.35	2.35	2.30	1
事业单位与组织	县、乡级医疗卫生机构	外	2.95	2.30	2.25	2.20	1
	医疗卫生机构科室	外	2.70	2.15	2.20	2.10	1
个人	患者	外	1.85	1.45	1.50	1.48	0
	医院行政领导	外	3.00	2.25	2.25	2.10	1
	医生	外	2.45	2.10	2.00	2.95	1

表11-4　不同利益相关者在综合支付制度改革过程中的利益变化

相关者		与政策相关的利益描述(自述)	变化			对政策实施的重要性(1 低—5 高)	受政策影响程度(1 低—5 高)
			+	0	－		
政府部门	中央政府	推进支付方式改革,减轻人民群众医药负担	+			4.50	2.35
	省级卫生行政部门	指导和确保支付方式改革实施	+			4.35	2.60
	县级卫生行政部门	积极进行支付方式改革试点,取得先进经验	+			4.20	2.55
事业单位与组织	县、乡级医疗卫生机构	医疗机构控制医疗费用、改变服务态度和服务质量		0		4.00	4.25
	医疗卫生机构科室	优化诊疗流程,加强团队合作		0		4.10	4.40
个人	患者	更多选择权、知情权,获得质优价廉的医疗服务		0		3.00	4.25
	医院行政领导	管理好医院,执行政府政策		0		3.20	3.50
	医生	规范诊治行为;奖金、福利			－	4.30	4.20

笔记

2. 患者作为综合支付改革政策的最大相关者对政策的认知程度较高,通过临床路径的实施,其获得更多选择权、知情权,是费用和质量控制的最大受益者。但是,他们对政策的影响力较小,缺乏资源对政策实施产生影响。因此,政府除要进一步加强面向普通群众的政策宣传外,还应该加强人民群众在政策过程中的发言权。

3. 医院、科室和医护人员对政策的实施具有重要意义,他们之间的联系和协调在很大程度上决定政策实施的成败。其中,医院拥有市场权力和部分剩余索取权。科室拥有统筹和协调权。医院职工(医生、护士、管理人员等)拥有处方权和信息优势。在制定政策方案时,除考虑他们的合理利益要求外,应设计新的机制规范他们之间的利益关系。

请思考并回答以下问题。

1. 请根据本章所学的利益相关集团分析,结合案例分析河南省农村医疗服务综合支付制度改革中涉及的利益相关集团、集团利益、资源、动用资源的能力和立场。

2. 试运用利益相关集团理论分析医保支付方式的改革政策。

3. 试运用 SWOT 分析法分析医保支付方式的改革政策。

(三)实训要领

1. 了解利益相关集团分析和 SWOT 分析的异同,学习和掌握案例分析涉及的本章主要知识。

2. 查找有关医保支付方式改革的有关文献和政策规定。

3. 根据医保支付方式的改革的有关文献,利用利益相关集团理论和 SWOT 分析法,分析医保支付方式的改革政策。

4. 汇报实训成果,并交流心得。

(四)实训要求与考核

1. 分组完成。请将班上的同学按照学号,以 4 人为单位,依次分成若干小组。每个小组按照自荐或者投票选举的方式选出一名组长,组长的主要职责是根据每个组员的特长、爱好,对组内工作进行分工(组内工作主要包括相关内容的资料查找、资料整理、资料分析和成果汇报等)。经过一段时间的准备,每个小组按照组长学号顺序进行成果汇报。汇报完成后,其他的小组进行组内讨论,每个小组选出一名代表对汇报小组提出一个建设性问题。

讨论结束后,小组组长根据小组成员在参与资料查找、资料整理、资料分析、小组讨论、成果汇报等过程中的贡献度进行初步评分,最后由任课老师在组长打分的基础上进行打分。

2. 提交实训书面记录。要求:(1)按照实训后的问题依次提供书面记录;(2)字数控制在 2000 字左右,要求提交的实训书面记录涵盖本章的知识点、格式规范、观点明确、有理有据,既要清晰讲出作为理由和依据的基本知识,又要针对材料事实进行分析得出明确的结论。

笔记

（五）实训书面记录或作业

实训书面记录

1. 结合案例分析河南省农村医疗服务综合支付制度改革中涉及的利益相关集团、集团利益、资源、动用资源的能力和立场。

_____

_____

_____

_____

_____

_____

_____

_____

_____

2. 运用利益相关集团理论分析医保支付方式的改革政策。
（1）医保支付方式的改革涉及的利益相关集团

_____

_____

_____

_____

_____

_____

_____

_____

（2）医保支付方式的改革涉及的利益相关集团、集团利益、资源、动用资源的能力和立场

_____

_____

_____

_____

_____

_____

笔记

3. 试运用 SWOT 分析法分析医保支付方式的改革政策。

（1）医保支付方式改革的优势和劣势

_____

_____

_____

_____

_____

_____

_____

_____

（2）医保支付方式改革的机会和威胁

_____

_____

_____

_____

_____

_____

_____

_____

_____

_____

（3）在 SWOT 分析其优势、劣势、机会和威胁的基础上，提出相应的策略。

_____

_____

_____

_____

_____

笔记

_____

_____

_____

_____

_____

参考文献

[1]朱有为,柏涌海,刘轶永,等.开展社区首诊制度的 SWOT 分析[J].中华全科医学,2012,10(9):1432 – 1434.

[2]卢祖询,姜润生.社会医学[M].北京:人民卫生出版社,2014.

[3]吴建.基本医疗服务支付制度改革理论与实践[M].郑州:河南人民出版社,2014.

[4]李鲁.社会医学[M]:4 版.北京:人民卫生出版社,2012.

（张　萌）

笔记

社会卫生策略

巩固　人人享有卫生保健策略、联合国千年发展目标、初级卫生保健、中国卫生工作方针等主要知识点；

培养　应用 21 世纪人人享有卫生保健目标、健康城市的标准等进行卫生发展状况评价的基本能力；

扩展　运用社会卫生策略进行相关宏观形势研判的能力。

案例1　生殖健康新战略重燃索马里妇女健康梦想

经过二十年的内乱和饥荒,2010 年的索马里医疗部门全面崩溃,80% 的人口无法享受基本医疗服务,每 14 个孕妇就有 1 名濒临死亡。想接受安全、有效、可及的基本生殖健康服务,对大多数索马里妇女来说都只是遥远的梦想。索马里妇女的健康问题引起了世界卫生组织、联合国人口基金会、联合国儿童基金会和一些国际非政府组织的高度关注。

为解决索马里妇女存在的健康问题,世界卫生组织、联合国人口基金会和联合国儿童基金会等积极与索马里政府合作,协助制定了《2010—2015 年索马里生殖健康国家战略和行动计划》,计划的重点工作为:控制生育间隔、安全分娩、阻止女性生殖器切割等有害行为、培养助产士。国际组织还通过支持三个地方卫生主管部门和人力发展与公共服务部下属成立卫生局,共同促进落实计划。

国际人口服务组织和当地医疗主管部门为冲突停歇后最先开放的索马里兰地区的 300 多家民营药店分发现代生育间隔工具。国际组织还对药店和公立医院工作人员提供培训和咨询服务,18000 多名妇女在"人际沟通"活动中了解重要的生殖健康信息。1300 多名女性通过使用现代方法扩大生育间隔,从而改进自身健康和子女健康。培训助产士是计划顺利实施的关键因素之一。2012 年,在索马里中南部,世界卫生组织为 200 名助产人员提供了卫生安全分娩和早期转诊培训,为 200 名医疗工作者提供了基础和综合产科急救护理的培训。

随着索马里新政府启动实施生殖健康新战略后,一些妇女渐渐实现了当初遥远的梦想。索马里进步很大,但仍然任重道远,世界卫生组织等国际组织将继续通过

笔记

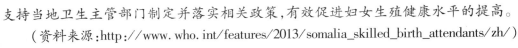

支持当地卫生主管部门制定并落实相关政策,有效促进妇女生殖健康水平的提高。

(资料来源:http://www.who.int/features/2013/somalia_skilled_birth_attendants/zh/)

请思考并回答以下问题:

1. 国际卫生组织在应对全球卫生问题和挑战过程中起到哪些积极作用?

2. 社会卫生策略对促进卫生事业发展和改善人群健康具有重要意义,为什么?

案例2 撑起牧民健康的"保护伞"

桑根达来镇属内蒙古锡林郭勒盟正蓝旗辖区的一个镇,位于锡林郭勒盟南部,正蓝旗中部,全镇辖22个嘎查,有户籍人口1万多人,除了几百户城镇人口外都是牧民,牧民的医疗卫生保健服务由桑根达来镇卫生院提供。由于地域辽阔、居住分散、交通不便,基层医疗卫生事业发展缓慢,受多种因素影响,"看病难、看病贵"一直是桑根达来镇老百姓头疼的问题。

近年来,桑根达来镇卫生院抓住医改机遇,立足实际,以提升新型农村合作医疗保障水平为重点,全面推进牧区公共卫生和医疗服务体系建设,不断扩大医疗服务覆盖面,通过新农合的全面推行和蒙西医结合治疗,不但有效缓解了基层农牧民"看病贵"问题,让全镇22个嘎查1万多老百姓切实感受到新医改政策的惠民性。

桑根达来镇中心卫生院充分利用卫生院的服务功能和网点资源,在全镇范围内稳步完善基本医疗保障服务,把医疗服务送到牧民家门口。随着基本医疗服务的完善,牧民不用大病小病就往城里大医院跑,基本实现了"小病不出乡镇",镇卫生院成为农牧民看病首选,让农牧民看病不再难,有效缓解了"看病难"问题。同时,大力推行均等化的公共卫生服务。严格执行国家基本公共卫生服务项目服务标准,全面为辖区内居民建立电子健康档案,对高血压患者、糖尿病患者和精神病患者等进行规范化管理,对65岁及以上老年人、儿童、孕产妇等重点人群提供保健服务。基本医疗保障服务和公共卫生服务走向牧区基层,进入千家万户,一张守护广大牧民健康的大伞已经在桑根达来镇撑开,伞下是群众的健康。

(资料来源:http://www.northnews.cn/2014/0922/1736488.shtml)

请思考并回答以下问题:

1. "强基层"是缓解广大居民"看病贵、看病难"问题的有效策略,为什么?

2. 新医改政策对我国基层医疗卫生机构的发展会产生哪些重要影响?

主要知识点

一、国际卫生组织及其活动

(一)世界卫生组织

1946年7月全球64个国家的代表在纽约签署了《世界卫生组织组织法》,该法于

1948 年 4 月 7 日获得联合国会员国批准后生效,宣告世界卫生组织(World Health Organization,WHO)成立。WHO 是联合国的专门机构之一,WHO 总部设在日内瓦,为国际上最大的政府间卫生组织,现有一百多个成员国,每年的 4 月 7 日为全球的"世界卫生日"。

1. 宗旨

WHO 的宗旨是使全世界人民获得尽可能高水平的健康。

2. 组织机构

组织机构包括:(1)世界卫生大会;(2)执行委员会;(3)秘书处;(4)地区组织;(5)驻国家代表或规划协调员。

3. 专业组织

专业组织包括:(1)顾问和临时顾问委员会;(2)专家咨询团和专家委员会;(3)全球和地区医学研究顾问委员会;(4)合作中心。

(二)与卫生相关的国际组织

1. 联合国儿童基金会(United Nations Children's Emergency Fund,UNICEF)

联合国儿童基金会为联合国常设机构之一,成立于 1946 年 12 月。其主要任务为:帮助发展中国家改善儿童的生活状况,扩大免疫规划、开展母乳喂养等;在儿童保健营养,儿童福利等方面提供援助;为救灾提供紧急援助等。

2. 红十字会与红新月会国际联合会(International Federation of Red Cross and Red Crescent Societies)

红十字会协会成立于 1919 年,1983 年改为红十字与红新月会协会,1986 年第 25 届红十字国际会上改用国际红十字与红新月运动为名称。1991 年改为现用名称,即红十字会与红新月会国际联合会。其宗旨是:在所有活动中维护人道性、公正性、中立性、独立性、统一性、普遍性和志愿服务等七项红十字基本原则。

3. 联合国人口基金会(United Nations Fund for Population Activities,UNFPA)

联合国人口基金会是联合国机构之一,直属联合国大会。其前身是 1967 年成立的"人口活动信托基金",1987 年定名为"联合国人口基金会"。它是向发展中国家提供人口活动技术和经济援助的最大国际性组织。其宗旨是:建立适应人口和计划生育所需的能力;提高人们对人口问题及其相关策略的认识等。

4. 国际劳工组织(International Labor Organization,ILO)

国际劳工组织为联合国专门机构之一,成立于 1919 年。其宗旨是:促进充分就业和提高生活水平,促进劳资双方合作,扩大社会保障措施,保护工人生活和健康;主张通过劳工立法来改善劳工状况,增进劳资双方福利,进而获得世界持久和平,建立和维护社会正义。

5. 联合国开发计划署(United Nations Development Programme,UNDP)

联合国开发计划署是联合国最大的多边援助机构,成立于 1966 年 1 月。其主要活动为:帮助发展中国家加速经济和社会发展,向它们提供系统的、持续不断的援助。

6. 联合国环境规划署(United Nations Environment Programme,UNEP)

联合国环境规划署简称"联合国环境署",为联合国机构之一,成立于 1973 年 1 月。其宗旨是:促进环境领域内的国际合作;在联合国系统内提出指导和协调环境规划的总政策;审查世界环境状况;推动改善环境的项目得以落实。

7.世界银行(World Bank,WB)

世界银行是由世界银行本身(正式名称为国际复兴开发银行)和两个附属机构(国际开发协会和国际金融公司)组成。世界银行于1946年开始营业,国际开发协会成立于1960年,两者是一个紧密结合的单位。其目的是向发展中国家提供经济与技术援助。

二、国际卫生活动及相关项目

1.国际卫生活动

国际卫生活动包括:(1)全球卫生策略与措施;(2)医学研究交流与合作;(3)疾病控制;(4)环境污染控制;(5)国际卫生援助等。

2.国际卫生项目

国际卫生项目包括:(1)老年化和生命过程项目;(2)卫生政策与系统研究联盟;(3)慢性病与健康促进项目;(4)儿童、青少年健康成长项目;(5)公共卫生与环境项目;(6)艾滋病防治计划项目。

三、全球卫生策略

(一)基本概念

1.策略(strategy)

策略是政策的一种,指行为主体在一定时期为实现特定目标所采取的一系列方针政策、条例办法、目标体系、评价指标和具体措施的总称。

2.社会卫生策略(social health strategy)

社会卫生策略是指促进卫生发展和维护人群健康的战略与政策、目标与指标、对策和措施。包括卫生领域内的策略,如区域卫生规划、社区卫生服务和初级卫生保健、医疗卫生技术及卫生相关领域的策略,如与目标人群健康相适应的政治、经济、法律和文化教育等方面的措施。

制定社会卫生策略的目的是通过卫生政策的实施,充分利用有限的卫生资源,最大限度地满足人群对健康的需求。其基本程序为:①发现健康问题;②寻找健康问题的根本原因;③确定优先解决的问题;④制定策略。

(二)人人享有卫生保健策略

1."2000年人人享有卫生保健"

1977年,第30届世界卫生大会正式确立了这一具有划时代意义的全球性社会目标。1981年第34届世界卫生大会通过了"2000年人人享有卫生保健(health for all by the year 2000,HFA/2000)"的全球战略,是经济生活两方面都达到富有成效的那样一种健康水平的战略。

2."21世纪人人享有卫生保健"

(1)"21世纪人人享有卫生保健"的含义。1998年召开的第51届世界卫生大会上,WHO各成员国发表了"21世纪人人享有卫生保健"的宣言。其主要内容是:①重申健康是每个公民的一项基本人权;②人类健康水平的提高和幸福是社会经济发展的终极目标。

（2）"21世纪人人享有卫生保健"的总目标:①增加人均期望寿命的同时提高生命质量;②在国家间和国家内部改善健康的公平程度;③卫生系统可持续发展,保证人民能够利用这一系统所提供的服务。

（3）"21世纪人人享有卫生保健"的行动计划:①与贫困做斗争;②在所有的环境中促进健康;③部门间的协调、协商和互利;④将卫生列入可持续发展规划。

（三）联合国千年发展目标

2000年9月,联合国千年首脑会议召开并制定了一套有时限但也能够测量的目标和指标,即联合国千年发展目标。"千年发展目标"计划在2015年之前实现八大目标:消除极端贫穷和饥饿;普及初等教育;促进两性平等并赋予妇女权利;降低儿童死亡率;改善孕产妇保健状况;与艾滋病、疟疾和其他疾病做斗争;确保环境的可持续能力;通过全球合作促进发展。

（四）初级卫生保健

1978年WHO和联合国儿童基金会在阿拉木图召开了国际初级卫生保健会议,指出初级卫生保健是实现"2000年人人享有卫生保健"的战略目标的关键和基本途径。

1. 初级卫生保健(primary health care,PHC)的概念

初级卫生保健也称为基础医疗卫生服务,是一种基本的卫生保健,它依靠切实可行、学术上可靠又为社会所接受的方式和技术,为社区的个人与家庭提供普遍能够享受的、能够负担得起的保健服务。

2. 初级卫生保健的基本原则

初级卫生保健的基本原则为:(1)社会公正;(2)社区参与;(3)成本效益;(4)部门间协作行动;(5)预防为主。

3. 初级卫生保健的基本内容

初级卫生保健的任务分为四个方面、九项要素。

（1）基本任务:①促进健康;②预防保健;③合理医疗;④社区康复。

（2）基本要素:①针对当前主要卫生问题及其预防和控制方法的健康教育;②改善食品供应和合理营养;③供应安全卫生水和基本环境卫生设施;④妇幼保健和计划生育;⑤传染病预防接种;⑥预防和控制地方病;⑦常见病和外伤的合理治疗;⑧提供基本药物;⑨防治非传染性疾病和促进精神卫生。

（五）全球健康城市策略

1. 健康城市(healthy city)的概念

健康城市是指不断创建和改善自然和社会环境并不断地扩大社区资源,使人们在享受生活和充分发挥潜能方面能够相互支持的城市。健康城市是一个过程而非结果,它不是一个已达到特定健康状况水平的城市,而是对健康有清醒认识并努力对其进行改善的城市。

2. 健康城市五大特征

健康城市五大特征包括:(1)健康城市计划是以行动为基础,以全民健康理念、健康促进原则为主要架构;(2)依据城市自己的优先次序,确立良好的行动方案;(3)监测健康城市对城市与健康的影响;(4)对结盟城市提供经验和蓝图;(5)城市及农村相互支持和学习。

3. 健康城市的标准和评价指标

WHO 于 1996 年 4 月 7 日公布健康城市的 10 项具体标准:(1)为市民提供清洁安全的环境;(2)为市民提供可靠和持久的食物、饮水和能源供应,并具有有效的清除垃圾系统;(3)通过富有活力和创造性的各种经济手段,保证市民在营养、饮水、住房、收入、安全和工作方面达到基本要求;(4)拥有强有力的相互帮助的市民群体,其中各种不同的组织能够为改善城市的健康而协调工作;(5)使市民能一起参与制定涉及他们日常生活,特别是健康和福利的各种政策;(6)提供各种娱乐和休闲活动场所,以方便市民的沟通和联系;(7)保护文化遗产并尊重所有民族的各种文化和生活特征;(8)把保护健康视为公共政策,赋予市民选择利于健康行为的权利;(9)努力不懈地争取改善健康服务质量,并能使更多市民享受健康服务;(10)能使人民更健康长久地生活和少患疾病。

4. 健康城市的建设原则

健康城市的建设原则包括:(1)平等原则;(2)可持续原则;(3)跨部门协作原则;(4)社区参与原则;(5)国际合作原则。

5. 健康城市的建设程序

健康城市项目发展分为启动、组织和行动 3 个阶段,共计 20 个步骤。

(1)第一阶段(启动):①建立支持系统;②理解健康城市理念;③了解城市现况;④寻找项目资金;⑤确定机构定位;⑥准备项目计划;⑦争取批准同意。

(2)第二阶段(组织):①指定项目工作委员会;②分析环境状况;③规定项目工作内容;④设立项目办公室;⑤计划工作策略;⑥培养项目工作能力;⑦确定职责。

(3)第三阶段(行动):①提高健康意识;②宣传项目工作计划;③组织跨部门的行动;④鼓励社区参与;⑤促进革新;⑥保证健康的公共政策。

四、中国社会卫生策略

(一)中国卫生工作方针

1. 建国初期的卫生工作方针

1949 年秋,我国确立了"预防为主"的卫生工作总方针。1950 年 8 月北京第一届全国卫生会议制定了"面向工农兵,以预防为主,团结中西医"的卫生工作三项原则。1952 年年底的第二届卫生会议,将"卫生工作与群众运动相结合"作为我国卫生工作的第四项原则。

2. 新时期的国家卫生工作方针(1997—2016 年)

1997 年《中共中央、国务院关于卫生改革与发展的决定》将卫生工作方针确定为:以农村为重点,预防为主,中西医并重,依靠科技与教育,动员全社会参与,为人民健康服务,为社会主义现代化建设服务。

3. 新世纪的卫生与健康工作方针(2016—至今)

为适应新形势新任务及推进健康中国建设,2016 年全国卫生与健康工作大会将新

笔记

的卫生与健康工作方针调整确立为：以基层为重点，以改革创新为动力，预防为主，中西医并重，将健康融入所有政策，人民共建共享。

（二）21 世纪我国初级卫生保健的实施策略

2002 年 4 月 29 日，原卫生部等 7 个部委印发的《中国农村初级卫生保健发展纲要（2001—2010 年）》，确定的初级卫生保健的实施策略包括：（1）分级管理；（2）分步实施；（3）分类指导；（4）社会参与；（5）协调发展。任务考核指标包括：政府支持；农村卫生服务体系建设；基本医疗规范管理；预防保健服务；卫生监督；妇幼保健；环境卫生；健康教育；新型农村合作医疗；居民健康水平。

（三）"健康中国 2030"规划纲要

为推进健康中国建设，提高人民健康水平，根据党的十八届五中全会战略部署，制定《"健康中国 2030"规划纲要》。本规划纲要是推进健康中国建设的行动纲领。要坚持以人民为中心的发展思想，坚持正确的卫生与健康工作方针，坚持健康优先、改革创新、科学发展、公平公正的原则，以提高人民健康水平为核心，从广泛的健康影响因素入手，以普及健康生活、优化健康服务、完善健康保障、建设健康环境、发展健康产业为重点，把健康融入所有政策，全方位、全周期保障人民健康，大幅提高健康水平，显著改善健康公平。

1. 战略目标

分三步走：一是到 2020 年，建立覆盖城乡居民的中国特色基本医疗卫生制度，健康素养水平持续提高，健康服务体系完善高效，人人享有基本医疗卫生服务和基本体育健身服务，基本形成内涵丰富、结构合理的健康产业体系，主要健康指标居于中高收入国家前列；二是到 2030 年，促进全民健康的制度体系更加完善，健康领域发展更加协调，健康生活方式得到普及，健康服务质量和健康保障水平不断提高，健康产业繁荣发展，基本实现健康公平，主要健康指标进入高收入国家行列；三是到 2050 年，建成与社会主义现代化国家相适应的健康国家。

2. 战略重点

"健康中国 2030"规划纲要依据危害的严重性、影响的广泛性、明确的干预措施、公平性及前瞻性的原则，筛选出了针对重点人群、重大疾病及可控健康危险因素的三类优先领域，并进一步提出了分别针对上述三类优先领域以及实现"病有所医"可采取的 21 项行动计划作为今后一个时期的重点任务，包括针对重点人群的母婴健康行动计划、改善贫困地区人群健康行动计划、职业健康行动计划；针对重大疾病的重点传染病控制行动计划、重点慢性病防控行动计划、伤害监测和干预行动计划；针对健康危险因素的环境与健康行动计划、食品安全行动计划、全民健康生活方式行动计划、减少烟草危害行动计划；促进卫生发展，实现"病有所医"的医疗卫生服务体系建设行动计划、卫生人力资源建设行动计划、强化基本医疗保险制度行动计划、促进合理用药行动计划、保障医疗安全行动计划、提高医疗卫生服务效率行动计划、公共安全和卫生应急行动计划、推动科技创新计划、国家健康信息系统行动计划、中医药等我国传统医学行动计划、发展健康产业行动计划。

3. 战略举措

"健康中国 2030"规划纲要提出了推动卫生事业发展的 8 项政策措施。一是建立促进国民健康的行政管理体制,形成医疗保障与服务统筹一体化的"大卫生"行政管理体制;二是健全法律支撑体系,依法行政;三是适应国民健康需要,转变卫生事业发展模式,从注重疾病诊疗向预防为主、防治结合转变,实现关口前移;四是建立与经济社会发展水平相适应的公共财政投入政策与机制,通过增加政府卫生投入和社会统筹,将个人现金卫生支出降低到30%以内;五是统筹保障制度发展,提高基本医疗保险筹资标准和补偿比例,有序推进城乡居民医保制度统一、管理统一;六是实施"人才强卫"战略,提高卫生人力素质;七是充分发挥中医药等我国传统医学优势,促进中医药继承和创新;八是积极开展国际交流与合作。

(四)新世纪中国特色医疗卫生改革策略

1.改革的总目标

医疗卫生改革的总目标是建立覆盖城乡居民的基本医疗卫生制度,为群众提供安全、有效、方便、价廉的公共卫生和基本医疗卫生服务,促进人人享有基本医疗卫生服务。

2.改革的重点

医疗卫生改革重点是形成四位一体的基本医疗卫生制度:(1)全面加强公共卫生服务体系建设;(2)进一步完善医疗服务体系;(3)加快建设医疗保障体系;(4)建立健全药品供应保障体系。

3.改革的措施

主要政策措施包括:(1)建立协调统一的医药卫生管理体制;(2)高效规范的医药卫生运行机制;(3)政府主导的多元卫生投入机制;(4)科学合理的医药价格形成机制;(5)严格有效的医药卫生监管体制;(6)可持续发展的医药卫生科技创新机制和人才保障机制;(7)使用共享的医药卫生信息系统;(8)健全医药卫生法律制度。

4.深化医疗卫生改革的制度保障

深化医疗卫生改革的制度保障有:(1)强化政府在提供公共卫生和基本医疗服务中的主导地位;(2)强化公立医疗机构公益性运作机制;(3)完善国家基本药物制度;(4)坚持"强基层"和"保基本"的发展策略:政府新增卫生投入重点用于公共卫生、农村卫生、城市社区卫生和城乡居民基本医疗保障;(5)坚持以公立为主、非公共同发展;(6)保证药品安全监管的改革策略:一是深入整顿和规范药品市场秩序;二是全面加强标准体系和监管能力建设;三是健全药品安全监管长效机制。

导入案例评析

案例1　生殖健康新战略重燃索马里妇女健康梦想

1.国际卫生组织在应对全球卫生问题和挑战过程中起到哪些积极作用?

国际卫生相关组织主要有世界卫生组织,联合国儿童基金会,联合国人口基金会,红十字会与红新月会国际联合会等。这些国际组织对国际卫生策略形成和推广以及卫生保健国际合作起着重要引导和推动作用。如(1)世界卫生组织能够有效指导和协调国际卫生工作,根据各国政府申请提供技术援助,提出国际卫生公约、规划、协定和制定标准,促进流行病和地方病的防治,改善公共卫生等;(2)联合国儿童基金会致力于改善发展中国家儿童的生活状况、扩大免疫规划、为救灾提供紧急援助等;(3)联合国人口基金会注重向发展中国家提供人口活动技术和经济援助,提高人们对人口问题及其相关策略的认识并协助解决人口方面的问题等。本案例中,世界卫生组织、联合国人口基金会和联合国儿童基金会等组织就解决索马里生殖健康的问题与索马里政府积极合作,协助当地政府制订国家战略和行动计划,提供技术培训和经济援助如分发现代生育间隔工具,培训助产士,筹集资金给予帮助,加强各方的交流与合作,帮助当地政府有效实施和落实行动计划,重燃索马里妇女健康新梦想。由此案例我们可以看出,在应对全球卫生问题和挑战的过程中,国际卫生相关组织通过制订全球战略并倡导各国制定本国相应的社会卫生策略,以及开展人员培训、技术支持、经济援助等实质性工作,可有力促进全球卫生事业的共同发展。

2.社会卫生策略对促进卫生事业发展和改善人群健康具有重要意义,为什么?

社会卫生策略是卫生事业发展和繁荣的必要桥梁。通过制定和实施有效的社会卫生策略,可充分利用有限的卫生资源,最大限度地满足人群对健康的需求。WHO和其他国际性卫生组织开发的全球卫生策略和措施,如人人享有卫生保健策略、初级卫生保健、千年发展目标以及健康城市策略等,能有效促使全世界人民获得尽可能高水平的健康。卫生策略不仅强化了各国政府对改善人群健康重要性的认识和关注,还有力促进了各国政府将卫生事业纳入社会经济总体发展战略中,极大地推进了各国卫生事业发展,为维护和促进人类健康、提高人群健康水平起到了关键性作用。此案例中,世界卫生组织等国际组织以全球卫生策略为指引,以提高索马里妇女生殖健康水平为目标,帮助索马里制订和实施了一系列有针对性、可行的社会卫生措施,为索马里妇女提供了安全、可及的基本生殖健康服务,逐步实现遥远的健康梦想。

案例2　构织健康"保护伞",全心守护牧民健康

1."强基层"是缓解广大居民"看病贵、看病难"问题的有效策略,为什么?

"看病难、看病贵"是目前广大居民就医时面临的普遍问题。基层卫生服务能力不强、质量不高,居民的基本医疗卫生服务需求无法得到满足,致使许多居民"小病大治",在很大程度上引发了"看病难、看病贵"问题。"弱基层"成为导致老百姓"看病难、看病贵"的重要因素。为此,我国将"强基层"确定为深化医疗卫生体制改革的根本策略之一,全力推动卫生工作重心下移。"强基层"不仅强调将更多的财力、物力投向基层卫生,以加强基层医疗卫生机构硬件建设,还注重将更多的人才、技术引向基层,以解决基层人才短缺、技术薄弱等突出问题。实施强基层策略将会加快基层医疗卫生服务体系的建设和完善,切实增强基层医疗卫生机构的服务能力并提升服务质量,从而为老百姓提供安全、有效、经济、方便的基本医疗和公共卫生服务,可有效缓解广大居民"看病难、看病贵"问题。本案例中的桑根达来镇基层医疗卫生事

业发展缓慢,借助医改契机,以镇中心卫生院为重点,切实推进公共卫生和医疗服务体系建设,逐步完善基本医疗保障制度,善用蒙西医结合治疗,把医疗服务送到牧民家门口,真正解决广大牧民"看病贵、看病难"的问题。

2. 新医改政策对我国基层医疗卫生机构的发展会产生哪些重要影响?

基层卫生机构是老百姓能够享受到公益性、可及性的医疗卫生服务、获得基本公共卫生服务均等化的重要场所,是最贴近、最方便老百姓的医疗卫生服务机构。新医改确定的"人人享有基本医疗卫生服务"、"基本医疗卫生制度建设"等策略,不仅体现出加强基层医疗卫生工作的重要性,更为加快发展基层卫生事业创造了机遇和指明了方向,对基层医疗卫生机构的功能重新定位、服务模式转变等将产生重要影响。基层医疗卫生机构主要负责提供基本医疗和公共卫生服务,将在常见病、多发病诊疗和健康管理中发挥主体作用。同时,通过与居民建立相对稳定的服务关系、提高基层看病报销比例、加强宣传引导等多种措施,吸引和鼓励更多的城乡居民不出社区、不出乡村,在基层医疗卫生机构看病,逐步使基层医疗卫生机构成为群众就医的首选之处,承担健康"守门人"职责。

能力和知识拓展

基本公共卫生服务均等化

2009 年《中共中央、国务院关于深化医药卫生体制改革的意见》和国务院《医药卫生体制改革近期重点实施方案(2009—2011 年)》两个文件中明确提出基本公共卫生服务均等化是人人享有卫生保健最基本的内容,是全世界发达国家和发展中国家共同追求的卫生目标,是我国深化医药卫生体制改革的一大亮点。

(一)基本概念

1. 公共卫生的定义

1920 年,美国公共卫生领袖人物、耶鲁大学 Charles-Edward Amory Winslow 教授提出了获得全球公认的公共卫生定义:"通过有组织的社区行动,改善环境卫生条件,控制传染病的流行,教育每个人养成良好的卫生习惯,组织医护人员对疾病进行早期诊断和预防性治疗,健全社会体系以保证社区中的每个人都享有维持健康的足够生活水准,实现预防疾病、延长寿命、促进机体健康的科学和艺术。"1952 年,WHO 采纳了该定义。

2003 年 7 月 28 日召开的全国卫生工作会议上,我国第一次对公共卫生定义进行了明确界定:"公共卫生就是组织社会共同努力,改善环境卫生条件,预防控制传染病和其他疾病流行,培养良好卫生习惯和文明生活方式,提供医疗服务,达到预防疾病、促进人民身体健康的目的。"

2. 公共卫生服务的定义

公共卫生服务是指为保障社会公众健康,以政府为主导的有关机构、团体和个人有组织地向社会提供疾病预防与控制、妇幼保健、健康教育与促进、卫生监督等公共服务的行为和措施。

3.基本公共卫生服务均等化的定义

基本公共卫生服务均等化是指每位公民,无论性别、年龄、种族、居住地、职业、收入,都能平等地获得基本公共卫生服务。可以理解为人人享有服务的权利是相同的,机会是均等的。但均等化不等于平均化,不意味着每个人都必须得到完全相同、没有任何差异的基本公共卫生服务。

(二)我国基本公共卫生服务均等化的工作目标

通过实施国家基本公共卫生服务项目和重大公共卫生服务项目,明确政府责任,对城乡居民健康问题实施干预措施,减少主要健康危险因素,有效预防和控制主要传染病及慢性病,提高公共卫生服务和突发公共卫生事件应急处置能力,使城乡居民逐步享有均等化的基本公共卫生服务。到2020年,基本公共卫生服务逐步均等化的机制基本完善,重大疾病和主要健康危险因素得到有效控制,城乡居民健康水平得到进一步提高。

(三)我国基本公共卫生服务的项目内容

基本公共卫生服务项目,是促进基本公共卫生服务逐步均等化的重要内容,是深化医药卫生体制改革的重要工作。基本公共卫生服务项目是我国政府针对当前城乡居民存在的主要健康问题,以儿童、孕产妇、老年人、慢性疾病患者为重点人群,面向全体居民免费提供的最基本的公共卫生服务。目前,我国基本公共卫生服务的项目有11项内容。即:城乡居民健康档案管理服务、健康教育服务、预防接种服务、0~6岁儿童健康管理服务、孕产妇健康管理服务、老年人健康管理服务、高血压患者健康管理服务、2型糖尿病患者健康管理服务、重性精神疾病患者管理服务、传染病及突发公共卫生事件报告和处理服务、卫生监督协管服务。

(四)我国基本公共卫生服务均等化的实施途径

基本公共卫生服务均等化的实施途径分别从三个方面着手。第一方面即投入方面:一是完善政府对专业公共卫生的投入机制,二是完善政府对城乡基层医疗卫生机构的投入机制,三是建立和完善城乡基本公共卫生经费保障机制,四是继续支持实施重大疾病防控、国家免疫规划、农村妇女住院分娩等重大公共卫生服务项目。第二方面即建设方面:一是加强公共卫生服务能力,二是积极推广和应用中医药预防保健方法和技术,充分发挥中医药治未病的作用。第三方面即管理方面:一是加强规划,二是加强绩效考核,三是转变服务模式。

(五)我国基本公共卫生服务均等化的保障措施

1.加强公共卫生服务体系建设

基本公共卫生服务项目主要通过城市社区卫生服务中心(站)、乡镇卫生院、村卫生室等城乡基层医疗卫生机构免费为全体居民提供,其他基层医疗卫生机构也可提供。优化公共卫生资源配置,完善以基层医疗卫生服务网络为基础的医疗服务体系的公共卫生服务功能。专业公共卫生机构、城乡基层医疗卫生机构和医院之间要建立分工明确、功能互补、信息互通、资源共享的工作机制,实现防治结合。

2.健全公共卫生经费保障机制

基本公共卫生服务按项目为城乡居民免费提供,经费标准按单位服务综合成本核定,所需经费由政府预算安排。专业公共卫生机构人员经费、发展建设经费、公用经费和业务经费由政府预算全额安排。按照规定取得的服务性收入上缴财政专户或纳入预算管理。公立医院承担规定的公共卫生服务,政府给予专项补助。社会力量举办的各级各类医疗卫生机构承担规定的公共卫生服务任务,政府通过购买服务等方式给予补偿。

3.强化绩效考核

建立健全基本公共卫生服务绩效考核制度,完善考核评价体系和方法,明确各类医疗卫生机构工作职责、目标和任务,考核履行职责、提高公共卫生服务的数量和质量、社会满意度等情况,保证公共卫生任务落实和群众受益。

实训与指导

实训项目 健康城市构想与建设

(一)实训目标

1.检验对全球卫生主要策略、中国社会卫生策略等知识的理解和掌握程度。

2.训练应用人人享有卫生保健目标、与卫生相关千年发展目标、健康城市的标准等进行卫生发展状况评价的基本能力。

3.掌握千年发展目标中与卫生直接相关的评价指标、健康城市的评价指标、健康城市的建设程序等评价方法,并具备一定的政策制订和宏观形势研判的能力。

(二)实训内容与形式

要求根据以下材料进行思考分析与训练。

实训材料 健康,引领大连城市向前的脚步

2004年,大连市在巩固国家卫生城市成果的基础上,启动了健康城市建设工作。全市紧紧围绕营造健康环境、培育健康人群、构建健康社会三大主题,精心设计载体,扎实推进工作,健康城市建设工作取得了初步成效。2007年12月,大连被全国爱卫会确认为全国首批健康城市试点市。

启动健康城市建设以来,大连先后两轮实施了《大连市建设健康城市三年行动规划》,着重从实现健康环境、健康社会和健康人群协调发展等方面迈开了城市走向健康的脚步!

在健康城市建设理念的指引下,大连市坚持生态优先,经济发展为生态让路。通过调整产业结构和优化城市布局,全面开展工业污染防治和城市环境综合整治。例如:全市先后搬迁改造工业企业200余家,大力发展集成电路、软件和信息服务等

笔记

新兴产业;大力推进城市绿化工作,城市绿化覆盖率达到44.5%,人均公共绿地面积增至12.3平方米;全市农村自来水普及率达到67.12%,卫生厕所普及率达到81.31%等。

针对市民普遍存在的健康问题,大连市成立了健康教育讲师团,组建了300个市民健康学校,组成了近百人的健康促进志愿者队伍,开展了大连健康讲坛"社区和乡村行"活动。针对影响人们健康的常见病、多发病,编撰了《大连建设健康城市系列丛书》等健康教育资料,免费发放到基层。不仅如此,大连市先后组织开展了健康膳食市民厨艺大赛、市民健康饮食知识竞赛等活动,进一步在广大市民中推广限盐控油膳食理念,普及营养常识。大连市全民健身工作围绕建设群众身边场地、身边组织和身体活动三个环节,实施"农民体育健身工程",全力打造城市社区"十分钟体育生活圈"。并且,大连市重视中医药特色社区卫生服务中心建设,积极推进"治未病"工程,使中医药的服务对象由以患者为主拓展到亚健康和健康人群,服务范围由以医疗为主拓展到预防、保健、养生和康复等方面。

在健康城市建设工作中,大连市注重整合资源,凝聚合力,调动全市各部门的积极性,开发健康城市人力资源,使各领域的专家学者进入城市健康发展的决策圈,促进健康城市科学发展。市健康城市建设工作领导小组各成员单位实施了社会保障体系、公共卫生体系、社区卫生服务体系和老年人健康服务体系建设,大力开展了食品安全监督、健康家庭促进计划、安全社区创建和农民健康工程等重点项目,深入推进了健康街道、健康机关和健康市场等11个试点项目建设。同时成立了由公共卫生学、人文社会学、心理学、健康教育学和食品营养学等相关领域的专家学者组成的健康城市建设专家指导委员会,通过召开研讨会、现场调研和培训指导等多种方式为健康城市建设出谋划策,把关指路。

健康城市建设的开展,对提高市民健康水平有着非常重要的意义。

(资料来源:http://www.dbjl.com.cn/Article/ShowArticle.asp? ArticleID=1687)
请思考并回答以下问题。

1. 大连市实施的"健康城市"策略对保护和促进居民健康会产生哪些重要影响? 为什么?

2. 请结合健康城市的标准和评价指标,按照WHO总结的健康城市项目发展的基本步骤,为您目前所在城市设计一份"健康城市"的工作方案。

(三)实训要领

1. 学习和掌握实训所涉及的全球卫生策略、中国社会卫生策略等相关知识。

2. 查阅相关资料,应用健康城市的标准和评价指标、健康城市的建设程序等主要知识点来共同设计出一份"健康城市"建设工作方案。

3. 汇报实训成果,并交流心得体会。

(四)实训要求与考核

1. 分组完成。请将班上的同学按照学号,以4人为单位,依次分成若干小组。每个小组按照自荐或者投票选举的方式选出一名组长,组长的主要职责是根据每个组员的特长、爱好,对组内工作进行分工(组内工作主要包括相关内容的资料查找、资料整理、资料分析和成果汇报等）。经过一段时间的准备，每个小组按照组长学号顺序进行成果汇报。汇报完成后，其他的小组进行组内讨论，每个小组选出一名代表对汇报小组提出一个建设性问题。

讨论结束后，小组组长根据小组成员在参与资料查找、资料整理、资料分析、小组讨论、成果汇报等过程中的贡献度进行初步评分，最后由任课老师在组长打分的基础上进行打分。

2. 提交实训书面记录。要求：（1）按照实训后的问题依次提供书面记录；（2）字数控制在 2000 字左右，要求提交的实训书面记录涵盖本章的知识点，格式规范、观点明确、有理有据，既要清晰讲出作为理由和依据的基本知识，又要针对材料事实进行分析，得出明确的结论。

（五）实训书面记录或作业

实训书面记录

一、案例简要分析

_____

_____

_____

_____

_____

_____

_____

_____

_____

二、列举案例中涉及的卫生策略知识要点

_____

_____

_____

_____

_____

_____

三、分析

1. 大连市实施的"健康城市"策略对保护和促进居民健康会产生哪些重要影响？为什么？

_____

_____

_____

_____

_____

_____

2. 请结合健康城市的标准和评价指标，按照 WHO 总结的健康城市项目发展的基本步骤，为您目前所在城市设计一份"健康城市"的工作方案。

_____

_____

_____

_____

_____

_____

_____

_____

参考文献

［1］　卢祖洵,姜润生. 社会医学［M］. 北京：人民卫生出版社,2013.

［2］　中共中央国务院. 关于深化医药卫生体制改革的意见,中发（2009）6 号［Z］. 2009 - 03 - 17.

［3］　中共中央国务院. 关于印发医药卫生体制改革近期重点实施方案（2009—2011 年）的通知,国发（2009）12 号［Z］. 2009 - 03 - 18.

［4］　卫生部,财政部,国家人口和计划生育委员会. 关于促进基本公共卫生服务逐步均等化的意见,卫妇社发（2009）70 号［Z］. 2009 - 07 - 07.

（李伟明　赵鑫　自蓉）

第十三章

家庭保健

学习目标

通过案例分析与实训练习：

巩固　家庭、家庭保健、家庭类型、家庭结构与家庭功能等主要知识点；

培养　家庭健康评估、家庭访视等基本能力；

扩展　开展家庭健康照顾的能力。

导入案例

单亲家庭健康管理案例

随着经济的发展,人们婚姻、家庭等社会意识也发生了不小的变化。许多家庭发生了这样那样的"地震",家庭结构多元化发展,单亲家庭数量不断攀升,由此而引发的单亲家庭问题令人担忧。从教育的角度看,相亲相爱的父母,和谐的家庭人际关系对家庭成员的健康有着重要作用。如何正确引导和辅助单亲家庭及子女健康成长是社会医学家庭保健的重要内容之一。

案例1

程冬(化名)是某小学三年级学生。9岁时父亲因车祸去世,当时他才刚入校一个多月。其母在一家私营企业工作,一人独立承担着两人的生活重担。自父亲去世后,程冬在学校的表现令老师和家长非常头疼,成了老师的重点关注对象。行为方面:情绪易激动,自我控制力差,行为处事冲动,攻击性强,但事后却又会主动认错。人际关系紧张方面:与同学相处不融洽,时有冲突发生,遭到同伴的排斥。创伤性经历方面:一直把父亲的去世看作是生命中发生的最重大的事件,经常会想爸爸,做梦梦到爸爸,一个人的时候会常常想着爸爸在家中的情景,且不愿说或者避讳和他人谈及自己的爸爸。学习方面:成绩在班级中等偏下,作业字迹很潦草,自认为课业负担重,厌烦学习。程冬家庭的全部收入来源于他母亲每月1200元的工资。母子俩日常生活开销再加上每月还房贷的费用,几乎没有剩余。程冬平时会帮忙打扫卫生、做饭等,但时常会因在学校惹事而令母亲很头疼。母子俩很少外出参加活动,程冬母亲既要兼顾工作又要养育子女,平常没有充足的时间和精力辅导监督孩子。程冬父亲的去世,给母子俩带来了一定的情绪困扰和心理压力,此外他母亲还一直要求程冬不准在他人面前提及父亲去世的事实。

笔记

案例2:

张某,7岁,生活在一个离异的家庭。在她还没有上学时,父母之间的感情就亮起红灯,家庭矛盾与日俱增,最终父母因感情破裂而离婚。张某从小就在家庭矛盾激烈争斗中成长。父母离异后,张某与父亲生活在一起,父亲后来又娶,后母对她不理不睬,甚至不许她待在自己的身边,离得越远越好。父亲又忙于生计,缺乏对孩子的关爱与交流。使得张某在家庭中感到孤独无助,缺乏父母之爱,没有倾吐心声之处,使张某自卑,苦闷。消极悲观的心理,造成张某对家庭无归属感,上课老是心不在焉,一副无所谓的状态,学习成绩极差。

认真翻阅分析张某的家庭情况,又通过与她谈心和向周围同学了解,对其家庭有了大致了解。在全面掌握了张某的个性品质,兴趣爱好,家庭生活教育情况后,对其进行全面的分析,认为张某的脾气性格以及目前的表现,与目前的家庭状况以及家庭教育有着密切的关系,从而应当首先从指导家庭教育着手,对她开展家庭教育的系列指导工作。

(资料来源:单亲家庭学生教育与管理案例. http://blog. sina. com. cn/s/blog_62310b2d0100iu1n. html.)

请思考并回答以下问题。

1. 常见的家庭类型有哪几类? 并加以阐述。

2. 单亲家庭存在哪些问题? 并加以阐述。

3. 通过案例分析,谈谈如何做好单亲家庭保健,尤其是在心理健康教育方面的认识和体会。

主要知识点

家庭是个人生活的主要场所。个人的价值观、生活习惯、卫生习惯的形成,以及性格的形成、解决问题的方式等在很大程度上受家庭环境的影响。因此,个人健康与家庭密切相关,良好的家庭结构、功能和关系有利于增进家庭成员的健康。同时,家庭是介于个人和社会之间的一种社会组织,它是构成社区的基本单位。每个家庭成员是否健康直接影响到社区整体的健康,所以家庭保健是社区保健的重要内容之一。

一、家庭概念

家庭由两个或多个成员组成,是家庭成员共同生活和彼此依赖的处所,家庭具有血缘、婚姻、供养、情感和承诺的关系。总的来说,家庭是指以婚姻关系为基础,以血缘关系或收养关系为纽带而建立起来的,有共同生活活动的基本群体。

二、家庭结构

家庭结构是指构成家庭单位的成员及家庭成员互动的特征,分为家庭外部结构和家庭内部结构。家庭外部结构主要指家庭人口结构,即家庭的类型。家庭内部结构指家庭成员间的互动行为,其表现是家庭关系。家庭内部结构包括以下四个方面。

笔记

1.家庭角色

家庭角色是指家庭成员在家庭中所占有的特定地位及履行的特定行为。一般家庭成员依照社会规范和家庭工作性质、责任,自行对家庭角色进行分配,成员各自履行其角色行为。

2.家庭权力

家庭权力是指家庭成员对家庭的影响力、控制权和支配权。家庭权力分为传统权威型、情感权威型和分享权威型。

3.沟通方式

沟通方式是指家庭成员之间对感情、愿望、价值观、意见和信息进行交换的方式。

4.家庭价值系统

家庭价值系统是指家庭在价值观方面所特有的一种思想、态度和信念,它的形成受家庭所处的文化背景、宗教信仰和社会价值观的影响。

三、家庭类型

家庭类型是指家庭存在的各种方式或模式。按家庭结构划分,可以分为以下四种类型。

1.核心家庭

核心家庭由已婚夫妇和未婚子女或收养子女两代组成的家庭。核心家庭的特点是人数少、结构简单,家庭内只有一个权力和活动中心,家庭成员间容易沟通、相处。

2.主干家庭

主干家庭又称直系家庭,由父母、已婚子女及其孩子三代人所组成的家庭。主干家庭的特点是家庭内不仅有一个权力和活动主要中心,还有一个权力和活动的次中心。

3.联合家庭

联合家庭是包括父母、已婚子女、未婚子女、孙子女、曾孙子女等几代居住在一起的家庭。联合家庭的特点是人数多、结构复杂,家庭内存在一个权力和活动的主要中心,数个权力和活动的次中心。

4.其他家庭

包括单亲家庭、重组家庭、丁克家庭等。

四、家庭功能

家庭功能是指家庭本身所固有的性能和功能,决定了家庭成员在生理、心理及社会各方面各层次的要求能否得以满足。家庭具有以下五种功能。

1.情感功能

家庭成员以血缘和情感为纽带,通过彼此的关爱和支持满足爱与被爱的需要。情感功能是形成和维持家庭的重要基础,它可以使家庭成员获得归属感和安全感。

2.社会化功能

家庭可提供社会教育,帮助子女完成社会化过程,并依据法规和民族习俗,约束家庭成员的行为,给予家庭成员以文化素质教育,使其具有正确的人生观、价值观和信念。

笔记

3. 生殖功能

包括生养子女,培养下一代的功能,体现了人类作为生物世代延续种群的本能和需要。

4. 经济功能

经营生活需要一定的经济资源,包括金钱、物质、空间等,以满足多方面的生活需要。

5. 健康照顾功能

通过家庭成员间的相互照顾,可以抚养子女,赡养老人,保护家庭成员的健康,并且在家庭成员生病时,能提供多方面的照顾。家庭健康照顾的主要内容包括:提供适当的饮食、居住条件和衣物,维持健康的居家环境,有足够的维持个人健康的资源,进行保健和患者的照顾,配合社区整体健康工作。

五、健康家庭

1. 健康家庭(health family)

健康家庭是指家庭中每一个成员都能感受到家庭的凝聚力,能够提供足够的内部和外部资源维持家庭的动态平衡,且能够满足和承担个体的成长,维系个体面对生活中各种挑战的需要。

2. 健康家庭应具备的条件

健康家庭应具备的条件包括:(1)良好的交流氛围:家庭成员能彼此分享感觉、理想,相互关心,使用语言或肢体语言的沟通方式促进相互了解,并能化解冲突。(2)增进家庭成员的发展:家庭给各成员有足够的自由空间和情感支持,使成员有成长机会,能够随着家庭的改变而调整角色和职务分配。(3)能积极地面对矛盾及解决问题:对家庭负有责任,并积极解决问题。遇到解决不了的问题,不回避矛盾并寻求外援帮助。(4)有健康的居住环境及生活方式:能认识到家庭内的安全、膳食营养、运动、闲暇等对每位成员健康的重要性。(5)与社区保持密切联系:不脱离社区和社会,充分运用社会网络,利用社区资源满足家庭成员的需要。

六、家庭保健

(一)家庭保健概述

家庭保健是以家庭为单位的护理,是社区保健人员为帮助家庭成员预防、应对、解决各发展阶段的健康问题,适应家庭发展任务,获得健康的生活周期而提供的服务。

家庭保健目的主要是维持和提高家庭的健康水平及其家庭自我保健功能,具体包括提高家庭发展任务的能力、帮助问题家庭获得健康发展的能力以及培养家庭解决和应对健康问题的能力。

(二)家庭保健理论

1. 家庭系统理论(family systems theory)

家庭系统理论主要应用于家庭关系出现问题时,判断家庭在哪个环节出现了什么问题,寻找解决问题的办法。美国安德森(Anderson)把家庭系统论用于家庭护理,他主张

笔记

应用家庭系统的各程序进行家庭健康护理,将家庭系统论中提出的家庭特点和家庭健康相关理论进行综合,提出了家庭健康系统的五个程序。(1)发展程序:家庭发展阶段的转变、家庭发展动力;(2)健康程序:健康信念、健康状态、健康习惯、生命周期、保健服务的提供;(3)应对程序:资源的运用,问题的解决,压力、危机的应对;(4)相互作用程序:家庭成员关系、沟通与交流、养育、外来支援;(5)综合程序:共同体验、同一性、责任、历史、价值观、境界、仪式。

2.家庭生活周期理论

家庭生活周期是指家庭经历从结婚、生产、养育儿女到老年的各个阶段连续的过程。

(1)家庭生活周期的分期,按照时间顺序可分为以下八个阶段。

①已婚夫妻无子女阶段:平均 2 年,主要是与原始家庭脱离,要求彼此性格相互磨合,符合社会经济要求。

②养育婴幼儿阶段:从孩子出生到其后 30 个月,此时应制订新的计划,面对父母角色适应、疲劳、经济压力、家庭休闲活动受限制等问题。

③有学龄前儿童阶段:孩子 30 个月到 7 岁之间,主要是小孩的照料及社会化问题。

④有学龄儿童阶段:孩子 7~13 岁,孩子在身体、情感及智力、社会方面的发展。

⑤有青少年子女阶段:孩子 14~20 岁,主要存在的问题是孩子青春期及性方面的问题。

⑥子女离家阶段:约 8 年左右,主要存在的问题包括两代关系演变为成人对成人的关系,双亲由关注孩子转化为彼此重新关注。

⑦中年父母阶段:约持续 15 年左右,主要存在的问题包括重新评估生活目标,安排优先次序,该阶段妇女常有情绪危机。

⑧老年阶段:约持续 10~15 年,主要存在的问题包括适应退休后的角色和生活,健康状况衰退,丧偶、悲伤、孤独等问题。

(2)家庭生活周期问题的预防性指导:当家庭生活周期由一个阶段转入下一个阶段时,与家庭成员共同评价面临的"危险因素",并提出必要的指导性或纠正性意见,称之为预防性指导。其目的是:①预防家庭内的压力及冲突;②增进健康和预防疾病;③促进家庭功能的健康发展。

3.家庭压力应对理论

主要阐述当家庭第一次出现或反复出现危机时,判断此危机处于哪个阶段,援助该阶段的家庭成员,促进他们提高应对危机的能力,增强其生活能力。此外,还要选择适当的援助方法,挖掘成员中能促进健康家庭的各种潜力,充分发挥其作用。该模式主要强调家庭是否产生压力或发生危机,并不是由某些事件直接导致的结果,而是取决于两个变量:家庭资源和家庭成员对事件的认识。

(三)家庭保健方法

1.建立家庭健康档案

(1)家庭基本资料:包括家庭住址、人数及每个成员的基本资料,以及建档医生和护士姓名、建档日期等。

(2)家系图:以绘图的方式表示家庭结构及各成员的健康和社会资料,是简明的家

笔记

庭综合资料。

（3）家庭卫生保健记录：记录家庭环境的卫生状况、居住条件、生活起居方式等，是评价家庭功能、确定健康状况的基础资料。

（4）家庭评估资料：包括①家庭结构；②家庭成员的资料；③家庭生活周期；④家庭功能。

（5）家庭主要问题目录及其描述：记载家庭生活压力事件及危机的发生日期、问题描述及结果等。家庭主要问题可以按问题定向医疗记录（problem-oriented medical record,POMR）中的主观资料、客观资料、对健康问题的评估、对健康问题的处理计划等方式描述。

（6）家庭成员的健康资料：包括生理、心理、社会方面测量的指标或描述。

2. 开展家庭健康教育

（1）家庭环境卫生教育：包括住宅建设、住宅装修、家庭室内外卫生等。

（2）生活方式教育：包括饮食行为知识教育，如营养知识教育，食品卫生知识教育，酒、茶及其他饮料知识教育等；起居生活习惯教育，如布置符合卫生要求的居室，正确掌握起居时间，调整冷暖适度的卧具，形成有利健康的睡眠姿势；孩子睡觉的卫生要求，老年人起居的注意事项；建立良好的起床后与睡觉前的洗漱习惯等。

（3）心理健康知识教育：具体教育内容可从以下方面加以选择，即婴儿期、学龄前儿童的心理卫生常识，独生子女的心理教育，中小学生心理障碍的原因和预防措施，如何培养孩子良好的心理素质，怎样对待孩子的逆反心理，青春期可出现哪些心理状态，恋爱期的心理卫生，失恋心理，父母对子女过严或溺爱的心理危害，父母与子女相处的心理原则，夫妻心理相容的条件，女性月经期的心理表现，妇女孕育期的心理特性，中年人怎样保持心理健康，老年人的心理特点及心理变化，退休后如何保持心理平衡，怎样摆脱不良情绪的困扰，如何正确面对困难与挫折，嫉妒心理对健康的危害，在自卑感心理困扰时如何寻求帮助，如何与邻里和睦相处等。

（4）疾病防治知识教育：包括①家庭护理常识。如对骨折患者、高热患者、高血压患者、冠心病患者、糖尿病患者、瘫痪患者及癌症病人的家庭护理方法，以及预防褥疮、作冷热敷、测体温、数脉搏、看呼吸、量血压、玩具衣被褥消毒等。②用药常识。了解药品的批准文号及有效期、药物的各种剂型、药物的不良反应；正确掌握用药量，失效药物的特征，常备药的收藏保管，旅游用药须知，服用补药、营养药的注意事项，中西药的服用方法，煎中药的方法；忌乱用未经验证的秘方、偏方，注意药物搭配禁忌，滥用药物的危害，烟、酒、茶对药物的影响等。

（5）生殖与性教育：在家庭中开展生殖与性教育，要把握好传播的内容和方法，如在夫妻间的教育和在父母与子女间的教育就有较大的区别。

（6）意外伤害教育：应选择人们日常生活中经常会遇到的问题，如煤气中毒后可采取哪些措施，如何处理灭鼠药中毒、毒蛇咬伤、蜈蚣咬伤、蝎子蜇伤，怎样防止触电，怎样拯救触电者，怎样防雷击，烫伤、烧伤后怎么办，怎样拯救溺水者，火灾发生后被困在楼中的人如何脱离危险，怎样做好水灾时的安全防范工作，地震时怎么进行自我防护，脑部外伤后流血较多怎么办，指压止血法适应于哪些部位的出血，对插入体内颅腔的致伤物能

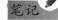
笔记

否马上拔出,肉中扎刺后怎么办,骨刺鲠喉怎么办,关节扭伤后怎么办,疑有脊柱骨折的患者要采取哪些措施等。

七、家庭健康评估

家庭健康评估是为了确定家庭存在的健康问题而收集主观和客观资料的过程,其目的是为开展有针对性的援助提供可靠依据。它要求健康评估者对家庭的健康状况和影响健康的因素做出整体评估,以了解家庭的功能、发展阶段、家庭成员的互动情况、家庭健康需求、家庭健康问题以及现存或潜在的家庭压力危机,并针对这些问题和危机制订完整的家庭健康计划,协助家庭采取适当的措施,以解决问题,摆脱困境。

(一)家庭健康评估的内容

1.家庭生活周期

主要包括:①家庭有几个成员;②成员当前住址;③家庭处于家庭生活周期中的哪个阶段;④这个阶段目前发生了哪些问题;⑤家庭过去遭遇过了哪些大问题;⑥家庭对这些问题处理的满意度。

2.家庭社会心理问题

主要包括:①谁是这个家庭的决策者;②在这个家庭时期,哪些人应受重视;③家庭成员中,大家各自的期望值是什么,是否已经实现,现在还有哪些期望值;④家庭成员彼此引起注意的主要因素是什么;⑤家庭成员的个体差异与自我表达方式;⑥家庭成员各自间的容忍度有多大。

3.社会环境

主要包括:①家庭和亲戚间有多少接触,亲友是否会前来帮助解决问题或是前来制造问题;②家庭成员在邻居中是否有很多朋友,成员们参加的社团或团体有哪些;③家庭有无使用社区资源,以后是否还会使用这种资源;④家庭中双亲受教育的程度。

(二)家庭健康评估的工具

1. 家系图。

2. APGAR 家庭功能问卷。

3. 家庭圈图。

4. 生态图。

导入案例评析

单亲家庭健康管理案例

1.常见的家庭类型有哪几类？并加以阐述。

按家庭结构划分,常见的家庭类型可以分为以下四种:(1)核心家庭;(2)主干家庭(直系家庭);(3)联合家庭;(4)其他家庭。

2.单亲家庭存在哪些问题？并加以阐述。

当前单亲家庭存在的突出问题主要表现在以下几个方面。

笔记

（1）单亲家庭所面临的生活困难

①经济困难,收入来源没有保障。近半数的单亲家庭中,主要靠低保与打零散工所得收入艰难地维持生活,尤其是单亲母亲家庭。而孩子多处于读书阶段,学习费用高。

②家务繁重,没有安全感。单亲家长往往是又当爹又当娘,下班之余既要做采购、做饭、洗涮等家务劳动,还要干一些重体力活。

（2）单亲家庭子女的心理行为状况呈两极分化

①性格孤僻,交往能力欠缺。有的孩子因长期抑郁而逐渐形成孤僻、怯懦的性格,成为对他人、社会都极端冷漠、缺乏信任感的人;有的孩子由于长期生活在争吵打骂的环境中,变得情绪暴躁而形成蛮横、粗野和冷酷的性格;还有的是由于父母迁怒于孩子,经常无故殴打孩子,使得孩子经常在恐惧中度日而变得神经质。这些消极的性格特征会影响他们的人际交往、同伴关系,造成他们与人交往相处能力下降。随着时间的推移,这种不良的影响逐渐积累,引起更加严重的交往困难,甚至造成交往障碍。

②精神负担重,学习成绩不理想。许多单亲家长,在生活上受过严重的打击,把子女作为其唯一的精神支柱,把自己所有的希望都寄托在子女身上,要求子女处处出人头地,特别是在学业上。过高的期望势必给子女造成过重的心理压力。由于孩子心理负担过重,问题想得过多,大多数学生精力不集中,注意力涣散,不能专心听讲,导致学习成绩大都处在中下游。

③以自我为中心,自我调节及适应能力低。由于家庭的破裂,为人父母者往往更加怜悯孩子,对孩子的要求百依百顺,甚至对一些不合理的要求也尽量满足,他们认为最大限度地满足子女的各种愿望,就能够弥补其失去父亲或母亲的遗憾。殊不知,这样会使孩子具有对他人冷漠、自私等缺点,再加之他们很少得到有效的管教,行为无约束,自我调节及适应能力没有得到良好的发展,很容易形成不良的行为习惯,更有甚者可能走上犯罪的道路。

（3）单亲家庭教育的失衡

①孩子缺乏完整的爱。有些父母受心理和生活压力影响对孩子缺乏耐心和细心的照顾,没有时间与孩子沟通,或根本不知道该如何与孩子沟通,不能给他们及时的心理疏导。如果孩子还感到周围的邻居、同学、朋友对他们的歧视、议论,则更会给他们带来严重的心理压力。这些会让孩子感到孤独、无助、焦躁与自卑。孩子在这样情况下缺乏正确的引导和约束,造成学习不用功。

②部分家长教育方法失当。有的单亲家长对子女的教育方法简单粗暴,以自己的心情好坏为转移,把子女当出气筒,打骂不断,使单亲子女整日生活在惊恐不安之中,个性发展受到严重压抑,形成胆小、孤僻、倔强、缺乏自信心等不良品质,而且易在家中无爱的情况下向社会上寻求"温暖"时,被坏人拉下水而走上犯罪道路。

3.通过案例分析,谈谈如何做好单亲家庭保健,尤其是在心理健康教育方面的认识和体会。

主要采用社会、学校和家庭相结合的应对策略。

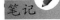

（1）政府提供必要的社会关怀。第一，积极开展对单亲家庭的调查研究，引起全社会对这个问题的重视和关注；第二，在全社会推行婚姻价值观的道德教育，帮助人们形成正确的婚姻家庭观念，以建立良好而美满的家庭，控制离婚率，减少单亲家庭的产生；第三，尽快进行有关法规的建设和调整，针对单亲家庭，特别是特困单亲家庭制定一些特殊的相关法律条规，比如免征单亲家庭的个人所得税、单亲母亲上岗优先考虑等等；第四，推进公共福利部门以及民间慈善机构对单亲家庭的援助，在社区服务中增加对单亲家庭的社会服务。

（2）有条件的社区要配备一定数量的综合素质和专业水平较高的工作人员，负责整个社区居民特别是单亲家庭的心理辅导工作，鼓励单亲家庭寻求专业的辅导及运用社会资源去面对各种困难。帮助单亲家庭成员互助，学习开放自己，认识家庭对个人成长的影响和亲子关系的重要，尝试改善教育子女的方法和与子女沟通的技巧。提供一些父母与子女合作的机会，让他们认识彼此的长处，互相欣赏，促进亲子关系，建立和谐的家庭生活，改变悲观或自怜的思想，建立信心来面对各种困难。并联结社会支持网络与社会资源，来支持更多的单亲家庭。

（3）中小学和幼儿园要积极挑起帮助和教育单亲子女的重担。从入学起就建立单亲家庭学生档案，加强对他们的学习、生活、心理、行为和家庭情况的了解、跟踪，并详加记载。定期与家长联系，掌握单亲家庭学生在家中和社会上的情况。加强心理辅导，学校特别是班主任必须重视面对单亲家庭孩子的某些不良行为习惯和心理特征。通过开展各种活动，对他们进行合理的情绪疏导。

能力和知识拓展

家庭访视

家庭访视简称家访，是指为促进和维持个体、家庭的健康，在服务对象家庭环境里提供护理服务的活动，是开展社区护理的重要手段。通过家庭访视，社区护士可以了解家庭环境、结构、功能和家庭成员的健康状况，发现家庭的健康问题，开展有针对性的家庭护理和保健指导，帮助家庭及其成员解决健康问题，促进和维护家庭健康。

一、家庭访视的目的、类型和内容

（一）家庭访视的目的

家庭访视的主要目的是促进健康和预防疾病，具体表现在以下五方面。

1. 建立有效的支持系统，鼓励家庭充分利用各种健康资源。
2. 为居家的病、伤、残者提供各种必要的保健和护理服务。
3. 促进家庭成员的正常生长发育，提供有关健康促进和疾病预防的知识。
4. 充分发挥家庭功能，促进家庭成员间的相互关心和理解。
5. 消除家庭环境中的不安全致病因素，确保家庭环境的健康。

笔记

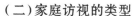

（二）家庭访视的类型

1. 评估性家访：是指以进行家庭健康评估，发现家庭健康问题为目的的家访，通常是一次性的。常用于家庭功能不完善、有年老体弱患者或有其他问题的家庭。

2. 预防性家访：主要进行疾病预防、保健方面的工作。常用于妇幼保健性家访与计划免疫等。

3. 连续照顾性家访：为患者提供连续性的照顾，定期、连续进行。主要用于慢性疾病患者、活动不便者以及临终患者。

4. 急诊性家访：适用于临时处理家庭的紧急情况，多为随机性的。如出现外伤、家庭暴力等情况时。

（三）家庭访视的内容

1. 判断家庭存在的健康问题，制定援助计划，进行家庭成员的健康管理。

2. 提供直接护理，如为居家患者的伤口更换敷料、指导糖尿病患者及家属的饮食和用药注意事项。

3. 健康教育，即为家庭提供知识信息，帮助家庭成员有效应用保健知识，进行自我保健。

4. 提供如何利用各种社会健康福利资源的咨询指导。

5. 进行协调、合作服务，社区护士应具备与相关部门进行协调和联络的能力。

二、家庭访视的程序

家庭访视程序一般分访视前、访视和访视后三个阶段。

（一）访视前的准备

1. 确定访视对象及优先顺序

社区护士在有限的时间、人力和物力的情况下，应有目的、有计划、有重点地安排家庭访视的优先顺序。首先要考虑对有严重健康问题的家庭进行访视，然后对不能充分利用卫生资源和易产生后遗症的家庭进行访视。一般访视活动的优先顺序是：

（1）以群体为先，个体为后；

（2）以传染病为先，非传染性疾病为后；

（3）以急性病为先，慢性病为后；

（4）生活贫困、教育程度低者为先；

（5）有时间限制的为先；

（6）一天访视多个家庭时，应先访视非传染性疾病的家庭，最后访视有传染性疾病的家庭。

2. 确定访视目标

访视分为初次访视和连续性访视。初次访视的主要目的是建立关系，获取基本资料，确定主要健康问题；连续性访视是对上次访视计划进行评价和修订后，制订下次的访视计划，并按新计划进行护理和指导。

3. 准备访视用物

根据访视目的准备和核对访视包，准备必要的记录单、常用体检工具、消毒物品和外

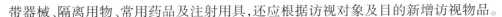

带器械、隔离用物、常用药品及注射用具,还应根据访视对象及目的新增访视物品。

4.联系被访家庭

通过电话,确定家庭访视可行的日期及时间,并了解服务对象的态度。

5.访视路线的安排

社区护士应根据具体情况安排一天内的访视路线,确认地址,并准备简单的地图。

(二)访视中的工作

1.确定关系

社区护士要向访视对象介绍所属单位的名称和本人姓名,解释访视目的、所需时间等,使护理对象放松,并感到被尊重;与访视对象建立信任、友好的关系,掌握现存的健康问题或自上次访视后的变化情况。

2.实际访视

对个人和家庭进行健康评估;根据评估结果与护理对象共同制订或调整护理计划,提高护理对象解决问题的能力;实施护理干预,进行健康教育或护理操作;在访视过程中,及时回答护理对象的提问,必要时介绍转诊机关;简要记录访视情况。

3.访视结束

根据健康问题的轻重缓急,预约下次访视时间;双方各留联系方式以便联络。

4.访视过程中的注意事项

(1)访视时,要合乎礼节,大方且稳重,表示出对访视家庭的关心和尊重;要倾听、了解且尊重访视对象的感觉和想法,同时必须维护访视对象的隐私权。

(2)护士要避免让自己的态度、价值观等影响访视对象做决策,与易感染的家庭成员保持一定界限,以免影响其功能。

(3)访视时间一般在1小时以内,应避开家庭的吃饭和会客时间;尽量在计划时间内进行访视,如有特殊情况应得到机构的同意。

(4)护理操作过程中,注意防止交叉感染,严格执行无菌操作原则和消毒隔离制度;访视包应放在护士的视野范围内,以避免小孩或宠物好奇玩弄,不用时需将它盖上;操作后妥善处理污物,避免污染,整理用物并洗手。

(5)家访时,尽可能要求护理对象的家属在场;如遇到某人有危险或正在受伤,必须立即给予适当处理,同时报警或通知急救中心;如遇到有情绪异常的服务对象,并对周围的陌生环境不能控制时,社区护士提供急需的护理后可立刻离开现场;如看到一些不安全因素(如打架、酗酒、吸毒等)可立即离开。

(三)访视后的工作

1.消毒及物品的补充

访视后及时清洗双手;整理并补充访视包。

2.记录和总结

正确、简单地记录,为求实效性应于访视后立即书写,并使用统一、规范的表格。包括护理对象的反应、检查结果、现存的健康问题、协商内容和注意事项等,分析和评价护理效果、护理对象的反应及目标达成的情况等。

3. 评价

根据收集的资料和出现的新问题,及时评价访视计划、效果等情况,以便修改访视内容,为下次家访制订计划,提高访视成效;如访视对象的健康问题已解决,即可停止访视。

(资料来源:谢日华,张琳琳.社区护理学[M].北京:北京大学医学出版社,2012.内容有整理)

实训与指导

实训项目　家庭健康评估及制订保健计划

（一）实训目标

1. 检验社会医学中家庭的相关概念、家庭保健的基本概念、理论、方法等知识的理解和掌握程度。

2. 培养开展家庭健康评估等基本能力。

3. 掌握常用的家庭评估工具和方法,并具备一定的运用家庭生活周期理论开展家庭保健的能力。

（二）实训内容与形式

要求根据以下材料进行思考分析与训练。

实训材料　家庭健康照顾诊断案例分析

某家庭中的女儿 58 岁,是小学教师,去年退休;父亲 79 岁,瘫痪卧床 1 年多,生活不能自理,目前在家中由女儿护理。护理者(女儿)出现腰痛、肩痛和头痛症状。从家庭访视的现场观察中发现:尽管患者(父亲)下肢有部分活动能力,但在移动时,其女儿为了不让父亲多用力,将其全部的重力压在自己身上。同时也发现其父亲依赖性很强,不主动做力所能及的事,把所有的事情都留给女儿去做。此外,患者的床太低,导致护理者护理时弯腰过度。通过访谈得知女婿是某公司的经理,每天工作很忙,晚上回来很晚,几乎不能帮助妻子照顾岳父。护理者有一个儿子在外地工作,护理者不愿意拖累他,不让自己的孩子放弃工作或请假回来护理外公。护理者认为护理工作实在太辛苦了,感到生活暗淡、烦躁和苦恼,自己有些承受不了。但由于责任心和亲情的关系,依然每天坚持护理父亲。

家庭健康评估工具见表。

表 13-1　APGAR 家庭功能评估表

借助于以下问题,我们希望对您及您的家庭能有更深的了解。如果您对问卷中的任何项目有意见,请随时提出。

如果您对这些问题还有更多的话要说,或有更多的资料要提供,请您在"补充说明"空白之处填写。

在这里,我们所谓的"家庭"是指通常与您住在一起的人员。如果您是一个人住的话,请把目前您感情联系最密切的人当做您的家人。

每个问题请选择一个答案打√。

1. 我满意于当我遭遇困难时,可以向家人求助。（适应度）

　　经常　　　　　　有时　　　　　　几乎很少

　　补充说明:

2. 我满意于家人与我讨论各种事情,以及分担问题的方式。（合作度）

　　经常　　　　　　有时　　　　　　几乎很少

　　补充说明:

3. 我满意于当我希望从事新的活动或发展方向时,家人能接受且给予支持。（成长度）

　　经常　　　　　　有时　　　　　　几乎很少

　　补充说明:

4. 我满意于家人对我表达情感的方式,以及对我的情绪,如愤怒、悲伤、快乐的反应。（情感度）

　　经常　　　　　　有时　　　　　　几乎很少

　　补充说明:

5. 我满意于家人与我共度时光的方式。（亲密度）

　　经常　　　　　　有时　　　　　　几乎很少

　　补充说明:

APGAR 这 5 个字母分布代表家庭功能的 5 个重要部分:A adaptation 适应度;P partnership 合作度;G growth 成长度;A affection 情感度;R resolve 亲密度。

"经常"为 2 分,"有时"为 1 分,"几乎很少"为 0 分。总分 7～10 分为家庭功能无障碍;4～6 分为中度功能障碍;0～3 分为重度功能不足。

表 13-2　中国正常人生活事件评定常模表

家庭生活事件	合计	青年	中年	更年	老年
配偶死亡	110	113	112	100	104
子女死亡	106	102	106	97	84
父母死亡	96	110	95	81	60
离婚	65	65	68	61	60
父母离婚	62	73	58	53	54
夫妻感情破裂	60	64	60	53	56
子女出生	58	62	60	49	48
开除	57	61	52	54	74
刑事处分	57	49	59	62	80
家属亡故	53	60	52	44	32
家属重病	52	56	53	48	37
政治性冲击	51	47	52	51	71

笔记

续表

子女行为不端	50	51	52	47	46
结婚	50	50	50	50	50
家庭成员刑事处分	50	43	53	54	53
失恋	48	55	45	44	42
婚外两性关系	48	48	52	41	39
大量借贷	48	43	50	49	53
突出成就荣誉	47	43	49	47	47
恢复政治名誉	45	41	46	51	46
重病外伤	43	42	43	46	47
严重差错事故	42	42	41	47	40
夫妻严重争执	32	30	34	29	28
搬家	31	22	36	39	25
领养继子	31	32	32	29	16
好友决裂	30	36	28	25	23
工作量显著增减	30	25	31	35	38
小额贷款	27	23	30	32	20
退休	26	18	28	35	29
工作更动	26	25	27	26	25
学习困难	25	26	25	23	17
流产	25	25	26	25	23
家庭成员纠纷	25	23	25	29	19
开始恋爱	41	45	36	38	57
行政纪律处分	40	36	43	42	43
复婚	40	42	40	36	35
子女学习困难	40	34	44	44	29
子女就业	40	29	44	52	39
怀孕	39	44	38	33	27
升学就学受挫	39	41	39	41	26
晋升	39	28	44	47	40
入党入团	39	29	41	53	59
子女结婚	38	34	41	39	33
免去职务	37	36	38	36	34
性生活障碍	37	42	36	32	19
家属行政处分	36	31	40	42	36
名誉受损	36	37	37	35	33
中额借贷	36	32	38	40	33
财产损失	36	29	40	43	34
退学	35	44	30	33	33
好友去世	34	40	33	28	26
法律纠纷	34	32	35	34	37
收入显著增减	34	28	38	42	23
遗失重要物品	33	31	34	39	31
留级	32	38	29	30	26

续表

和上级冲突	24	21	27	23	30
入学或就业	24	26	25	23	14
参军复原	23	20	23	32	25
受惊	20	20	21	25	14
业余培训	20	20	21	22	16
家庭成员外迁	19	17	20	20	19
邻居纠纷	18	16	20	21	17
同事纠纷	18	16	20	19	16
睡眠重大改变	17	12	19	21	25
暂去外地	16	12	18	18	22

表 13-3　家庭关怀指数测评量表

		经常这样 2 分	有时这样 1 分	很少这样 0 分
合作度	我很满意家人与我讨论各种事情以及分担问题的方式	☐	☐	☐
成熟度	当我希望从事新的活动或发展时,家人都能接受并给予支持	☐	☐	☐
情感度	我很满意家人对我表达感情的方式及对我情绪的反应	☐	☐	☐
亲密度	我很满意家人与我共度时光的方式	☐	☐	☐

有 3 个答案供选择,评分时分别得 2、1、0 分。计算总分时,将 5 个问题答案的分数相加,7~10 分表示家庭功能良好,4~6 分表示家庭功能中度障碍,0~3 分表示家庭功能严重障碍

表 13-4　家庭生活周期

阶段	定义	主要面临的问题
新婚		1. 性生活协调和计划生育
		2. 稳定婚姻关系
		3. 双方相互适应及沟通
		4. 适应新的亲戚关系
		5. 准备承担父母角色
第一个孩子出生	最大孩子介于 0~30 个月	1. 父母角色的适应
		2. 经济压力增加
		3. 生活节律变化
		4. 养育和照顾幼儿
		5. 母亲的产后恢复
有学龄前儿童	最大孩子介于 30 个月~6 岁	儿童身心发展问题及安全保护问题
有学龄儿童	最大孩子介于 6~13 岁	1. 儿童身心发展
		2. 上学与学业问题
		3. 性教育问题和青春期卫生
有青少年	最大孩子介于 13~30 岁	1. 青少年的教育与沟通与父母的代沟问题
		2. 社会化、青少年的性教育
		3. 与异性的交往、恋爱

笔记

续表

孩子离家创业	最大孩子离家至最小孩子离家	1. 父母与子女的关系改为成人间的关系
		2. 父母感到孤独
		3. 父母应发展自己社交及多种兴趣
父母独处(空巢期)	所有孩子离家至家长退休	1. 恢复仅夫妻俩生活,女主人特别寂寞难过
		2. 计划退休后的生活,重新适应婚姻关系
		3. 在精神和物质上给孩子们支持
		4. 与孩子沟通问题,维持适应与新家庭成员的关系
退休	退休-死亡	1. 经济及生活的依赖性高
		2. 面临老年性各种疾病
		3. 心理变化、衰老丧偶和死亡

(资料来源:http://www.worlduc.com/blog2012.aspx? bid = 2835131)

请思考并回答以下问题。

1. 找出案例家庭目前存在的健康相关问题和健康危险因素,开展家庭健康评估。

2. 撰写家庭健康评估记录报告。

3. 设计一份合理的家庭照顾保健计划。

(三)实训要领

1. 学习和掌握实训所涉及家庭健康评估及家庭保健等主要知识和技巧。

2. 查找文献,结合本章的主要知识点,进行家庭健康评估并制订保健计划。

3. 汇报实训成果,并交流心得。

(四)实训要求与考核

1. 请独立完成资料查找、分析、总结归纳、撰写书面记录等工作,最后由老师打分。

2. 提交书面记录。要求:(1)按照实训后的问题依次提供书面记录;(2)字数控制在2000 字左右,观点明确、有理有据,既要讲清作为理由和依据的基本知识,又要针对材料事实进行分析并得到明确的结论。

(五)实训书面记录或作业

实训书面记录

1. 找出案例家庭目前存在的健康相关问题和健康危险因素,开展家庭健康评估。

2. 撰写家庭健康评估记录报告。

_____

_____

_____

_____

_____

_____

_____

_____

_____

3. 设计一份合理的家庭照顾保健计划。

_____

_____

_____

_____

_____

_____

_____

_____

_____

_____

参考文献

[1] 廖艳菊. 单亲家庭学生教育与管理案例[EB/OL]. [2010 - 06 - 10]. http://blog. sina. com. cn/s/blog_62310b2d0100iu1n. html.

[2] 卢祖洵,姜润生. 社会医学[M]. 北京:人民卫生出版社,2013.

[3] 祝善珠. 全科医学概论[M]. 北京:人民卫生出版社,2013.

[4] 谢日华,张琳琳. 社区护理学[M]. 北京:北京大学医学出版社,2012.

[5] 家庭健康护理诊断案例分析[EB/OL]. [2011 - 11 - 30]. http://www. worlduc. com/blog2012. aspx? bid = 2835131.

(阮世颖)

笔记

社区卫生服务

通过案例分析与实训练习：

巩固　社区卫生服务的概念、特性、服务对象、服务内容和服务方式，社区卫生服务双向转诊等主要知识点；

培养　分析社区卫生服务机构发展的现状及其存在问题和制约因素等的基本能力；

扩展　社区卫生服务机构设置及管理的能力。

导入案例

北京市丰台区方庄社区卫生服务中心的发展和"家庭医生式服务"探索

北京市丰台区方庄社区卫生服务中心坐落在丰台区方庄社区，辖区面积 5.53 平方公里，其前身为方庄医院，始建于 1992 年。辖区内共有 135 个中央、市属、区属单位，73 个中央、市、区所属单位的人员以及大量文化界、艺术界和经济界的名流。1995 年中心与方庄地区办事处率先成立了地区健康促进委员会，多年来双方合作开展方庄社区健康促进工作。1997 年率先探索社区卫生服务模式，1999 年成为中国首家社区卫生服务中心。2013 年门诊量达到 40.3 万人次。

方庄社区卫生服务中心位于方庄社区的西南侧，下属有 5 所社区卫生服务站，居民步行 15 分钟内均可以到达中心或下属卫生服务站。周边医疗资源丰富，中心与北京中医药大学附属的三级医院直线距离 500 米，距丰台区属的二级医院不足 1 公里。根据社区居民的需求，坚持基本医疗与国家公共卫生并重的社区卫生工作模式，构建了社区卫生服务区别于二、三级医院的便捷、高效的特点，已形成了全科医学、社区护理、预防保健、中医与康复相融合的适宜技术的四大优势学科。在日常诊疗工作的基础上，依托高校及专家团队，不断更新服务理念，现已成为北京三所医科大学的全科医学教学基地，北京市、中西医全科医师规范化培训基地；首都医科大学被批准在方庄建立了全科医学系教研室。

2007 年方庄社区卫生服务中心根据丰台区社区卫生改革"让群众满意、让医务人员满意、让政府满意"的目标原则率先在北京市推出"片儿医"服务模式，在社区开展"分片服务、分级服务、分类服务、24 小时电话帮护"，以社区居民需求为导向开展社区卫生服务。中心组建了五支以全科医师为主导，包括社区护士、预防保健人员、康复人员、健康管理师、心理咨询师、药学服务人员的"片儿医"服务团队,为社区居民提供健康咨询与指导服务。"片儿医"团队深入社区,以人为中心,以家庭为单位,积极开展社区卫生服务工作,赢得了居民的认可。

2010年,在丰台区"片儿医"服务模式的基础上,中心成为北京市"家庭医生式服务"的首批试点单位,以方庄社区15个居委会为基点建立了15支对应的家庭医生式服务团队。团队原则上包括全科医生2~3名、社区护士2~3名、预防保健人员1~2名及其他社区志愿者等人员。每名全科医生与一名社区护士搭配形成"医护绑定"小组。对签约家庭公示健康通电话号码,提供社区居民健康咨询和指导,建立健康档案,实施家庭医生式服务签约,开展社区慢性病患者连续管理、健康教育、双向转诊、康复服务、心理咨询、疏导和转介服务,培养家庭保健员,开展妇幼保健、免疫接种、传染病访视、计划生育指导,对于特殊人群主动提供上门服务。这种网格化的管理形式实现了方庄社区居民健康管理的全面覆盖。

中心还利用信息化技术与天坛医院畅通了网络双向转诊,为签约居民提供转诊服务。当签约患者需要上级医院进一步完善检查和明确诊断的,中心全科医生可以通过医生工作站系统为签约患者进行网上转诊。转诊于24小时之内给予安排,随后转诊平台会以短信的形式通知到转诊医生和患者。患者在天坛医院就诊后,将相关资料转回社区,签约医生根据专科意见为患者制定适宜的诊疗和健康管理方案。在这个过程中医务人员以案例教学的形式接受了培养,全科医生的专业知识和临床技能也得到了提高,更好地提升了自身的服务能力,强化了健康"守门人"的角色,有利于建立"首诊在社区、转诊去医院"的有序就医模式。

(资料来源:刘新颖.北京丰台方庄社区卫生服务中心家庭医生式服务模式研究[D].北京:中国地质大学,2014.内容有整理)

请思考并回答以下问题。

1. 什么是社区卫生服务?案例中,北京市丰台区方庄社区卫生服务中心的转型体现了社区卫生服务的哪些特点?

2. 北京市丰台区方庄社区卫生服务中心为何选择将"便捷、高效"作为自己服务的特点?

3. 北京市丰台区方庄社区卫生服务中心的"片儿医"及后续发展成的"家庭医生式服务"有何发展优势?如何实现"双向转诊"服务?

主要知识点

一、社区卫生服务的概念、特征、产生与发展的原因

(一)社区卫生服务的概念

社区卫生服务是在政府领导、社区参与、上级卫生机构指导下,以基层卫生机构为主体,全科医师为骨干,合理使用社区资源和适宜技术,以人的健康为中心、家庭为单位,社

区为范围,需求为导向,以妇女、儿童、老年人、慢性病人、残疾人以及低收入人群等为重点,以解决社区主要卫生问题、满足基本卫生服务需求为目的,融预防、医疗、保健、康复、健康教育、计划生育技术服务等为一体的,有效、经济、方便、综合、连续的基层卫生服务。

(二)社区卫生服务的特征

1. 基础性

社区卫生服务处于卫生服务体系的底端,以社区卫生服务机构为主体的基层医疗、预防、保健服务,是社区居民出入卫生服务的"门户",主要提供首诊服务,解决社区居民80%～90%的健康问题,负责危急重症患者的基础诊断和转诊服务。

2. 人格化照顾

"以人为本"体现了全科医学的精髓。社区卫生服务重视患病之人胜于重视疾病,患者有个性、有感情,照顾的目标是维持服务对象的整体健康。社区卫生服务人员和服务对象以合作的方式,了解服务对象健康问题产生的原因,协商出适宜的措施,提高服务对象的依从性和主动性,使之积极参与健康维护和疾病控制的过程,从而达到良好的服务效果。

3. 综合性

社区卫生服务的综合性体现在服务对象、服务内容、服务层面、服务范围和服务方式上。服务对象包括社区全体居民,不分年龄、性别和疾病类型。服务内容包括预防、保健、医疗、康复、健康教育和计划生育技术指导等,即"六位一体"。服务层面涉及生理、心理和社会各方面。服务范围包括个体、家庭和社区。服务方式包括门诊、家庭出诊、急诊、转诊、会诊、电话医学或电话咨询、长期照顾、临终关怀、健康教育、巡诊等。

4. 连续性

居民从出生到临终的各生命周期阶段,从健康到疾病的发展阶段,社区卫生服务全程提供服务。

5. 可及性

社区卫生服务从时间、地理、经济、心理接受等方面体现便于居民获得的特点。

6. 协调性

社区卫生服务的职责是向患者提供广泛而具有综合性的初级医疗保健服务。社区卫生服务提供者应当掌握各级各类医疗机构和专家以及家庭和社区内外的各种资源的情况,并与之建立相对固定的联系,以便协调家庭资源、社区资源和各专科的服务,为居民提供全面深入的医疗服务。

7. 以预防为导向的服务

社区卫生服务技术人员对个人、家庭和社区健康的整体进行负责与全程控制,根据服务对象生命周期和疾病发生、发展的不同阶段可能存在的危险因素和出现的健康问题,提供一、二、三级预防。

8. 以家庭为单位的服务

家庭是社区卫生服务的服务对象,又是开展卫生服务工作的重要场所和可利用的有效资源。社区卫生服务工作者对不良行为的干预以及对患者的治疗,均需要家庭的参与。

笔记

9. 以社区为范围的服务

社区卫生服务必须立足于社区、以社区为基础。社区卫生技术人员在服务中,既要利用社区背景了解个体的相关问题,又要对个体反映出来的群体问题有足够的敏感性,并设法提出合理的社区干预计划。

10. 团队合作的工作方式

社区卫生服务提供"六位一体"的服务,必须由多学科、多专业卫生技术人员合理配置,组成团队,协调合作,共同完成任务。

(三)我国社区卫生服务产生和发展的原因

1. 人群卫生服务需求增加

随着人口老龄化、疾病谱的转变和生活水平的提高,居民对健康和生活质量的要求提高,除了医疗以外,居民希望获得预防、保健、康复、咨询等服务,对连续性、综合性卫生服务需求也有所增加,这也促进了社区卫生服务的发展。

2. 疾病谱和死亡谱的改变

慢性非传染性疾病和新老传染病的双重威胁,我国需要大量的基层卫生服务和社区预防。

3. 医学模式和健康观的转变

现代医学模式强调生理—心理—社会适应的全方位健康观,提出病因的多因多果,提倡以家庭、社区为基础的三级预防。

4. 医疗费用的过快增长

医疗费用的过快增长给国家、个人造成沉重负担,社区卫生服务可以通过其经济、便捷、综合性、连续性的服务控制医疗费用的不合理增长。

5. 卫生资源的不合理配置

我国卫生资源供给呈"倒三角形",卫生服务需求呈"正三角形",卫生资源的供需不平衡。发展社区卫生服务,可以调整卫生资源配置,将更多的卫生资源投入基层,满足居民基本健康需要。

二、社区卫生服务的对象、服务内容和服务方式

(一)社区卫生服务的对象

1. 健康人群

开展健康促进工作,体现预防为先导的特点。

2. 亚健康人群

亚健康是指人在生理、心理和社会环境方面表现出不适应情况,是一种介于健康与疾病之间的中间状态。这类人群没有明显的疾病,但呈现体力降低、反应能力减退、适应能力下降等症状。

3. 高危人群

高危人群是指暴露于某种或某些对健康有影响的危险因素下,发生相应疾病概率较高的人群。包括高危家庭成员和有明显危险因素的人群。

4.重点保健人群

重点保健人群是指由于各种原因,需要获得特殊保健的人群,主要有妇女、儿童、老年人、慢性病人、残疾人和低收入人群等。

5.患者

主要是社区常见健康问题的门诊患者,需要家庭照顾、护理院照顾、院前急救和临终关怀的患者,开展家庭病床的患者,以及其他不需要住院的患者。

（二）社区卫生服务的内容

国外的社区卫生服务内容主要包括社区医疗、社区护理与照顾、预防保健及健康教育四大部分;我国社区卫生服务内容主要包括是预防、保健、医疗、康复、健康管理、计划生育技术指导六个方面。

（三）社区卫生服务的服务方式

1.以患者为中心的个体化服务

（1）门诊服务:最主要的社区卫生服务方式,包括常见病、多发病门诊,留观,急诊急救、转诊和会诊服务等。

（2）出诊和家庭病床服务:最具特色的社区卫生服务方式,出诊服务主要针对老年人或慢性病行动不便者或危急症患者;家庭病床服务主要针对脑卒中后遗症、晚期肿瘤、慢性病行动不便、手术及疾病康复期患者等。

（3）社区急救服务:提供全天候的急诊服务、院前急救等。

（4）长期照顾:主要针对多种疾病需要长期护理的老年人提供医疗护理、康复促进、临终关怀等服务。

（5）电话/网络咨询:为社区居民提供健康教育、医疗保健咨询、预约服务等。

（6）医疗器具租赁服务与便民服务:为家庭照顾中所需的短期使用的某些医疗器具提供租赁服务,例如氧气瓶、简易康复器具租赁等。

2.以社区为导向的群体性服务

（1）开展社区卫生诊断:用定性与定量的调查研究方法,探寻本社区人群的主要健康问题及其影响因素,分析社区环境支持、卫生资源和服务的提供与利用情况,有针对性地提出社区卫生计划和措施。

（2）开展以社区为导向的基本医疗卫生服务:在基层医疗服务中将以个人为单位、治疗为目的的基层医疗机构与社区为单位、重视预防保健的社区医疗两者有机结合起来,即在基层医疗中,重视影响社区人群健康的相关因素,把医疗照顾的范围从单一的临床治疗扩大到社区层面来提供相应的照顾。

3.社区卫生服务的团队工作模式

一个有效的社区卫生服务工作团队,应具备成员对社区卫生服务的性质与任务、工作目标高度认可,成员之间知识和技能互补,通过有效沟通取得处理健康问题的一致意见。一般包括解决患者健康问题为导向的门诊工作团队、促进人群健康和实施群体健康干预的公共卫生服务团队、社区卫生服务管理团队。

三、社区卫生服务网络建设

（一）社区卫生服务网络体系

社区卫生服务网络是以社区卫生服务中心（站）为主体，其他医疗卫生服务机构为补充，二级、三级医疗机构和预防保健机构为技术指导，与上级医疗机构实行双向转诊，以街道、居委会为范围设置的基层卫生服务体系。

社区卫生服务的提供者为全科医生服务团队，包括临床医生（含全科医生、专科医生等）、公共卫生人员、社区护士、药剂师、检验师、康复理疗师、其他卫技人员、管理人员、社会工作者、志愿者等。

（二）社区卫生服务网络建设

1. 坚持政府主导、统筹规划

各级政府负责制订实施社区卫生服务规划，建立以社区卫生服务中心/站为主体，以诊所、医务所、护理院等其他基层医疗机构为补充的社区卫生服务组织网络，推行社区卫生服务中心与社区卫生服务站一体化管理。

2. 建立合理的基层卫生分工协作机制

调整疾病预防控制、妇幼保健等预防保健机构的职能，建立社区卫生服务机构与公共卫生机构分工明确、信息互通、资源共享、协调互动的协作机制。推进区域医疗卫生资源的纵向整合，探索建立"资源纵向整合，服务上下联动"的医疗服务协作关系。

3. 完善社区卫生服务运行机制

改革人事管理制度，实行定编定岗、公开招聘、合同聘用、岗位管理、绩效考核的办法；改革收入分配管理制度，实行以岗位工资和绩效工资为主要内容的收入分配办法。全面实施国家基本药物制度。

4. 加强社区卫生服务的监督管理

严格社区卫生服务机构、人员和技术的准入，明确社区卫生服务范围和内容，健全操作规范和工作制度，完善考核评价制度，推进信息管理系统建设。

5. 发挥中医药和民族医药在社区卫生服务中的优势与作用

加强社区中医药和民族医药服务能力建设，合理配备中医药或民族医药专业技术人员，推广和应用适宜的中医药和民族医药技术。

四、社区卫生服务的主要筹资渠道

（一）政府投入

政府投入包括中央政府或地方各级政府以直接或间接的方式进行财政拨款，以及国有企事业单位的资金投入。

（二）社会保险

社会保险是通过为参保居民提供纳入医疗保险补偿范围的医疗服务项目从社会保险基金中筹集资金，一般由雇主和个人按一定比例交纳保险费建立社会保险基金筹集。

（三）使用者缴费

使用者缴费即个人支付的医疗保健费,还包括集体企业、个体私营企业的资金投入。

（四）社会筹资

社会筹资鼓励社区居民、企事业单位、社会团体等自发出资。

（五）项目资金及捐赠

项目资金及捐赠包括政府或科研机构的专项基金,以及有关组织贷款、基金会或个人的捐赠资金或物品等。

五、双向转诊的概念和原则

（一）双向转诊的概念

双向转诊是根据病情和人群健康的需要而进行的上下级医院间、专科医院间或综合医院与专科医院间的转院诊治过程。

（二）双向转诊的原则

双向转诊的原则包括:患者知情原则;分级诊治原则;就近转诊原则;资源共享原则;连续管理原则。

六、社区卫生服务的人力资源管理机制

（一）人才培养机制

1. 国外全科医学教育体系

国外全科医学教育体系包括:医学本科生的全科医学教育、全科医学住院医师培训、全科医生的继续教育、专科会员资格教育、硕士学位教育。

2. 我国全科医学教育形式

我国全科医学教育形式有:医学本(专)科生的在校全科医学教育、全科医生规范化培训、社区卫生服务人员继续医学教育、社区卫生服务人员岗位培训、研究生教育及各种全科医疗技能短期培训等。

（二）社区卫生服务机构绩效考核

1. 概念

社区卫生服务机构绩效考核是指卫生行政部门依据绩效考核指标体系,运用科学适宜的方法,对社区卫生服务机构的运行管理、功能实现、服务模式和服务效果等进行客观、公正的综合评价。

2. 方式

采取日常考核与年终考核相结合、定性考核与定量考核相结合、内部考核与外部考核相结合、综合考核与专业考核相结合方式,通过现场查看、资料查阅、现场访谈与问卷调查等方法进行考核。

3. 社区卫生服务机构考核内容

主要从以下几个方面进行。

(1)服务指标:包括公共卫生服务及基本医疗服务项目指标。

(2)管理指标:包括机构依法设立、组织管理、硬件建设、队伍建设、质量管理、财务管理等指标。

(3)效果与满意指标:包括传染病、慢性病控制率,居民健康知识知晓率、行为形成率,以及辖区居民社区卫生服务利用率、满意率等指标。

(三)社区卫生服务机构的收支两条线管理

1. 概念

社区卫生服务机构的收支两条线管理是指将社区卫生服务机构收入全部上缴政府、支出全部纳入财政预算管理模式,其目的是切断社区卫生服务从业人员个人收入与业务收入的直接联系,保证社区卫生服务的公益性。

2. 社区卫生服务中心(站)实行收支两条线管理需具备的条件

社区卫生服务中心(站)实行收支两条线管理需具备以下条件。

(1)为独立法人机构,财务独立核算。其中目前未独立核算的社区卫生服务中心(站)需与原主办单位财、物分离。

(2)实行收支两条线的社区卫生服务中心(站)实行一体化管理。社区卫生服务中心下设的社区卫生服务站的人员、设备、资金归中心统一调配和管理。

(3)编制部门确定社区卫生服务中心(站)编制。

(4)人事部门确定社区卫生服务中心(站)人员待遇水平。

3. 收支两条线管理的原则

坚持政府主导、公共公益、结果导向、公平效益原则。

4. 收入管理

社区卫生服务中心收入包括医疗收入、财政补助收入、上级补助收入和其他收入,进行专户管理。财政补助、上级补助收入直接拨付管理专户,医疗收入和其他收入定期全额上交管理专户,加强票据管理。管理机构督促社区卫生服务中心及时、足额上交收入,定期核实有关信息,并加强专户资金的日常管理。

5. 支出管理

社区卫生服务中心支出包括医疗卫生支出、财政基建设备补助支出、其他支出和待摊费用。管理部门应当建立健全社区卫生服务中心资产配置标准和支出安排标准,监督社区卫生服务中心严格执行,合理确定社区卫生服务中心公用经费支出,合理核定各社区卫生服务中心绩效工资总量。社区卫生服务中心的房屋修缮、设备购置等项目,经评审论证后纳入项目库管理,财政部门统筹安排经费,并按规定实行政府采购。社区卫生服务中心的基本建设项目列入基本建设投资计划,按规定组织实施。

导入案例评析

北京市丰台区方庄社区卫生服务中心的发展和"家庭医生式服务"探索

1. 什么是社区卫生服务? 案例中,北京市丰台区方庄社区卫生服务中心的转型体现

笔记

了社区卫生服务的哪些特点?

　　社区卫生服务是在政府领导、社区参与、上级卫生机构的指导下,以基层卫生机构为主体,全科医师为骨干,合理使用社区资源和适宜技术,以人的健康为中心、家庭为单位、社区为范围、需求为导向,以妇女、儿童、老年人、慢性病人、残疾人以及低收入人群等为重点,以解决社区主要卫生问题、满足基本卫生服务需求为目的,融预防、医疗、保健、康复、健康教育、计划生育技术服务等为一体的,有效、经济、方便、综合、连续的基层卫生服务。

　　北京市丰台区方庄社区卫生服务中心的转型体现了社区卫生服务服务的如下特点。

　　(1)基层性卫生服务

　　从案例中提及的"成立地区健康促进委员会","坚持基本医疗与国家公共卫生并重","片儿医"等内容,均反映出方庄社区卫生服务中心作为社区服务的"门户",提供了医疗、保健、预防等服务。

　　(2)以预防为导向、综合性、连续性的服务

　　方庄医院辖区内居民健康意识较强,容易接受和重视预防保健服务。故 1995 年医院成立了地区健康促进委员会,1997 年尝试开展社区卫生服务,1999 年转型为社区卫生服务中心。可见,方庄医院依据居民卫生需求变化情况,逐步转型成为社区卫生服务中心,将健康促进作为特色,从日常的预防保健入手,为社区居民提供健康咨询与指导服务。随后实施"片儿医"或"家庭医生式服务",建立健康档案,实施签约服务,开展慢性病患者连续管理、健康教育、双向转诊、康复服务、心理咨询、疏导和转介服务,培养家庭保健员,开展妇幼保健、免疫接种、传染病访视、计划生育指导,对于特殊人群主动提供上门服务。以上均体现了以预防为导向、综合性、连续性的服务特点。

　　(3)可及性卫生服务

　　方庄社区居民步行 15 分钟内均可到达方庄社区卫生服务中心或下属服务站,体现了地理上的可及性。公示电话号码,便于签约居民随时联系医生,体现了时间和心理上的可及性。

　　(4)团队性服务

　　方庄社区卫生服务中心依靠团队开展综合服务:与高校、专家团队合作,组建包括全科医生、社区护士、预防保健人员及其他社区志愿者等人员的服务团队,与天坛医院开展了网络双向转诊。

　　(5)以生物—心理—社会医学模式为指导

　　中心的"片儿医"服务团队成员有社区护士、预防保健人员、康复人员、健康管理师、心理咨询师等,可以应用生物—心理—社会医学模式全面开展服务。

　　2. 北京市丰台区方庄社区卫生服务中心为何选择将"便捷、高效"作为自己服务的特点?

　　(1)该中心周边高级别的卫生服务机构多,与某三级医院直线距离 500 米,距丰

台区属的二级医院不足一公里,在医疗技术、专科医疗等方面没有明显竞争优势。

(2)该中心可以依靠扎根社区、步行时间短的优势,开展便捷服务。

(3)该中心开展多年社区健康促进工作,了解居民基本生活、工作、家庭情况,便于迅速分析疾病或健康问题产生的原因,高效地从生物—心理—社会各方面,从个人、家庭、社区各层面开展卫生服务。

故方庄社区卫生服务中心选择将"便捷、高效"作为自己服务的特点。

3.北京市丰台区方庄社区卫生服务中心的"片儿医"及后续发展成的"家庭医生式服务"有何发展优势? 如何实现"双向转诊"服务?

(1)"片儿医"或"家庭医生式服务"的发展优势

①家庭医生式服务顺应了国家医药卫生体制改革"保基本、强基层、建机制"的核心要求。家庭医生式服务是在政府主导下提供的一种准公共产品,由社区卫生服务机构免费提供,促进基本医疗卫生服务的提供,促进"基层首诊、分级诊疗、双向转诊、有序就医"格局的形成。

②家庭医生式服务有利于实现连续性、以人为中心的卫生服务。家庭医生式服务便于居民与医生联系,形成长时间固定、连续的管理模式;建立稳定的、相互信任的医患关系;让医生从生理—心理—社会角度,个人、家庭、社区层面了解居民健康状况,从而提供更为便捷、贴心的社区卫生服务。

③团队合作弥合医疗和预防的裂痕。家庭医生式服务将医疗服务与预防、保健、心理辅导、健康教育等服务有机融合,明确各级医疗卫生机构工作职责,对健康进行全过程的维护。

(2)要实现"双向转诊"服务,必须有如下特点

①双向转诊指征:根据病情严重程度建立严格的转诊指征,规范上转和下转标准。

②建立全科医疗机构转诊操作制度:包括转诊流程、患者资料的转送等制度,明确全科医生在转诊过程中的职责。

③与上级医疗机构之间签订双向转诊协议,以明确双方的责任和权利,建立例会制度,加强相互之间的信息沟通,及时解决问题,严格按照规定的范围开展双向转诊工作。

能力和知识拓展

英国、美国和澳大利亚双向转诊制度

医疗卫生服务水平较为先进的发达国家已形成了一套相对成熟和完善的双向转诊制度和政策,拉大了不同等级的医疗机构的诊疗费用、起付线及报销比例的差距,利用政策规定和适宜的经济杠杆进行调节,在保障患者就医质量的同时,积极引导患者的合理分流,提升救治效率和卫生服务资源的利用。

笔记

（一）英国双向转诊制度

英国实行国家卫生服务体系，即 NHS（National Health Service），取得居留权并在 NHS 注册后的居民即可享受全面免费医疗，该体系有着严格的转诊制度体系。英国是全科医生首诊制实施最严格、最彻底的国家，由法律规定居民就近选择全科医生注册登记，并接受连续性治疗。

英国的双向转诊制度基于以下几个关键要素：（1）全科医师制度。为了保证高质量的医疗服务水平，英国的全科医师有着严格的准入考核制度；全科医师是公民健康的"守门人"，指导患者科学有序就诊，按需就诊，管理患者日常保健，与其他医疗机构沟通制定并跟踪患者的治疗方案与进程。（2）分工明确的卫生服务体系。英国卫生服务体系实行三级管理：第一级是社区医疗服务保健体系；第二级是根据城市内的行政区属设立全科诊所；第三级是政府兴办综合性全科医院，为整个城市市民提供更为专业、优质的医疗服务。（3）覆盖全面、功能完善的基层医疗服务体系。英国的社区卫生服务机构不仅数量众多，而且深入社区亲近居民，由各种专业人员组成的团队能够满足社区居民常见健康问题和疾病的预防、诊治、保健等多种健康需求。（4）执行严格的转诊制度。由法律规定居民就近选择社区全科医师，非急诊患者只有经过全科医师转诊后才能前往二、三级医疗机构就诊。（5）与转诊制度紧密相关的医疗保险制度。在遵循双向转制度下的英国公民，享受国家提供的免费医疗。

居民要想享受国家免费医疗，在患病时（重大伤害等立即威胁生命的状况除外），就必须首先由全科医师诊治，并根据病情逐级转诊，病情得到控制后再转回至全科医师处进行后续性治疗。医院不接待没有任何医师或医疗机构推荐转诊的患者。

（二）美国双向转诊制度

美国的双向转诊制度不是由政府机构主导，而是由管理型医疗保健主导。管理型医疗保健是指国民主要通过各种形式的医疗保险来享受医疗保障服务，即由医疗保险计划方和医疗服务提供方双方共同组织，利用经济刺激和组织措施改变供需双方的行为，以实现卫生服务的有效提供和利用。

在美国，医院和医生是相互独立的，医生不受雇于医院，只是利用医院的床位、设备、辅助人员等对患者进行诊断和治疗，并独立向患者、保险公司或政府收费；医院则根据提供的服务进行收费。针对医院、患者和医生，采取不同的方法促使双向转诊顺利进行。对于参加了医疗保险的患者接受卫生服务时，在保险约定条例内享有更多的优惠（低支付费用和高保险额度），使得患者一般会选择指定的医院和医师，促使服务计划内的双向转诊有效运行起来。针对医院，管理型医疗保健主要采用疾病诊断相关组分类（Diagnosis-related groups，DRGs）标准作为医疗费用管理和报销的依据，采用包干形式进行费用偿付。DRGs 规定了各类疾病的相关诊疗指征和住院时间，即某种疾病或手术，到达一定的康复阶段或住院天数，患者必须转住社区医疗服务机构，或回家中接受社区医疗服务，否则，超过规定时间的医疗费用由患者自行负担。DRGs 可以指导医院和医务人员合理利用卫生资源，促进康复患者下转。美国医疗卫生行业高度重视医疗风险，每个专科或服务领域都对常用诊疗方法的风险有专门研究，注意采取防范措施。医生必须严格在执

笔记

业规程的范围内操作。如果患者病情超出了家庭医生的能力范围,家庭医生将开具介绍单,将病人介绍给保险公司网络内的专科医师。出于患者健康风险和(或)医生被起诉风险的考虑,家庭医生不会为了利益将患者留住社区。专科医生认为病情严重或不能确诊的,就收治住院观察。保险公司按人头数承包的方式给家庭医生付费,家庭医生接受保险公司的定期审查,违规者将给予警告甚至解除合同。专科医生在接收患者时还应得到保险公司的许可;否则保险公司会拒付医疗费,以此防止过度"上转"。可见,美国主要以经济手段为杠杆,配合行业管理,引导医务人员和患者进行转诊治疗。

(三)澳大利亚双向转诊制度

澳大利亚完善的双向转诊制度基于全科医师的"守门人"作用和费用控制机制,实行严格的三级转诊医疗服务体系。社区卫生服务中心是社区居民获得卫生服务的第一级接触点,患者必须经社区全科医师的介绍,才能进入上一级的卫生服务机构就医治疗。度过急性期的患者,也必须实行自上而下的转诊方式,转诊到社区卫生服务中心或全科医师处继续接受相关诊疗服务,以节省医院的费用。澳大利亚实现了网络化管理医疗资源,做到信息共享,政府专设了信息统计部门,建立统一的数据库,实现数据的标准化、规范化。双向转诊中间环节简单、有效、灵活、反馈及时,专家资料及实验室资料均输入电脑;全科医师可根据患者的情况及特殊要求,如地点、性别等选择专科医师,同时全科医师与专科医师间采取点对点的联系,且双方必须书写详细的转诊信;有紧急情况时,直接通过电话联系,极大地提高了双向转诊的效率和效果。

(资料来源:朱有为,柏涌海,刘宇,等.国外双向转诊制度的启示[J].中国卫生资源,2014,17(3):244-246;夏琳.我国双向转诊制度优化研究——上海市实施双向转诊制度为例[D].上海:上海交通大学,2012;刘洋,赵忠毅,闻德亮,等.国外不同医疗保障特征的双向转诊经验分析[J].中国卫生质量管理,2015,22(1):38-40;龚伶伶,金琳莉.澳大利亚医疗资源互补共享合作模式对我国推行双向转诊工作的启示[J].中国全科医学,2007,10(8):632-633.)

实训与指导

实训项目　社区卫生服务机构的管理

(一)实训目标

1.检验社区卫生服务特点、服务对象、服务内容、经费来源等知识的理解和掌握程度。

2.训练利用社会医学定量研究或定性研究技术和方法,发现和处理社区卫生服务机构管理过程中常见问题的能力。

3.掌握常用的社区卫生服务理论知识,具备一定的社区诊断相关科学研究能力。

(二)实训内容与形式

要求根据以下材料进行思考分析与训练。

实训材料　朝鸣社区卫生服务中心

　　杭州市下城区 A 医院是一个地段医院,医院人流量比较稳定,各个方面都处于中等水平。在它 300 米外有一家二级甲等医院——B 医院,医院技术力量、硬件设备条件都比 A 医院更具优势,它的门诊病人量是 A 医院的 4 倍,社区里的居民大部分都到 B 医院去看病。

　　2000 年某天,在 A 医院朱院长和 B 医院的王院长谈话间,王院长透露了一些想法:"我们准备和××医院(三级甲等)联合,请他们医院的专家过来坐诊,搞专科特色门诊,把我们的医疗市场做得更大,让我们医院向更高的层次靠拢……"王院长还诚邀朱院长合作,加入到这个计划中来,"我们联合起来,规模可以更大,可以有实力朝三级医院发展!"

　　朱院长到底该不该像 B 医院一样朝三级医院方向发展呢? 2000 年 12 月朱院长请杭州医学高等专科学校校长郭清教授和区卫生局长余仲民到医院来论证本院的未来发展定位。

　　郭清认为地段医院必须研究医疗卫生市场,找准自己的市场地位,实现与大医院的错位发展,千万不可盲目引进设备,搞所谓的"特色专科"。建议引入全科医学的理念,积极发展社区卫生服务。

　　余仲民认为在政府公共财政投入严重不足的情况下,卫生局不可能给 A 医院增加拨款,只有找准市场,在市场竞争中杀出一条活路来;郭教授有推动社区卫生服务成功的经验,希望郭教授帮助杭州市在社区卫生服务方面闯出一条新路,卫生局将全力支持。

　　有了区卫生局的支持,加上医学院的技术指导,朱院长明确地把自己所在的地段医院定位在社区卫生服务,利用自身条件扎实深入社区。在杭州医学高等专科学校的帮助下,举办了一期社区卫生服务培训班,对全院职工进行了一次全科医学扫盲教育。积极吸收国内外社区卫生服务的成功经验。经过慎重研究,A 医院决定选择基本医疗、预防、保健、健康教育、康复、计划生育技术服务等项目作为主要服务功能。

　　余仲民局长和郭清教授商定双方各出资 10 万元,由杭州医学高等专科学校在该医院挂牌建立"社区卫生服务教学与研究基地",探索下城区社区卫生服务发展之路。2001 年 1 月 A 医院正式挂牌更名为"长庆朝鸣社区卫生服务中心",覆盖下城区长庆和朝鸣两个街道,中心主任由朱某某担任。

　　该社区卫生服务中心,辖区面积 4.4 平方公里,人口 7 万。A 街道为交通主干道,车流量大,车速快;B 区域为商务区;C 区域是一个大型游乐场。居民均匀地分布在 D 区域,图中的十字代表该社区卫生服务中心,详见图 14-1。该社区卫生服务中心准备在居民区内建立若干个社区卫生服务站,现有 A、B 两个方案供选择,具体方案见表 14-1。

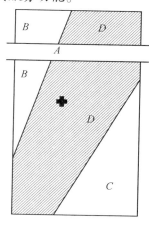

图 14-1　社区平面图

笔记

表 14-1　社区卫生服务站建设方案

	A 方案	B 方案
拟建设社区卫生服务站(个)	4	8
每个站点的服务人员数(人)	6	4
每个站点建筑面积(m²)	100	80
每平方米装修费用(元)	1000	1000
每个站基本设备购置费(元)	20000	16000
每个站其他费用(元)	5000	5000
居民到达卫生服务站的时间(分钟)	15	5

社区卫生服务中心通过社区诊断,开设了最能满足老年人、残疾人和慢性病人需要的上门服务,新增了社区康复、老年护理、产妇婴儿家庭护理、临终关怀,代患者熬中药送上门等便民服务等,为社区大部分家庭逐步建立起了健康档案。根据实际情况调整医院的组织结构,合理配置人、财、物,条块结合,采用经济杠杆进行调节,激励员工的工作积极性;医学院的老师定期到医院开展全科医学和社区护理的系统培训,医生和护士逐步转变了观念,从以患者为中心转变为以居民健康为中心;变被动坐诊服务为主动上门服务;从院内服务走向院外社区服务;从单纯的诊疗技术服务到全方位的人文关怀。

就这样,A 医院转变成了一家功能完善的社区卫生服务中心,几年来业务不断扩展,在人员基本不变的情况下,每年门诊量递增 40% 以上,业务收入递增 30% 以上。与此同时,B 医院向三级医院发展的条件不成熟,原来在社区内的医疗市场逐渐被 A 医院占领,失去了优势,两年后,与 A 医院的门诊病人量的比例倒置,病人量变成了 A 医院是 B 医院的 4 倍,B 医院已面临倒闭。

长庆朝鸣社区卫生服务中心在朱主任的带领下逐渐走上了蓬勃发展的道路,业务不断扩展,员工收入也增加了,银行账户上资金积累逐年增加,可整个中心外表看上去仍然是破破烂烂的。就以中心的装备为例,连空调也没有。朱主任下定决心要改变中心形象,"大动工"改善环境,提高硬件水平,以求进一步的发展。这一提议一经提出,却遭到了大部分职工的反对,甚至有人风言风语:"主任自己想出风头,拿中心的钱、大家的钱往自己脸上贴金……"

经历种种困难后,中心的改造工程终于红红火火地展开了。优良的硬件环境加上中心合理的组织结构和运行良好的管理体制,中心的发展步入了一个新阶段,朱主任抓住各种机会,请上级领导来视察,请国内外的同行来指导,向社会、向政府展示中心改造的初步成果,政府可以更放心地给中心投资了,中心和站也纳入了职工基本医疗保险定点机构。

随后该中心下设"四部一办",即社区卫生部、医疗康复部、防疫保健部、后勤保障部、中心办公室。中心共有职工 119 人,其中 92.3% 的医生参加过全科医生系统培训,90.9% 的护士参加过社区护士岗位培训。2004 年开始建立社区责任医师制度,按每 1000 户居民配备 1 名社区责任医师;组建社区卫生服务团队,团队由 2~3 名全科医生、2~3 名社区护士、1 名社区公共卫生助理员、1 名药剂人员组成。

全科医师团队重点服务对象是：社区中老年人群，慢性病人群：高血压、糖尿病、精神病、结核病、中风、肿瘤等患者，困难人群，妇女儿童等。

全科医师团队通过告社区居民、便民联系卡、居民卫生服务需求调查、家庭保健合同、家庭健康档案、个体化保健指导书、慢性病俱乐部、养老慢性病保健服务、社区卫生服务热线电话，提供一系列全科、全程、全天候的医疗保健服务。

中心实行社区团队责任医师半天专职下社区工作制，即全科团队的医生半天在中心或站工作，半天下社区进家庭工作。其工作重点是做好社区老年人居家养老保健服务。

中心还建立了社区慢性病监测五级管理网络。

（1）区疾控中心及省市慢性病管理网络专家技术咨询指导组：培训、指导、会诊、干预。

（2）社区责任医师及社区卫生服务中心：访视、管理、健教、干预。

（3）社区公共卫生助理员及社区干部：巡视、收集、协助、报告。

（4）家属、楼道长及邻居：监督、帮助、干预、报告。

（5）慢性病病人：定期监测、按时服药、生活方式改变。

2004 年底调查，已有 64% 的常住居民首选中心或站就诊常见病，初步实现了"小病在社区"的目标。长庆朝鸣社区卫生服务中心与杭州师范学院医学院附属医院[①]、杭州市第一人民医院签订了双向转诊协议，上级医院手术后的病人转回中心进行康复治疗，上级医院诊治后的慢性病病人回中心进行康复保健。

在长庆朝鸣社区卫生服务中心的带动下，下城区的社区卫生服务全面发展，2004 年 10 月杭州市下城区成为全国第一个接受评审的国家级城市社区卫生服务示范区。

但在发展过程中暴露出很多问题，比如：公共卫生经费、正常工作经费长期得不到补偿，"以药养医""以医养防"在保持社会稳定的前提下如何"养事不养人"，多余的人和不合格的人怎么办等。

（资料来源：http：//wenku. baidu. com/link? url = qJcnS5WGyvGL1Wg16TCCxke-XoR7DcYWtTfwEGXCVu2x7pChiEnEauxsK-XW3Nqn5WBIklOGfoaEzKYzWN-mWsfXJ-TuS64Ys49hxkG8P6kq）

请思考并回答以下问题。

1. 该社区卫生服务中心将采取哪种方案？为什么？

2. 在这样一片反对声中，朱主任要不要说服大家？该怎样说服大家？又可通过什么样的渠道来筹集资金呢？

3. 如何解决社区卫生服务可持续发展中的问题？

---

① 1999 年 2 月，根据杭州市政府决定，杭州市第二人民医院归属杭州医学高等专科学校，并更名为"杭州医学高等专科学校附属医院"，继续保留"杭州市第二人民医院"牌子。2001 年 12 月，杭州医学高等专科学校合入杭州师范学院，随即医院更名为"杭州师范学院医学院附属医院"。

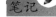

（三）实训要领

1. 了解社区卫生服务机构的概况：包括机构设置、人员构成、服务内容、服务特色等。

2. 查找文献资料，结合定性和/或定量研究方法，对社区卫生服务机构发展现状及其存在问题和制约因素等进行分析，并为社区卫生服务中心可持续发展提出建议。

3. 汇报实训成果，并交流心得。

（四）实训要求与考核

1. 分组完成。请将班上的同学按照学号，以 4 人为单位，依次分成若干小组。每个小组按照自荐或者投票选举的方式选出一名组长，组长的主要职责是根据每个组员的特长、爱好，对组内工作进行分工（组内工作主要包括相关内容的资料查找、资料整理、资料分析和成果汇报等）。经过一段时间的准备，每个小组按照组长学号顺序进行成果汇报。汇报完成后，其他的小组进行组内讨论，每个小组选出一名代表对汇报小组提出一个建设性问题。

讨论结束后，小组组长根据小组成员在参与资料查找、资料整理、资料分析、小组讨论、成果汇报等过程中的贡献度进行初步评分，最后由任课老师在组长打分的基础上进行打分。

2. 提交实训书面记录。要求：（1）按照实训后的问题依次提供书面记录；（2）字数控制在 2000 字左右，要求提交的实训书面记录涵盖本章的知识点，格式规范、观点明确、有理有据，既要清晰讲出作为理由和依据的基本知识，又要针对材料事实进行分析得出明确的结论。

（五）实训书面记录或作业

实训书面记录

1. 该社区卫生服务中心将采取哪种方案？为什么？

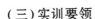

2. 在这样一片反对声中,朱主任要不要说服大家?该怎样说服大家?又可通过什么样的渠道来筹集资金呢?

3. 如何解决社区卫生服务可持续发展中的问题?

笔记

参考文献

[1] 刘新颖. 北京丰台方庄社区卫生服务中心家庭医生式服务模式研究[D]. 北京: 中国地质大学, 2014.

[2] 卢祖洵, 姜润生. 社会医学[M]. 北京: 人民卫生出版社, 2013.

[3] 李鲁. 社会医学[M]: 4版. 北京: 人民卫生出版社, 2012.

[4] 傅华. 预防医学[M]: 6版. 北京: 人民卫生出版社, 2013.

[5] 祝墦珠. 全科医学概论医学[M]: 4版. 北京: 人民卫生出版社, 2013.

[6] 哈尔滨市卫生局. 哈尔滨市卫生局关于社区卫生服务双向转诊的实施意见(试行)[Z]. 2007 - 12 - 10, http://zwgk. harbin. gov. cn/auto336/auto364/200911/t20091105_44389. html

[7] 中华人民共和国卫生部. 社区卫生服务机构绩效考核办法(试行)[Z]. 2011 - 06 - 30, http://www. moh. gov. cn/zwgkzt/psqws1/201106/52203. shtml

[8] 朱有为, 柏涌海, 刘宇, 等. 国外双向转诊制度的启示[J]. 中国卫生资源, 2014, 17(3): 244 - 246.

[9] 夏琳. 我国双向转诊制度优化研究——上海市实施双向转诊制度为例[D]. 上海: 上海交通大学. 2012.

[10] 刘洋, 赵忠毅, 闻德亮, 等. 国外不同医疗保障特征的双向转诊经验分析[J]. 中国卫生质量管理, 2015, 22(1): 38 - 40.

[11] 龚伶伶, 金琳莉. 澳大利亚医疗资源互补共享合作模式对我国推行双向转诊工作的启示[J]. 中国全科医学, 2007, 10(8): 632 - 633.

[12] 朱晓强, 周绿林. 国外分级诊疗制度对我国的启示[J]. 中国集体经济, 201616: 167 - 168.

[13] 关昕, 史张宇. 国外社区双向转诊模式及其对我国的借鉴[J]. 中国初级卫生保健, 2009, 23(7): 19 - 21.

[14] 刘晓溪, 陈玉文, 毕开顺. 借鉴英国医疗服务体系破解我国实施双向转诊制度难题[J]. 中国全科医学, 2013, 16(9): 2926 - 2929.

[15] 杭州城市社区卫生服务案例[EB/OL]. [2010 - 09 - 04]. http://wenku. baidu. com/link? url = qJc-nS5WGyvGL1Wg16TCCxke-XoR7DcYWtTfwEGXCVu2x7pChiEnEauxsK-XW3Nqn5WBIklOGfoaEzKYzWN-mWsfXJTuS64Ys49hxkG8P6kq

(李琦)

笔记

第十五章

弱势群体的社会医学

学习目标

巩固　弱势群体的概念、社会影响因素及社会保健措施等主要知识点；

培养　制定弱势群体健康促进措施及相关政策的基本能力；

扩展　弱势群体生理、心理特点分析的能力。

导入案例

10 岁的妞妞到底怎么了？

妞妞（化名）是一名 10 岁的四川小姑娘，小学四年级在读。妞妞的妈妈长期在苏州打工，初中文化程度，今年 29 岁，离异单身。妞妞出生在四川省成都市一个虽不富裕但还算温馨的家庭，但在妞妞三岁时，父母之间的感情亮起了红灯，家庭矛盾与日俱增，父母之间经常争吵不休，父亲甚至对母亲大打出手。在她四岁时，父母之间终因感情彻底破裂而离婚，父亲远走他乡，妞妞由妈妈独自一人抚养。为了让妞妞以后的生活条件能够改善，妞妞妈妈选择了去江苏苏州打工，把妞妞托付给四川荣县老家的外公外婆抚养。回老家后，妞妞常常一个人坐在外婆家的小凳子上发呆，她的脸上见不到同龄人的天真烂漫。

这天，与妞妞妈一个工厂打工的老乡李女士受妞妞妈嘱托在回乡期间去看了妞妞，给妞妞带了新衣服、课外书、洋娃娃等很多礼物。自李女士进门就一直呆呆坐在小凳子上的妞妞，突然站起来默默地把所有礼物都抱到了自己的屋子里，然后躺在床上，眼睛直直地盯着天花板。李女士坐了一会儿，进屋和妞妞打了招呼后就离开了。李女士离开后，妞妞外公开始数落妞妞不懂礼貌，妞妞还是一声不吭。外婆把饭做好后喊妞妞吃饭，但妞妞一直没有出来，外公气得拿起了鸡毛掸子要打妞妞，但被外婆拦了下来。李女士返厂后对妞妞妈妈说："你女儿真的 10 岁了吗？怎么面黄肌瘦的，看上去像 4、5 岁的孩子啊？她太内向了，呆呆的，我过去后一句话都没和我说，是不是受什么刺激了啊？"妞妞妈妈听后，眼圈泛红，心里暗暗发誓，再多攒几个月的工资后，一定把女儿接到身边。后来想到女儿和自己如今的处境，不禁开始痛哭起来。她认为是家庭的变故加上将妞妞独自一人寄住远方，对妞妞的精神造成了什么刺激。两个月后，妞妞妈妈迫不及待地请假回了老家，可是，见到妈妈后，妞妞又恢复了乖巧伶俐。妞妞妈妈带着妞妞一起回到了苏州。在火车上，妞妞兴致勃勃

笔记

地给大人讲故事,看到穿着长裙的阿姨,她大声赞美:"这个阿姨好漂亮啊!"在苏州,妞妞会背诗:锄禾日当午,汗滴禾下土……她在幼儿园会给小朋友讲故事,让他们一边听故事,一边等妈妈。但因为妞妞妈在苏州打工的工资微薄,妞妞的到来使其生活成本剧增,在苏州住了不到一年,妞妞妈妈终因无力承担二人的费用,又被迫无奈地将妞妞送回了老家,分别时,她那撕心裂肺的哭声至今让妞妞妈心痛不已。这一别就是四五年,母女俩再未见面。妞妞妈妈说,她只是听妞妞外婆说,小姑娘现在快长到她耳朵高了。老家去年才装了电话,因此之前妞妞和妈妈很少联系。慢慢地,那个活泼的妞妞不见了,妞妞在老家每天要给兔子割草,农忙时还要背水稻。有一次她在电话那头泣不成声:"妈妈,每天背水稻,我头都晒昏了!身上的皮都让绳子磨掉了……"妞妞越来越内向,因为要干活,她每餐能吃两大碗饭,她告诉妈妈:她才1.4米,可已经120斤了,同学都叫她"胖婆"。她六十多岁的外公和外婆都不识字,属于低保贫困户。外公是打石头的,脾气非常暴躁,外婆长期下地干活儿,也无暇顾及妞妞。妞妞在写给妈妈的唯一一封信中说:我现在似乎无情、冷酷、说脏话,还打人。我已经被外公无情(地)赶出家门几百次了。直到有一天,妞妞的妈妈听老师说:妞妞的智商有问题。老师说妞妞平时不苟言笑,一点也不合群,成绩也很差。妞妞妈妈说她打死都不相信妞妞智商有问题。"这不可能,妞妞在电话里还让妈妈不要光想着拿钱回家,自己买点营养的东西吃。"在那封信中,妞妞还写了这么一段话:就在今天,我拿饭去喂狗,它已经饿了很久了,别的鸡去吃,它就把那只鸡咬了一口,外婆就哪(拿)了一根棍子去打狗,还要饿死它,听到它那叫声,我禁不住又一次落泪,哪(难)道只有人是高贵的?动物只能挨打挨骂吗?

妞妞由一个原本活泼可爱的小姑娘成了老师眼中"智商有问题"的孩子,这一事例在让我们唏嘘感叹的同时,又有哪些深层次的社会问题值得我们深思呢?

(资料来源:新浪新闻 http://news.sina.com.cn/c/2005-12-24/05307803582s.shtml)

请思考并回答以下问题。

1. 本例中涉及了哪些弱势群体?其各自的生理、心理特点如何?

2. 妞妞的主要社会卫生问题有哪些?

3. 如何解决上述弱势群体的社会卫生问题?

主要知识点

一、弱势群体的概念和分类

(一)弱势群体的概念

弱势群体是依靠自身的力量或能力无法保持个人及其家庭成员最基本的生活水平,需要国家和社会给予支持和帮助的社会群体。社会弱势群体也称社会脆弱群体、社会弱者群体,主要包括妇女、儿童、老年人、残疾人、精神病患者、失业者、贫困者。弱势群体的

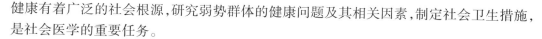

健康有着广泛的社会根源,研究弱势群体的健康问题及其相关因素,制定社会卫生措施,是社会医学的重要任务。

(二)弱势群体的分类

一般学术界把社会弱势群体分为两类。

1. 生理性弱势群体

有着明显的生理原因,如孕产妇、儿童、老年人、残疾人、患病者等。

2. 社会性弱势群体

基本上是由社会原因造成的,如流动人口、下岗职工、社会低保对象、失业者等。

二、妇女、儿童青少年的主要社会卫生问题

1. 留守妇女、儿童的问题

留守妇女不仅要照顾老人孩子,还要面临各种社会压力。造成其没有安全感、身心健康状况低下、权益保障实现困难等社会问题。而留守儿童在受教育质量、心理健康程度不够以及意外伤害等问题上更令人担忧。

2. 儿童意外伤害问题

现阶段儿童主要面临来自家庭、学校和社会等方面的意外伤害,在这些意外伤害中,又以流动儿童的受伤比例最高,其中家庭是儿童意外发生的最主要场所。

3. 儿童肥胖和营养不良问题

目前,我国儿童营养状况存在显著的城乡和地区差异。农村地区,特别是贫困地区农村儿童营养问题更为突出。同时,我国儿童肥胖和超重的比率,一直呈现快速上涨的趋势。

4. 家庭暴力与儿童虐待问题

家庭暴力是指家庭成员中一方对另一方实施暴力的行为,包括殴打、罚跪、拘禁等体罚方式,也包括威胁、恐吓、辱骂等精神虐待。家庭暴力是一个社会问题,严重危害家庭的稳定和社会的发展;儿童虐待是指儿童的父母或其他抚养人以暴力或者其他方式对待儿童,造成儿童身心伤害的行为。

5. 儿童青少年网瘾问题

网瘾会造成青少年情绪低落、睡眠障碍、生物钟紊乱、饮食和体重减轻、精力不足、思维迟缓、有自杀意念、社会活动减少、大量吸烟、饮酒等方面的危害,还会引发心脑血管疾病、胃肠神经官能症、紧张性头痛等病症。

三、影响妇幼健康的社会因素

(一)影响妇女健康的社会因素

1. 社会地位

由于传统文化陋习的影响,妇女在社会和家庭参与决策方面受到很大限制,使得她们不能平等地得到良好的医疗保健服务,在健康方面处于不利境况,受到的健康威胁和伤害也相对较大。

2. 经济因素

经济状况与妇女的健康有着密切的联系。发达国家和发展中国家的孕产妇死亡和发病相差极为悬殊。有独立经济收入的妇女,在家庭和社会的地位较高,对健康有保护作用,孕产妇死亡率较低。

3. 风俗、习惯

在当今的社会,尤其是发展中国家,重男轻女现象仍然普遍存在。女性一出生就受到各方面的歧视,这对她们的身心健康产生了巨大影响,这种影响可能会给她们带来一生的伤害和灾难。

4. 教育状况

据统计资料,显示全世界文盲的男女之比为1:2。这说明女性受教育程度明显低于男性。教育水平的高低又影响到女性的就业和经济收入,以及他们接受保健知识的能力,进而影响妇女一生的健康。

5. 就业状况

就业年龄太早,意味着失去了读书机会,造成文化程度偏低,成年妇女难以获得较好的就业机会。因为没有独立的经济收入,造成其在家庭和社会中的附属地位。

6. 地域因素

居住在不同地理区域的人群,其健康状况有着极大的差异。我国许多研究资料显示,农村及偏远地区妇女的健康状况较差。与妊娠分娩有关的疾病如贫血、产后出血、产褥感染及产伤等均在农村尤其偏远地区发病率高。

(二)影响儿童健康的社会因素

1. 营养因素

营养素缺乏或各种营养素的摄入不均衡、膳食结构不合理,就会引起生长发育迟缓,免疫功能低下,从而影响学习和劳动能力,并可导致各种急慢性营养不良和各种营养缺乏症。

2. 体育锻炼

体育锻炼是促进身体发育和增强体质的最有利因素。

3. 家庭因素

家庭在社会中所处的阶层,父母的受教育程度、职业、性格和育儿方式,家庭的经济状况、生活方式、饮食习惯等家庭因素都会潜移默化地作用于儿童青少年,影响他们的身心发育。

4. 社会经济因素

世界各国儿童青少年的健康状况与其经济发展明显相关。

5. 生活作息因素

定时和充足的睡眠可以促进儿童青少年健康的生长发育。

6. 环境因素

环境污染不仅可影响儿童青少年的健康状况,而且也会阻碍儿童青少年的正常发育。

四、提高妇幼健康的社会保健措施

（一）妇女社会保健措施

1. 青春期保健

从月经初潮到生殖器官发育成熟，应做好营养卫生指导，培养良好的饮食习惯，以自我保健为主，普及个人卫生知识，特别是经期卫生指导，开展心理和健康行为指导，采用适当形式进行性知识和性道德教育。

2. 成年期保健

包括婚前保健和围生保健。婚前保健包括婚前卫生指导、医学检查和卫生咨询。婚前卫生指导包括性保健指导、生育指导和新婚节育指导。围生保健包括孕产妇保健、产时保健和产褥期保健、新生儿保健等一系列工作，是女性生殖健康的关键，不仅关系妇女的身心健康，也影响下一代的健康。

3. 更年期保健

更年期是妇女生殖器官萎缩的过渡期，对于出现的更年期症状，要采取必要的心理保健干预和治疗措施。

4. 建立妇女保健机构

开展系列健康检查和心理咨询工作，制定防治措施，开展各种咨询活动，达到宣教目的，促进妇女身体、心理健康。

5. 加强人才培养和信息建设

建立健康信息库，评估妇女健康水平，为政策制定提供依据。

6. 提高妇女地位和权利

提高妇女社会地位、健康状况、受教育程度和享有的政治权利。

（二）儿童青少年社会保障措施

1. 儿童期心理卫生保健

儿童期心理卫生问题表现为一种暂时性现象，应当根据儿童身心发展规律进行教育和训练，建立三级预防机制，培养健康的心理和良好的社会适应能力，为心智成熟的成年奠定基础。

2. 学校的健康教育

通过教育过程达到改善、维持和促进儿童健康的目的。

3. 留守儿童的社会保护

社区应尽快建立留守儿童档案，全面掌握有关情况，共同构建社会化教育和监护体系。

4. 儿童青少年的网络利用

引导儿童青少年合理利用网络，加强网络管理和监控，健全家庭、学校、社会的教育和引导体系。

5. 意外伤害的预防

预防和避免儿童各种意外伤害，特别要加强校园治安、消防安全和校车安全工作。

笔记

五、老年社会医学

(一)人口老龄化

一个国家或地区65岁及以上的老年人口占总人口的7%以上或年满60岁及以上人口占总人口的10%以上,则标志着这个国家或地区的人口进入老年型社会。

(二)影响老年人健康的社会因素

1. 社会交往

进入老年期后,由于社会角色的变化,老年人的社会交往结构会发生一定的变化。

2. 社会支持

完整和睦的家庭关系和社会支持网络,有利于老年人的身心健康。

3. 经济收入

家庭收入水平会对老年人的健康有很大的影响。

4. 家庭生活

和谐、温馨的家庭生活有利于老年人的健康。

5. 生活方式

科学的生活方式有利于老年人的健康。

(三)老年人的社会保健措施

1. 提高对健康老龄化和积极老龄化的认识

健康老龄化是使多数老年人保持良好的身心健康,拥有良好的智力、心理、躯体、社会和经济功能与状态,让这些功能的潜力得到充分发挥。WHO又提出要"实现积极老龄化",并将其界定为"参与、健康和保障"。通过各种方式为老年人参与社会生活创造条件。

2. 完善老年人医疗保险制度

增加国家投入,加大老年人基本医疗保障水平的力度,针对老年人提供有针对性的医疗保障形式,从而改善和提高老年人的健康状况。

3. 开展老年社区卫生服务

积极引导基层医疗卫生机构转型为社区卫生服务机构,开展社区老年保健、护理和康复服务。

4. 倡导健康生活方式,加大慢性病防控

普及预防老年人常见病、多发病的相关知识,倡导健康生活方式,有效避免疾病的困扰。

5. 创建和睦家庭,做好老年人家庭保健

创造良好的家庭氛围,同时家庭成员和老年人自己要及时发现身体异常,做到早发现、早诊断、早治疗,从而有效提高老年人的健康水平。

六、残疾人社会医学

(一)残疾

残疾是指人的身心功能缺陷,包括不同程度的肢体残缺、活动障碍、体内器官功能不全、精神和行为异常、智能缺陷等。

（二）残疾人

残疾人是指在心理、生理、人体结构上，由于某种组织、功能丧失或者不正常，从而导致部分或全部丧失以正常的方式从事某种个人或社会工作的能力的人。

（三）影响残疾人健康的社会因素

1.年龄、性别及文化程度

由于生理、心理及人体结构方面的缺陷，使残疾人在接受教育方面较健康人更为困难。教育程度的高低会直接影响着残疾人的家庭、工作和生活。

2.就业与经济来源

受教育程度和生产力水平限制了残疾人的就业范围，大部分残疾人属于低收入群体，近年来我国也加快了残疾人社会保障和公共服务体系的建设，残疾人的就业和经济状况得到了明显的改善。

3.家庭与婚姻

由于残疾人的特殊性，他们的婚姻、生育、家庭生活都很困难，残疾人自身和其家庭成员都要承受较大的精神和经济压力，会遇到很多的客观困难。

4.残疾人地区分布特征

残疾人在农村的数量高于城市，由于地域差别，某些贫困地区残疾人的生活状况更加窘迫。

5.社会环境

残疾人社区活动参与率较低，未能真正走出家门、融入社会、共享社会文明。

6.法律保障

目前，针对残疾人的权利保障问题，法律法规已经比较完善，但还不够全面，残疾人事业发展明显滞后。

（四）提高残疾人健康的社会保健措施

1.完善各种政策

各级政府应高度重视残疾人的社会保健工作，同时进行社会动员，为残疾人提供综合的康复保健服务，促进残疾人的健康。

2.预防残疾措施

通过一级预防措施，减少各种缺损的发生；通过二级预防措施，限制或逆转由缺损造成的伤残；通过三级预防，防止伤残转变成残障或者减少残疾的影响。

3.残疾人康复服务

包括专业康复、社区康复、社会康复以及家庭康复。

七、流动人口社会医学

（一）流动人口

流动人口是指离开户籍所在地市、县或市辖区，到户口所在地以外的地方从事务工、经商、社会服务等各种经济活动的人群，但排除旅游、上学、访友、探亲、从军等情形。

笔记

（二）流动人口的社会健康问题

1. 妇幼健康问题

流动人口中孕产妇死亡率和围产儿死亡率均明显高于常住人口,儿童的计划免疫率低。

2. 传染病

流动人口是传染病的高危人群。

3. 职业病

职业病也在流动人口中高发。

4. 心理健康问题

流动人口面临着诸如就业难、子女入学难、生存环境恶劣等诸多难题,可能激发各种负面心理情绪,引发心理疾病。

（三）影响流动人口健康的社会因素

1. 经济因素

流动人口的医疗保险存在异地报销难的问题,加之生活条件所限,造成有病不医的情况。

2. 文化因素

大多数流动人口自我维护健康的知识和能力严重缺乏,对预防保健知识不愿意接受,对计划免疫接种不理解,从而影响到儿童的健康。

3. 行为因素

流动人口居住的卫生条件差,卫生习惯不良,卫生保健意识淡薄,会有吸食毒品、不安全性行为等不健康行为。

4. 环境因素

流动人口与城市的融合程度影响着流动人口的心理和社会健康。

（四）流动人口健康的社会保健措施

1. 政府政策支持

加强政府支持力度,采取有效的社会卫生措施,切实解决流动人口的各种社会问题,进一步提高流动人口的健康水平。

2. 提供卫生保健服务

将流动人口纳入城市医疗保险和社区卫生服务范围,提供有针对性的医疗卫生服务。

3. 完善流动人口的社会医疗保障制度

充分考虑流动人口的具体情况和本身的特点,建立符合流动人口特色的社会医疗保障制度,逐步实现流动人口享有与居民同等的卫生保健服务。

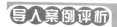

10 岁的妞妞到底怎么了?

1. 本例中涉及了哪些弱势群体? 其各自的生理、心理特点如何?

本例中涉及了儿童(妞妞)、妇女(妞妞妈妈)、老年人(妞妞的外公、外婆)、流动人口(妞妞妈妈)、低保贫困群体(妞妞的外公、外婆)等弱势群体。

本例中的妞妞是一位只有 10 岁的留守儿童,在其 4 岁时父母离异,开始生活在单亲家庭,再加上母亲长期在外打工,在此期间只与母亲住了不到一年的时间,母女俩分别四五年再未见面,平时也基本没有联系,只能跟着 60 多岁不识字的外公外婆生活。在生理、心理发育的高峰期,社会化的关键期,妞妞长期缺少父母的关爱,精神上得不到满足,加之缺少有效的教育、引导和管理,心理上会逐渐产生一种不适应感,会缺乏安全感,从而人际交往能力差,不合群,喜欢独来独往,孤独自闭,久而久之,变得沉默寡言,不苟言笑,内向不积极。严重的则会导致心理畸形发展并在行为上表现出不同程度的失范和越轨现象,比如妞妞在信中提到的说脏话,甚至打人的现象。

妞妞的妈妈是一位遭遇丈夫的家庭暴力而离异的单身母亲。为了给孩子创造更好的生活条件,她不得不背井离乡来到陌生的城市,但收入仍然无法支付其与女儿一起生活的成本。感情创伤以及生活压力的双重考验,对妞妞妈妈的身心健康是一项极大的挑战。如果不加以调适,很容易出现抑郁、烦躁等负面情绪,进而影响到生理健康状况。

妞妞的外公、外婆是已经年过 60 的留守老人,在生理功能上不可避免会出现许多退行性改变。此外,他们属于没有文化的低保贫困群体,收入较低,女儿离异长期外出打工不在身边,还要抚养年幼的外孙女,社会关系改变,社会支持极少,具有生活和情感上的双重压力,两位老人的心理和社会健康问题令人担忧。

2. 本例中留守儿童妞妞的社会卫生问题主要表现在哪些方面?

本例中留守儿童妞妞的社会卫生问题主要表现在以下几个方面。

(1)心理健康程度不够:父母离异,父亲远走他乡,母亲长期在外打工,妞妞与父母相处的时间极短,缺乏父母的关爱与呵护,容易导致情感脆弱。往往会感到寂寞、无助,内心缺乏安全感,心理问题便由此产生,比如老师眼中的妞妞所呈现出来的不苟言笑、不合群,以及妞妞自述的无情、冷酷、说脏话以及打人等。

(2)教育方面存在的问题:妞妞正处于需要加以管束与鞭策的阶段,但妞妞由不识字的外公外婆管束,由于外公外婆受教育程度、精力等方面的限制,在妞妞的学习指导方面往往不能发挥较好的作用。妞妞的妈妈又不在身边,在缺乏辅导和管教的情况下,可想而知,妞妞的受教育质量、学习质量较低。

(3)肥胖的问题:妞妞在老家每天要给兔子割草,农忙时还要背水稻,劳动强度大,"每餐能吃两大碗饭",肥胖也就成为必然,成为同学口中的"胖婆",对其身心健康造成较大的负担。

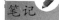

3.解决本例中涉及的弱势群体的社会卫生问题可从哪些方面入手？

解决上述弱势群体的社会卫生问题主要可从以下几方面入手。

（1）留守儿童的社会卫生保健：针对妞妞的主要社会卫生问题，应该采取的社会卫生保健措施主要是三级预防。一级预防是设法从根本上消除问题的原因，防病于未然，包括社会性宣教、学校心理卫生教育与咨询、举办家长、学校、专业人员培训等，培养其具有健康的心态、健全的人格、适宜的情绪、较好的适应环境和改善环境的能力；二级预防为早期发现、早期干预，针对妞妞出现的心理和肥胖问题加强引导工作等；三级预防为治疗疾病、减轻损害、促进康复，通过专门机构矫正妞妞已经出现的心理卫生问题及肥胖问题，促进心身健康发展，为成年期的心身健康奠定良好基础。

（2）单身母亲的社会卫生保健：针对妞妞妈妈的主要社会卫生问题，应该采取的社会卫生措施包括：①政府及有关部门在制定卫生政策法规和资源分配上应有所倾斜，加强社会保障力度，使其更多地得到全社会的帮助和支持，提高生活质量及健康水平；②加强妇女保健网的建设和规范化管理；③提高妇女文化、卫生知识水平；④重视妇女健康教育，大力开展有针对性的健康教育活动，使其改变不利于健康的行为和生活方式，提高自我保健意识，做到预防为主；⑤提高其地位和权力，包括受教育、参政、就业等方面应有的平等权利，切实有效地改善其生活状况。

（3）留守老人的社会卫生保健：针对妞妞的外公、外婆的主要社会问题，应该采取的社会卫生措施主要包括增加国家投入，加大留守老年人和低保人群的基本社会保障和医疗保障水平的力度，提供有针对性的保障形式，从而改善和提高贫困老年人的健康状况。同时，妞妞妈妈应尽可能多地抽出一些时间回家陪伴父母，创建和睦家庭，从而有效提高老年人的健康水平。

能力和知识拓展

中国留守儿童研究综述

一、留守儿童基本情况

1.概念

留守儿童，是指父母双方或一方流动到其他地区，孩子留在户籍所在地并因而不能和父母双方共同生活在一起的儿童。

2.规模

全国留守儿童的规模随流动人口的变化而变化。根据2010年第六次人口普查数据进行估计，全国农村年龄为18岁以下的留守儿童有6102.55万。

3.分布

据有关研究发现，四川、安徽、河南、广东、湖南和江西6个省的农村留守儿童（0～17岁），在全国农村留守儿童总量中所占比例超过半数，达到52%。全国妇联课题组指出，农村留守儿童主要集中在四川、安徽、河南、湖南等中西部劳务输出大省，广东、江苏等东部发达省份比例也很高。

二、留守儿童的教育现状

1. 家庭教育

研究者普遍认为,父母外出造成的家庭结构和家庭环境变化,对留守儿童的家庭教育产生了不利的影响。范方、桑标的研究发现,在其他条件(学校教育、社区环境、遗传资质等)与非留守家庭同等的情况下,家庭环境的变化是留守儿童的人格出现不良特质的重要原因。段成荣等对监护情况的研究发现,大部分隔代照料的祖父母受教育程度较低,使得儿童校外的学习辅导和监督途径减少,留守儿童的校外监督也受到一定的影响。朱科蓉等认为,父母的外出虽然提供了更好的物质条件,但留守儿童的学习时间少了,他们要花费更多的时间在干农活、做饭等事情上。

2. 学校表现

父母外出后,在留守儿童的学习成绩上,研究者没有得出较为一致的结论,但普遍发现留守儿童存在约束力低,学习散漫的情况。周宗奎的研究发现,留守儿童在父母外出的初期,出现课堂注意力不集中,作业完成情况下降等情况。对学校教师和学生的调查结果也显示,父母外出打工后,留守儿童成绩有所下降,在外出者为母亲时尤为显著。另外,周福林、段成荣等提出,留守儿童在完成义务教育方面存在问题,进入初中教育阶段后,留守儿童的在校率急剧下降。

三、留守儿童的心理健康

多数研究认为,留守儿童的心理健康水平普通低于非留守儿童。(1)留守儿童的年龄和性别差异。周宗奎等的研究表明,父母外出打工后,留守儿童主要表现出的心理问题是情绪问题、交往问题和自卑等,儿童的年龄越小,心理上的问题表现越突出,女生又比男生突出。胡昆等的研究表明,男生在敌对和心理不平衡上得分显著高于女生。而小学儿童社交焦虑状况总体呈现先降后升的趋势。(2)监护人身份及外出时间差异。胡昆对初中留守儿童的研究发现,监护人为母亲的孩子在抑郁上的得分显著低于监护人为父亲、祖父母的孩子。父母外出打工1年以下的留守儿童,在人际关系紧张与敏感、焦虑、情绪不平衡上得分要高于父母外出打工1到2年之间的儿童。双亲外出的留守儿童孤独感显著高于单亲外出留守儿童以及非留守儿童。

部分研究认为,留守儿童不存在明显的心理问题。张若男通过将部分地区留守儿童的测量结果与普通儿童整体的测量结果比较,发现一些研究中虽然地区留守儿童显著低于非留守儿童的水平,但与普通儿童整体常模的结果并无差异。朱科蓉等通过对江西、湖南和河南三省留守儿童的研究发现,父母外出打工的儿童在学业信心和学习效能感上都略高于父母在家的儿童。

四、留守儿童的社会支持研究

1. 父母支持

赵景欣等对11～16岁的留守儿童研究发现,母亲支持对于双亲和单亲外出的儿童孤独感都具有显著预测作用,母亲支持更容易消除孤独感;而父亲支持能够有效地预测

笔记

单亲外出儿童的抑郁,与儿童的抑郁呈负相关。张克云等的调查指出,外出父母在留守儿童社会支持中的重要性显著降低,主要提供经济支持,情感支持不足,从而儿童会寻找"替代母亲"角色满足情感需求。

2. 老师和同辈支持

赵景欣等调查分析认为,老师支持、同学支持与单亲外出的儿童孤独呈负相关。张克云等调查认为,朋友是留守儿童情感支持最主要的提供者,初中阶段留守儿童这一点更为明显。留守儿童的孤独感随着对异性友谊满意感的增加而下降。

3. 亲戚支持

张克云等通过30余个个案分析指出,亲属支持中,最主要的是祖辈,如爷爷奶奶;其次是父系一方的女性亲戚,如姑姑等。调查中也反映出一些亲戚支持的问题,如支持主要表现在物质关心上,而对孩子行为习惯的养成、心理上的需要关注较少。

4. 社会支持缺失产生的影响

较低社会支持水平下的初中留守儿童出现问题行为相对较多。初中留守儿童的支持利用度显著低于非留守儿童组,违法和违纪行为显著高于非留守组儿童。袁艾兰等认为,父母之外的社会支持力度以满足工具性的支持为主,情感支持较少。留守儿童缺乏安全感和信任感,不愿意主动交流,严重影响其社会交往。

五、对于解决留守儿童问题的探讨

很多研究者根据调查研究的结果和分析,针对如何应对留守儿童的问题,从政策和制度、学校、家庭和社区等层面提出了建议。

1. 政策制度改变

大部分研究者认为,要从根本上解决留守儿童问题的对策,一是改革户籍制度,让更多的留守儿童有条件和外出打工的父母一起生活,解决随迁问题,降低入学门槛,让农民工子女能够享受与城市子女同等的教育权利;二是加强农村建设,促进农村经济发展,鼓励村民兴办地方产业、打工农民回乡创业等,让农民力争不离乡,从而减少留守儿童数量。另外,研究者认为,留守儿童问题需要政府各个部门的协作,政府主导,责任共担,建立留守儿童关爱的长效机制,需要教育、文化、宣传、农业、公安和民政等各个部门的有力推动,以及妇联、共青团等社会组织的积极配合和参与。

2. 学校、社区联动

研究者一致认为,应当大力加强农村学校教育,同时开展社区服务,为留守儿童提供良好的外部环境。如政府加大投资改善学校条件、加强寄宿制学校的建设;建立留守儿童档案和家庭联系清单;学校开设心理辅导、法律和安全教育课程和讲座;社区建立社会托管中心和周末学校、代理家长、托管制度等。

3. 加强家庭教育

研究者提出,父母应当充分意识到家庭教育的重要性,强化家庭的功能,与留守儿童之间多联系交流,满足孩子的情感和心理需求,改变"重养轻教"的思想。

(资料来源:陈昕苗,汪茵.中国留守儿童研究综述[J].青少年研究与实践,2015,2:1-5.内容有整理)

实训项目　弱势群体健康的社会影响因素分析及其保健措施的制订

（一）实训目标

1.检验弱势群体的概念、社会影响因素及相关社会保健措施等知识的理解和掌握程度。

2.训练分析弱势群体生理、心理特点以及探索影响弱势群体健康的社会因素的基本能力。

3.掌握弱势群体主要社会卫生问题的分析方法，并具备制订针对弱势群体的社会保健措施的能力。

（二）实训内容与形式

要求根据以下材料思考分析与训练。

实训材料　父亲服刑，母亲吸毒失踪，南京两幼童饿死家中

南京市江宁区饿死女童案于 2013 年 9 月 18 日公开审理。南京市中级人民法院以故意杀人罪，一审判处饿死女童的母亲、22 岁的吸毒女乐燕无期徒刑。庭审中披露的一些细节和信息再一次触痛人们的内心，发人深省。

被告人乐燕为非婚生子女，自幼由其祖父母抚养，16 岁左右离家独自生活。有多年吸毒史，曾因吸毒被行政处罚。2011 年 1 月乐燕育有一女李梦雪（殁年 2 岁 5 个月，生父不详）。2011 年起乐燕与男友李某同居，2012 年 3 月育有一女李彤（殁年 1 岁 3 个月）。2011 年上半年起，乐燕及其男友李某两人共同抚养两名女童。2013 年 2 月 27 日其男友因犯容留他人吸毒罪服刑，乐燕作为两个女儿的唯一监护人，独自承担抚养义务，但一直怠于履行抚养义务。

2013 年 4 月下旬的一天下午，乐燕为两个女儿预留少量食物、饮水后，将两女儿置留家中主卧室内，用布条反复缠裹窗户锁扣并用尿不湿夹紧主卧室房门后，锁上大门离家。直至今年 6 月 21 日被发现时一直未回家，最终导致两女童死在家中。经鉴定，两女童无机械性损伤和常见毒物中毒致死的依据，不排除其因脱水、饥饿、疾病等因素衰竭死亡。

法院认为：被告人乐燕身为两位女儿的生母，对女儿负有法定的抚养义务，但却仍然将两位被害人置于封闭房间内，仅留少量食物和饮水，离家长达一个多月，不回家抚养照料两位被害人，在外沉溺于吸食毒品、打游戏机和上网，从而导致两位被害人因无人照料饥渴而死。乐燕主观上具有放任被害人死亡的间接故意，客观上造成两位被害人死亡的结果，因此其行为构成故意杀人罪。

18 日 15 时 30 分，审判长当庭宣读一审判决：乐燕犯故意杀人罪，判处无期徒

刑,剥夺政治权利终身。

"我很想很想我的两个女儿。我也很自责。我要一点一点赎罪,将来做一个真正的人,这辈子再也不要犯错!"——乐燕在最后陈述时哭着说。

(资料来源:新浪新闻 http://news.sina.com.cn/o/2013 – 09 – 19/081928254363.shtml)

请思考并回答以下问题。

1. 案例中饿死两女童的母亲乐燕是否属于弱势群体? 为什么?

2. 案例中导致两女童被饿死的社会因素是什么?

3. 应采取哪些社会保健措施以预防类似悲剧的发生?

(三)实训要领

1. 学习和掌握实训所涉及弱势群体概念界定、健康影响因素分析、社会保健措施制定等主要知识以及知识点之间的关联。

2. 查找文献资料,针对主要的弱势群体,分析其生理、心理特点,分析其主要的社会卫生问题,探索影响其健康的主要社会因素,并制定有针对性的社会保健措施。

3. 汇报实训成果,并交流心得。

(四)实训要求与考核

1. 分组完成。将班上的同学按学号顺序,以 4 人为单位,依次分层若干小组。每个小组按照自荐或者投票选举的方式选出一名组长,组长的主要职责是根据每个组员的特长和爱好对组内工作进行分工(组内工作主要包括相关内容的资料查找、资料整理、资料分析和成果汇报等)。经过一段时间的准备,每个小组按照组长学号顺序进行成果汇报。汇报完成后,其他小组进行组内讨论,每个小组选出一名代表对汇报小组提出一个建设性问题。

讨论结束后,小组组长根据小组成员在参与资料查找、资料整理、资料分析、小组讨论、成果汇报等过程中的贡献度进行初步评分,最后由任课老师在组长打分的基础上进行打分。

2. 提交实训书面报告。要求:(1)按照实训后的问题依次提供书面记录;(2)字数控制 2500 字左右。要求提交的实训书面记录涵盖本章的知识点,格式规范、观点明确、有理有据,不仅要清晰讲出作为理由和依据的基本知识,而且要针对材料事实进行分析,得出明确的结论。

(五)实训书面记录或作业

实训书面记录

1. 案例中饿死两女童的母亲乐燕是否属于弱势群体? 为什么?

2. 案例中导致两女童被饿死的社会因素是什么?

3. 应采取哪些社会保健措施以预防类似悲剧的发生?

参考文献

[1] 胡昆,丁海燕,孟红. 农村留守儿童心理健康状况调查研究[J]. 中国健康心理学杂志,2010,18(8): 994 – 996.

[2] 陈昕苗,汪茵. 中国留守儿童研究综述[J]. 青少年研究与实践,2015,2:1 – 5.

[3] 赵景欣,刘霞,申继亮. 留守青少年的社会支持网络与其抑郁、孤独之间的关系——基于变量中心和个体中心的视角[J]. 心理发展与教育,2008,24(1):36 – 42

(樊　宏)　笔记

第十六章

社会因素相关疾病的防治

通过案例分析与实训练习：

巩固　社会因素相关疾病、慢性非传染性疾病、自杀、吸毒的概念以及社会根源等主要知识点；

培养　对慢性非传染性疾病、吸毒的三级预防的实施能力以及对自杀、性传播疾病预防与控制措施的运用能力；

扩展　对常见意外伤害、精神疾病产生的社会根源的掌握以及对其预防措施的运用能力。

导入案例

某大学历史系硕士生自杀事件

2014年4月16日晚上9点多，某大学223寝室门前，蔡某的室友庄某外出跑步归来，看到那始料未及的一幕——蔡某用自缢的方式选择了离开。至今，没有一个目击现场的同学愿意详细描述那晚的一幕。只有庄某在事发第二天给学院写的一份1800余字的情况说明中，用寥寥300余字叙述了他那晚经历的一切。

当晚9点22分，目睹现场后的庄某第一个拨出了电话。医务人员赶到后，看到蔡某就表示不用再叫救护车了，因为已经没有抢救的希望。

同学们的回忆里，蔡某是班上的"学术帝"，因成绩优异而被免试保送读研。他不是性格忧郁的人，但在生命的最后几个月里，他完全变了，尤其是最后一周，他情绪低落到了极点，常常苦笑、发呆。留在寝室书桌上的遗书里，蔡某吐露了做出这个决绝选择的最后心迹："找不到工作，也无法按时毕业，无颜以对"。但没有人意识到蔡某的思维已经走入死胡同。"一切发生得太过突然。"庄某的情况说明里第一句如此写道。

"完不成的"论文

蔡某遗书的最后写着"痛苦啊"。看过他遗书的姑父印象深刻：这三个字用巨大的字体写了两遍。对于想不开的原因蔡某大致写了两点：无法按时毕业，找不到工作。庄某注意到蔡某陷入痛苦，是出事前一周左右的时间。蔡某得知了自己将会由于毕业论文未能按时完成而延期毕业。随后，他变得心事重重，在走廊打电话的次

笔记

232

数也变得频繁起来,有好几次独自唉声叹气,以及苦笑、发呆。据同学和蔡某的姑父介绍,蔡某的论文是关于孙中山故居翠亨村的地方文献。他也提过,这一论文的资料难以收集,难度较大。面对难度大的论文,蔡某曾去翠亨村的孙中山故居纪念馆实习,但仍没做好材料搜集工作,手头的所有材料就只有四本书,不足以完成论文,而且他去年也把大多时间花在了找工作上。室友庄某回忆,直到出事前两三天,蔡某都在起早贪黑地整理论文。有同学劝他应付了事,但蔡某容不得给论文"注水",他确定地说"完不成的"。根据该大学的规定,4 月 17 日是硕士研究生提交毕业论文的最后期限,如果不能按时提交,必须提交延期毕业申请,延期毕业后,可以有半年到一年时间完成论文,取得毕业证。在该大学历史系,延期毕业的情况曾发生过数次。但庄某注意到,蔡某却为此陷入深深的懊悔和自怨自艾中。4 月 9 日,小蔡给身在日本的导师写了一封题为"无从开口的延期申请"的长信,他写道"自知延期答辩将是此生永难弥补的缺憾",此外"于求职方面亦不如意,自我鄙薄之下渐生自暴自弃之念,兼之家中亲人稍欠安康,自此学生日益陷入逃避与谎言的泥潭之中,难以自拔"。他还在通过 QQ 与导师联系时,用"痛不欲生,惶惶终日"描述自己的境况。蔡某的导师曾劝他不要自责,但蔡某在信中写道"自己永远不停在找寻退路,即使退路有时无异于绝路"。

在遗书中,除了无法按时毕业,找不到工作是蔡某陷入绝望的另一个原因。去年 12 月,同学李军(化名)在宿舍楼下碰到蔡某,他怅然说:"目前论文还没写,工作也还在找。"

被改变的人生轨迹

同学们至今不敢相信小蔡会做出这样的决定,猜不透其中缘由。在他们的记忆里,蔡某温和、乐观,既不情绪激烈,也不思想复杂。室友庄某记得,小蔡话不是很多,也不太愿意完全讲出自己的心结,总是点到即止。"还行吧"是他的口头禅。读书期间,蔡某被同学评价为"淡泊名利",他大一就成了校学生会干事,可大二便退出了。评奖学金时,班级干部拿加分表给他,他看都不看一眼:"没必要。""他没功利心,凡事都看自己的爱好。他选课从来不看哪门课容易拿学分,而是选择喜欢的课,哪怕课程难、老师严格,他也不在乎。"蔡某一位同班同学说。蔡某给同学们印象很深的一点是,大一大二在珠海校区时,他总是一个人去学校后山,他说喜欢在湖光山色中徘徊,仿佛回到了小时候。

读研选择导师也是如此,他的导师徐教授学术造诣很高,但极其严格,他的学生中就有延期毕业的,但蔡某说自己愿意迎难而上。这也让蔡某成了本科班上的"学术帝",他常泡在图书馆,并发表了论文。本科毕业时,尽管成绩足够优秀获得保研,他仍觉得做得不够好。大家写四年来最遗憾的事,有的人会写没谈恋爱、没有拿过奖学金,他写的是"虚度光阴"。

他在出事前曾懊恼地说,自己曾有过大把的时间,但都在无聊的消遣中虚度时日,"真不知道自己这两年来都做了些什么!"庄某回忆,得知延期毕业"板上钉钉"时,小蔡一度陷入自怨自艾之中。蔡某认为延期毕业让找工作变得更不现实,这让

笔记

他怀疑"人生轨迹莫非就因此而改变"。最后,他还是选择以自缢的方式结束了自己年轻的生命。

（资料来源：http://edu.sina.com.cn/kaoyan/2014-05-10/0949418000.shtml）

请思考并回答以下问题。

1. 结合所学知识,思考自杀的分类及当前我国自杀人群年龄分布状况。

2. 结合上述案例,分析以蔡某为代表的大学生自杀的社会根源。

3. 结合案例分析如何预防和控制大学生的自杀行为。

主要知识点

一、社会因素相关疾病

（一）概念

社会因素相关疾病是指社会因素起主导作用,与社会发展和进步方向相违背的、危害人群健康的社会性现象。

（二）特点

1. 公共性

社会病有别于个人烦恼,往往是某个区域或者某个阶层的人群,广泛存在不良生活方式或者行为,并对社会有了较大影响,需要对社会的政治、经济和社会体制方面进行分析。

2. 复杂性

社会病的产生不是单一的因果关系,有个人行为的原因,也有社会制度、社会文化等方面的原因。

3. 危害性

社会病可以直接影响国民身体素质,阻碍社会经济发展,破坏社会稳定。

4. 群防群治性

社会病的防治需要全社会的努力,包括改变不合适的社会制度和社会政策,建立健康的社会文化等各个方面。

二、慢性非传染性疾病

（一）概念

慢性非传染性疾病是指从发现之日起算超过 3 个月的非传染性疾病,不是特指某种疾病,而是对一组起病时间长、缺乏明确的病因证据,一旦发病即病情迁延不愈的非传染性疾病的概括性总称。

（二）社会危害

慢性非传染性疾病的社会危害主要表现在三个方面,一是严重影响人群健康;二是增加家庭负担;三是加重社会负担。

（三）慢性非传染性疾病的三级预防

1. 一级预防

一级预防，又称病因预防，是在疾病尚未发生时，针对病因采取的措施，也是预防、控制和消灭疾病的根本措施。慢性病一级预防的具体内容为：①认识和收集慢性病的危险因素；②针对慢性病危险因素进行健康行为的培养，不良行为的纠正；③中老年精神心理卫生健康辅导；④适度体力劳动，控制体重；⑤普及科学营养膳食；⑥保护环境、改善居住条件；⑦开展中老年保健和妇幼保健。

2. 二级预防

二级预防亦称发病前期的预防，在慢性病的自然史中称临床前期，是为了阻止或延缓疾病的发展而采取的措施，以达到阻止疾病向临床阶段发展，减轻疾病的严重程度，防止并发症的目的。做好慢性病二级预防需要：①向群众宣传慢性病防治知识和有病早治的好处；②提高医务人员对慢性病"三早"的业务水平；③开展适宜慢性病筛查的检测技术。

3. 三级预防

三级预防是疾病的临床期阶段，为了减少疾病的危害而采取的措施。慢性病的三级预防一般由住院治疗和社区家庭康复两个阶段组成。

三、自杀

（一）概念与分类

自杀是个人在意识清楚的情况下，自愿地（而不是被别人所逼迫）采取手段伤害、结束自己生命的行为。

我国学者把自杀分为五种：自杀意念、自杀计划、自杀准备、自杀未遂、自杀死亡。自杀意念的基本特征是有了明确的伤害自己的意愿，但没有形成自杀的计划，没有行动准备，更没有实际伤害自己的行动。自杀计划的基本特征是有了明确伤害自己的计划，但没有进行任何实际的准备，更没有采取任何实际的行动。自杀准备的基本特征是做了自杀行动的准备，但没有采取导致伤害生命的行动。自杀未遂的基本特征是采取了伤害自己生命的行动，但该行动没有直接导致死亡的结局。自杀死亡的基本特征是采取了伤害自己生命的行动，该行动直接导致死亡的结局。

（二）社会根源

1. 农村居民

（1）医疗保健水平低。在我国农村，大多数乡村医生、诊所、乡卫生院不具备抢救自杀者的物质和技术条件，加上交通不方便，导致很多自杀者由于不能得到及时抢救而死亡。

（2）有毒化学物质的可获得性。在我国农村，剧毒化学品随手可得，政府和农村社区到目前为止对许多剧毒化学品没有制定相关的管理规定，已有管理规定也没有得到严格执行。

（3）农村地区文化水平较低。受教育程度低的人通常较为贫穷，社会地位低，不能形成有效的心理应对模式，得到的外界支持较少，且患有与自杀行为密切相关的疾病也得不到及时和有效的治疗，因此自杀的概率比文化程度较高的人群要大。

（4）农村社会价值观念的改变。近二三十年来，农村人口的流动性大大增加，家庭养老观念逐渐淡薄，以个人为中心的价值观念逐渐取代以家庭为中心的价值观念，客观上导致了农村居民社会整合程度下降，成为农村自杀率较高的重要原因。

2. 大中学生

心理障碍、生理疾患、学习和就业压力、情感挫折、经济压力、家庭变故以及周边生活环境等诸多因素，都是学生自杀的直接原因。此外，家庭教育与心理健康教育意识的淡薄也是导致大中学生自杀率居高不下的重要原因。

3. 精神病患者

由精神病所造成的自杀死亡率是所有疾病中最高的一种。其原因除了疾病本身所造成的有明显幻觉、妄想等症状可导致患者自杀死亡外，许多社会因素，如因经济原因得不到恰当治疗、患者缺乏照护、社会歧视与偏见等，都容易使精神疾病患者选择自杀。

（三）预防与控制

1. 自杀预防的一般措施

（1）提高人们的心理健康素质。其主要措施包括：①通过采用广播、电视、讲座等途径普及心理卫生常识；②建立更加完善的社区心理咨询和心理保健系统。

（2）普及有关自杀的知识。要在社区内采取各种形式开展关于自杀知识的宣传与教育，使人们了解自杀，懂得识别基本的自杀危险信号，预防自杀的发生。

（3）减少自杀的机会。主要从以下三点进行管理和预防：①加强武器管理，特别是枪支管理；②加强有毒物质的管理；③加强对危险场所的防护和管理。

（4）建立预防自杀的专门机构。世界上许多国家成立了各种专门的预防自杀机构，自杀预防中心、危机干预中心、救难中心等。在我国，北京、上海、广州、南京等大城市也有类似机构和组织。

（5）对相关医务工作者和心理咨询中心工作者进行培训。目前，我国已将对相关医务工作者和心理咨询中心工作者的培训作为预防自杀的关键一步。培训的对象主要包括：①急诊室医务人员；②急诊科、内科、外科等经常接触自杀病人的医务人员；③心理咨询工作者。

（6）规范有关自杀事件的媒体报道。目前世界卫生组织要求媒体平衡自杀报道，积极宣传自杀预防知识，减少对自杀案例的渲染，避免对自杀方法进行详细的报告和对自杀的原因进行的推断。

2. 特殊人群的自杀预防

（1）精神病患者的自杀预防：对每一个精神疾病患者都应该进行系统的自杀危险性评估，之后根据患者具体状况酌情安排治疗方案。①住院精神病患者。除常规治疗外，还需注意以下几个方面：病房安全措施；对每一个住院患者进行连续的自杀危险性评估；与患者讨论自杀问题；严格的住院探视、请假出院管理制度；取得家属、亲人和朋友的重视和支持；出院时对今后的自杀预防做出计划，安排早期随访。②社区精神病患者。预防的原则包括：系统地评估自杀的危险性并记入档案中；组织适当的社会支持体系；定期检测患者的自杀危险性；选择毒性较小的治疗药物，限制每次的处方量，药物不能由患者本人保管；为患者及家属安排 24 小时支持体系。

（2）大中学生的自杀预防措施主要包括：①改革教育和管理体制，合理安排学习负担，尽量缓解学生经济压力；②培养学生积极向上的人生观和价值观；③开展心理健康教育，提高学生心理健康素质，包括分析问题和解决问题的能力；④从入校开始即建立心理健康档案，并进行定期复查；⑤建立心理咨询机构，由经过专业培训的工作人员向学生提供咨询，有条件的学校应建立危机干预热线；⑥建立合适的专业咨询和转诊机制；⑦培训学生管理干部和学生干部，建立自杀行为的监测体系。

四、吸毒

（一）概念

吸毒是指通过各种途径（包括吸食、注射等）使用能够影响人的精神状况、为法律禁止拥有和使用的化学物质的行为。

（二）吸毒的危害

1. 对吸毒者的危害

主要危害包括：①吸毒会产生毒性作用；②吸毒会产生戒断反应；③吸毒易引发各种感染性疾病。

2. 对社会的危害

主要危害包括：①危害家庭安定；②破坏生产力；③扰乱社会治安。

（三）社会根源

1. 毒品的可获得性

从所有精神活性物质的使用情况来看，合法的、广泛可以获得的精神活性物质很多。此外，尽管我国政府在禁毒方面做出了巨大努力，但目前为止，毒品仍能在各地的地下交易中获得。

2. 同伴影响和团伙压力

青少年通常受到同伴的引诱和影响开始第一次吸毒，并在一定社会压力下保持吸毒行为。同样，一个人在戒毒后也很可能在同伴给予的压力下重新吸毒。

3. 成长环境的影响

研究表明，吸毒者的家庭环境通常存在各种缺陷，如单亲家庭、家庭成员间缺乏沟通交流、家中有吸毒者等等。

4. 社会文化对毒品的容忍程度

目前，世界上不同国家对毒品犯罪的态度有所不同。另外，不同文化对毒品的容忍程度也不同，国家政策及社会环境的支持与否对于国家内吸毒人群的数量有很大影响。

（四）预防与控制

1. 国家政策与法律

我国政府发布的《中国的禁毒》白皮书提出了禁毒的主要宏观政策，主要内容包括：

（1）把禁毒作为事关中华民族兴衰存亡的大事来抓；

（2）实行综合治理的禁毒战略；

（3）坚持依法禁毒；

（4）确定"'四禁'并举、堵源截流、严格执法、标本兼治"的工作方针；

（5）把预防青少年吸毒作为禁毒工作的基础工程；

（6）积极参与和推动国际禁毒合作。

2.吸毒的三级预防

一级预防采取的主要手段包括利用各种传播媒介，如广播、电视、报纸等，以及在中小学生中，进行有关毒品和毒品危害的课堂教育。二级预防为针对易感人群的预防，这种预防活动重在促进预防对象的健康生活方式，帮助他们形成抵制毒品的能力。三级预防主要包括对吸毒者提供脱毒、康复、重返社会、善后照顾等一系列服务，以期减少吸毒人数，降低吸毒者对毒品的需求，预防吸毒的各种并发症。

五、意外伤害

（一）概念与分类

意外伤害是指无意识的、意料之外的突发事件造成的人体损害。对于意外伤害，常用的分类方法有两种。第一种是根据伤害发生的地点分为机动车伤害、发生在工作场所的伤害、发生在家庭的伤害以及发生在公共场所的伤害。第二种是根据伤害的性质分类，目前通用的方法是国际疾病分类系统（ICD）和中国疾病分类。

（二）社会根源

1.车祸

（1）引发车祸的因素。车祸的发生是生物、心理、社会等多种因素综合作用的结果，其中心理、社会因素对车祸的发生、发展起着决定性的作用。

（2）车祸的预防和控制。较好的预防控制车祸发生的干预措施包括：①强迫使用安全带；②制定相应法律法规加以控制；③通过教育培训加强人们的相关意识；④改善交通条件。

2.中毒

（1）引发中毒的因素。常见的引起意外中毒的物质有：药品、煤气、洗涤剂、煤油、汽油、杀虫剂、灭鼠剂、有毒植物的根茎和果实等。

（2）预防措施。能有效预防意外中毒的措施包括：①建立健全的毒物包装法规；②加强毒物的存放和管理；③普及预防中毒知识，减少中毒时间；④健全农药管理制度；⑤建立中毒控制中心；⑥提高基层医师的应急处理能力。

（三）预防与控制

1.四"E"干预理论

即工程干预、经济干预、强制干预、教育干预。工程干预是指通过对环境与产品的设计与革新，使其伤害风险减少或无风险；经济干预是指通过经济鼓励手段和罚款来影响人们的行为；强制干预是指国家通过法律措施对增加伤害危险的行为进行干预；教育干预是指通过健康教育增强人们对伤害危险的认识，改变人们的行为方式。

2.Haddon预防理论

Haddon认为，伤害的发生取决于宿主、媒介物和环境三因素互相作用的结果，三因素的互相作用贯穿在事件发生前、发生中和发生后的全过程。其主体策略为：①预防危险因

素的形成；②减少危险因素的含量；③预防已有危险因素的释放或减少其释放的可能性；④改变危险因素的释放率及其空间分布；⑤将危险因素从时间、空间上与受保护者分开；⑥用屏障将危险因素与受保护者分开；⑦改变危险因素的基本性质；⑧增加人体对危险因素的抵抗力；⑨对已造成的损伤提出针对性控制与预防措施；⑩使伤害患者保持稳定。

六、性传播疾病

（一）概念

性传播疾病是指一类主要由性行为接触或类似性行为接触为主要传播途径的危害人群身心健康的传染性疾病。其传播途径主要分为性传播途径与非性传播途径两种。

（二）社会根源

性传播疾病发病的直接原因是各种形式的通过性行为传播的病原体感染。然而社会医学认为，其传播和流行的主要因素是社会因素，包括对性的禁锢、性放纵、人口流动以及有限的医疗条件等。

（三）预防与控制

性传播疾病的预防要点主要有：
（1）积极努力形成健康的性观念，提倡健康的性行为；
（2）采取适当的形式，加强健康教育，普及性教育知识，广泛宣传性病防治知识；
（3）加强对性传播疾病的监测；
（4）对性传播性疾病高危人群进行有针对性的预防工作。

七、精神疾病

（一）精神疾病的概念

精神疾病是指在各种生物学、心理学以及社会环境因素影响下，大脑功能失调，导致认知、情感、意志和行为等活动出现不同程度障碍的疾病。

（二）社会根源

1. 社会文化因素

主要包括文化信念的影响、社会发展的影响以及医学化的影响。

2. 社会结构因素

研究表明，在不同社会结构群体中，精神疾病的分布是不同的。一般来说，处于社会劣势的群体精神疾病患病率较高，而处于社会优势的群体精神疾病患病率较低。

3. 社会动荡因素

社会动荡和动乱导致精神健康损害的机制主要有三个方面：①原有社会、经济、文化和心理基础的破坏；②精神应激的增加；③被动移民和难民的增加。

（三）预防与控制

1. 立法

国际方面，1938 年法国出台了世界第一部《精神卫生法》，至今已有 100 多个国家颁

笔记

布了相关法律。

国内方面,2012年10月26日,十一届全国人大常委会第29次会议通过了《中华人民共和国精神卫生法》,并于2013年5月1日起实施。此法的颁布实施对于规范精神卫生服务,预防精神障碍发生,维护精神障碍患者的合法权益,具有重要意义。

2. 三级预防

(1)一级预防。主要内容包括:①增进精神健康的保健工作,加强相关知识的宣传普及;②加强遗传咨询,防止近亲结婚;③对易患精神疾病的"高危人群"采取特殊的心理干预措施,提供心理宣泄途径;④定期进行精神疾病的流行病学调查,结合地区人口构成的变化,为相关部门制定规划、进行决策。

(2)二级预防。主要内容包括:①提高人们早期识别精神障碍的能力,减少人们对精神相关疾病患者的偏见;②指导精神障碍患者及家属及时就诊,并进行随访与巩固治疗;③在综合医院设立精神科和心理咨询科,做好会诊、联络和咨询及培训工作,帮助非精神科医生早期发现、治疗精神疾病患者。

(3)三级预防。主要内容包括:①积极谋求政府相关部门重视和支持,为精神障碍患者提供生活方面帮助;②对病情趋于稳定的患者,进行心理治疗和康复训练,最大限度地恢复患者心理和社会功能;③通过建立娱乐站等,使患者早日恢复心理和社会功能;④做好出院患者定期随访工作,使患者能够接受及时而有针对性的医疗指导和服务;⑤关心和满足精神疾病患者的合理要求,重视心理、社会环境对疾病预后、复发的影响。

导入案例评析

某大学历史系硕士自杀事件

1. 结合所学知识,思考自杀的分类以及当前我国自杀人群年龄分布状况。

自杀是个人在意识清楚的情况下,自愿地(而不是被别人所逼迫)采取手段伤害、结束自己生命的行为。我国学者将自杀行为分类五类:自杀意念、自杀计划、自杀准备、自杀未遂和自杀死亡。自杀意念的基本特征是有了明确的伤害自己的意愿,但没有形成自杀的计划,没有行动准备,更没有实际伤害自己的行动。自杀计划的基本特征是有了明确伤害自己的计划,但没有进行任何实际的准备,更没有采取任何实际的行动。自杀准备的基本特征是做了自杀行动的准备,但没有采取导致伤害生命的行动。自杀未遂的基本特征是采取了伤害自己生命的行动,但该行动没有直接导致死亡的结局。自杀死亡的基本特征是采取了伤害自己生命的行动,该行动直接导致死亡的结局。

当前,我国自杀的年龄分布有两个高峰,一个是老年人的自杀死亡率是最高的,另一个高峰出现在25~34岁,其中女性尤为突出。此外,近一二十年来,青少年自杀的死亡率有明显增高的趋势。此案例中,硕士研究生蔡某正处于自杀年龄中25~34岁的高峰,由此可见,加强防护自杀年龄高峰人群自杀任重道远。

笔记

2.结合上述案例,分析蔡某为代表的大学生自杀的社会根源。

据上述材料可知,蔡某自杀的直接原因主要是找不到工作、论文完不成无法毕业并感觉自己虚度光阴。对于论文完不成的问题,除了其论文本身难度较大、导师及学校要求较为严格之外,缺乏自信、心理承受能力较差也是造成其自杀的重要原因。此外,当前就业压力也是造成大学生自杀的一个重要原因。市场经济条件下,大学生就业已经不再是过去国家包分配的形式,这突出了市场导向,就业市场竞争激烈,"供需见面,双向选择"对人才的综合素质要求提高了。大学生一入学就开始考虑就业,考虑市场需要什么样的人才,自己该具备什么样的能力,才会被社会选择等问题。面对即将踏入的竞争激烈的社会,大学生都会存在一定的心理恐慌。加之论文完不成造成的延期毕业使得蔡某自我感觉找工作更是难上加难,从而使其产生极端的想法进而采取自杀的行为。

大量事实还表明,缺少心理健康教育也是导致大学生自杀的重要原因。匮乏的心理健康教育使得类似蔡某等心理承受能力较差的人在遇到困难打击时,难以及时调整自己的状态,从而引发自杀行为。另外,高校应对机制的不健全,心理咨询机构的不完善,心理咨询工作的人员配备严重不足也是间接导致大学生自杀率不断升高的社会根源。

3.结合案例分析如何预防和控制大学生的自杀行为。

针对大学生的自杀行为,结合上述题目所分析的导致大学生自杀的社会根源,主要应采取的预防措施为:①改革教育和管理体制,合理安排学习负担,尽量缓解学生经济压力;②培养学生积极向上的人生观和价值观;③开展心理健康教育,提高学生心理健康素质,包括分析问题和解决问题的能力;④从入校开始即建立心理健康档案,并进行定期复查;⑤建立心理咨询机构,由经过专业培训的工作人员向学生提供咨询,有条件的学校应建立危机干预热线;⑥建立合适的专业咨询和转诊机制;⑦培训学生管理干部和学生干部,建立自杀行为的检测体系。

能力和知识拓展

《慢性非传染性疾病综合防控示范区工作指导方案》

(一)目标

1.总目标。

利用3~5年时间,在全国建立一批以区/县级行政区划为单位的慢性病综合防控示范区。通过政府主导、全社会参与、多部门行动综合控制慢性病社会和个体风险,开展健康教育和健康促进、早诊早治、疾病规范化管理减少慢性病负担,总结示范区经验,推广有效管理模式,全面推动我国慢性病预防控制工作。

2.工作目标。

(1)在示范区建立政府主导、多部门合作、专业机构支持、全社会参与的慢性病

笔记

综合防控工作机制与体制。

（2）建立和完善慢性病防控工作体系，加强慢性病防治队伍建设，提高专业人员技术水平和服务能力。

（3）规范开展慢性病综合监测、干预和评估，完善慢性病信息管理系统。

（4）探索适合于本地区的慢性病防控策略、措施和长效管理模式。

（二）示范区工作内容

示范区可根据本指导方案提出的基本内容，因地制宜，创新确定本地区的工作内容。

1. 收集基础资料，开展慢性病相关社区诊断。收集、整合并分析示范区基础信息和资料，建立示范区基础信息数据库。分析当地主要慢性病及危险因素流行情况，确定重点目标人群和优先领域，明确主要策略和行动措施。

2. 建立和完善慢性病监测系统。逐步建立和完善覆盖示范区全人群的慢性病监测系统，至少包括慢性病死因监测、肿瘤登记、心脑血管事件报告、慢性病危险因素监测和基本公共卫生服务项目信息等基本内容，不断提高监测质量。建立慢性病信息管理平台，定期发布示范区慢性病预防控制相关信息。

3. 广泛开展健康教育和健康促进。充分发挥大众传媒在慢性病预防控制工作中的作用，突出地方特色，围绕控制烟草消费、推动合理平衡饮食、促进健身活动等重点内容，开展健康教育和健康促进活动，建立长效运行机制。

4. 深入开展全民健康生活方式行动。面向全人群，深入开展全民健康生活方式行动，推广简便技术和适宜工具，提高居民自我管理健康的技能。

5. 重视慢性病高危人群，采取预防性干预措施。

6. 加强基层慢性病防治，规范慢性病患者管理。落实国家基本公共卫生服务规范，加强慢性病患者规范化管理，提高社区高血压和糖尿病管理率。建立慢性病管理信息系统，开展慢性病管理效果评估。强化慢性病患者自我管理作用，推广"慢性病患者自我管理小组"等模式。针对高血压、糖尿病、脑卒中康复期等慢性病患者，以社区居委会（村委会）、工作场所为单元，组织患者学习慢性病知识，交流防治经验，逐步提高慢性病患者自我管理能力。

三、保障措施

（一）组织领导

成立示范区慢性病综合防控工作领导小组，建立多部门合作机制。当地政府主要领导任组长，发展改革、财政、卫生、社会保障、宣传、教育、民政、体育、文化、团委、工会、妇联、残联等相关部门分管负责人为成员。领导小组下设办公室，负责工作规划与计划制定、组织实施、协调管理、督导检查和考核评估。根据工作需要，定期组织召开领导小组会议，督促落实相关部门的职责，统筹协调解决实施过程中存在的问题和困难，保证各项工作的顺利开展。示范区成立由相关领域专家组成的技术指导专家组,负责技术指导和决策咨询。

卫生部对全国示范区工作进行统一的领导和管理,定期组织检查、督导和评估,卫生部成立示范区工作办公室,设在中国疾病预防控制中心;省级卫生行政部门按照工作指导方案,负责组织本辖区内的慢性病综合防控示范区工作创建;省、市级疾病预防控制中心负责技术指导、质量控制、督导和培训;区/县级卫生行政部门在示范区领导小组的领导和支持下履行相关职责。

(二)经费保障

示范区工作必须纳入当地政府的议事日程,列入政府工作的任务。慢性病防控工作经费纳入当地财政预算,安排专项经费。建立政府主导、社会力量支持的慢性病综合防控工作经费保障机制,保障慢性病防控工作长久可持续发展。

为促进各地创建示范区工作,卫生部将通过转移支付项目的形式对国家级示范区给予适当的经费支持。

(三)政策保障

政府及相关部门要出台相关的政策,支持慢性病综合防控工作,基本内容包括媒体公益宣传,推动合理膳食、低盐饮食,促进身体活动,加强烟草控制,方便慢性病高危人群和患者早诊早治和双向转诊。

(四)能力建设

加强慢性病防控队伍建设,示范区疾病预防控制中心设立慢性病防控专业科室;基层医疗卫生机构有专人负责慢性病防控工作。区县医疗机构有慢性病预防控制的任务。

建立指导和培训制度,区/县医疗机构和疾病预防控制机构定期为辖区基层医疗卫生机构提供规范化培训和技术指导。区县医疗机构与基层医疗卫生机构建立对口帮扶指导关系,提高基层卫生人员慢性病综合防控能力和诊疗技术水平。

四、督导与评估

示范区领导小组办公室制定督导检查制度,组织对示范区慢性病防控工作进行经常性督导检查与考核评估。上级卫生行政部门定期或不定期对示范区进行现场督导检查,对示范区防控措施及效果进行评估,适时将督导及评估结果进行通报。

各地参照卫生部制定的《国家慢性非传染性疾病综合防控示范区考核框架》,制定本地区慢性病综合防控示范区工作实施及督导考核方案。

五、验收与管理

鼓励各地积极开展慢性病综合防控示范区工作。按照自愿、逐级申报的原则,对各省级卫生行政部门推荐的示范区,卫生部将按照《国家慢性非传染性疾病综合防控示范区考核框架》组织考核评估,考核合格者命名为国家慢性病综合防控示范县(市、区),并予以公布。各省(区、市)可参照国家示范区标准并结合实际情况,命

笔记

名省级示范区。

国家慢性病综合防控示范县(市、区)实行动态管理,对命名的示范县(市、区)进行定期考核,考核不合格者,将限期改进,超出改进期限仍未达到要求的取消其国家级示范区称号。

(资料来源:二〇一〇年十一月八日卫生部办公厅关于印发《慢性非传染性疾病综合防控示范区工作指导方案》的通知)

实训与指导

实训项目　基于社会医学角度的吸毒现象分析及其防控策略

(一)实训目标

1. 检验对吸毒概念、社会根源以及所造成危害等知识点的理解和掌握程度。

2. 训练结合理论实际的案例分析能力,检索案例相关文献资料的能力、归纳总结与提炼关键内容的基本能力。

3. 掌握运用三级预防的思想设计吸毒预防与控制方案的能力。

(二)实训内容与形式

要求根据以下材料进行思考分析与训练。

实训材料　吸毒者自述吸毒经历:我为戒毒曾自残

我叫小陈,吸毒已经有16年了,但近一年来没有沾毒品。提起毒品,我简直恨死了!唉!你知道不,别看我现在一米八几的个子,可体重只有60公斤,体弱多病,都是毒品害得我成了现在人不人鬼不鬼的模样。

我家原本在西安市北郊八府庄附近,生活也很幸福,可现在,我无依无靠。我爸下落不明;我妈居无定所,至今渺无音讯;我还有个姐姐,但也多年没见面了,也不知道她在哪里。唉,都怪我,怪我吸毒,走上了一条可耻的畸形道路。

13岁那年,我上初中的时候,因为妈妈管不住我,我开始逃学,认识了校外的闲人。上学期间,我不仅经常旷课逃学,还和同学打架,在上了两个月初中后,学校领导劝说我妈让我退了学。辍学后,我终日有家不回流浪街头,在火车站、解放路、东七路等地的公交车站附近绺窃乘客钱财,当时,和我一起"上班"的哥儿们都住在东七路上的一个小旅馆。我们用偷来的钱吃喝玩乐。当时,我在火车站偷钱时认识了一个社会上的朋友,抽大烟的。一次,他对我说:"知道不?这可是个好东西,抽上几口就飘飘欲仙舒服极了。现在就是有钱人也难弄到这东西哩!来!试试?"我这才知道眼前的黑色粉状物就是神秘的鸦片,也就是平常人们叫的大烟。

这东西我还真的从没见过,更不要说抽上两口了。在好奇心的驱使下,13岁的我就傻乎乎地按着朋友的做法抽上了大烟。第一次抽大烟后很不舒服,感到恶心,

笔记

只想吐。但朋友说多抽几次就来电,想啥来啥。我信以为真,就用偷来的钱从一个女人手中买了点大烟,连着抽了有一个星期。之后有一天我回家看我妈,晚上感到浑身不舒服,觉得有很多虫子在啮咬我,我躺在床上翻来覆去睡不着觉。当时我还以为是感冒了,第二天准备用偷来的钱去医院看病时,遇见那个抽大烟的朋友,他告诉我不用去医院,抽上两口大烟就好了。我将信将疑抽了几口,果然浑身上下不那么难受了,感觉就像喝醉了酒,又像要飘起来似的。此时,我才知道我已经上瘾了。

毒瘾发作时,我焦虑不安,打哈欠,流鼻涕,精神萎靡不振,可一旦抽几口大烟,就立马像换个人似的来了精神。从此,我的生活中就离不开毒品了,而毒品也开始渐渐侵蚀我的身体,但我在当时还没有明白这些。我妈和我姐知道我吸毒后,经常伤心得哭泣并劝说我,但我已经陷得太深不能自拔了。

有一天,舅舅带我去交易大烟,没想到对方黑吃黑,持刀将他戳死后逃跑了。我吓坏了,成了现场唯一的嫌疑人,随之也被警察抓住,被关在长安区沣峪口一个地方强制戒毒并劳动教养了一年。

在戒毒所里,我的毒瘾被强制戒掉了,当时,在管教干部的帮助下,我也决心痛改前非重新做人。当我重新走上社会的时候,开始还能管住自己,但时间一长,我和以前那些朋友又打成一片,也就禁不住他们和大烟的引诱,再次走上吸毒的歪道。我将家中所有值钱的东西全部变卖,换成毒品随着缕缕青烟飘去,家中逐渐一无所有。

为了弄钱买大烟,我四处打听谁有钱。听人说西安某水泥制品厂有个姓王的中大奖了,我就与关系好的几个朋友在夜晚到姓王的家中去敲诈。而姓王的称当时没钱只给了 100 元钱,我们几个就威胁他准备好 1000 元钱,第二天来取。结果在我第二天找他拿钱时,姓王的早已通知了工厂的保卫科。我被好几个人扭住,并受伤被抓。

在医院治好伤后,我被关进新城区看守所。后因敲诈罪被处以劳动教养 3 年。在劳教所,我的毒瘾被强制戒掉了。我因表现积极,加上管教干部见我年龄小,就让我在大灶上帮忙。

我从富平劳教期满释放回来后,原本想找个工作,可我是个吸毒人员,认识我的人都对我"敬而远之"。当时我妈已经改嫁,而社会上许多人对我的歧视让我很痛苦,也很孤独。在痛苦的煎熬中,我就抱着破罐子破摔的想法,又慢慢开始重新吸食大烟了。

2010 年下半年,我基本康复出院,但已没有家了。我凑钱在八府庄自由市场摆摊卖菜,晚上摆起烤肉摊卖烤肉,想自食其力地生活。可有好多人依然用老眼光奇怪地看我。后来,我又开了家饭馆,生意不景气,只好关门。一气之下,我又开始吸毒,并且毒瘾越来越大,很快发展到注射毒品,双手手背、脚面都是注射毒品时留下的针眼。在此之前,我曾找人做了纹身,前胸、后背是张牙舞爪的猛虎恶龙,胳膊上是蝴蝶,就连脚面上也纹有两只蝎子。

因长期吸毒,我的身体状况极差,平常都不敢患感冒,一感冒就发烧,病痛一个

笔记

245

接着一个,先是拉肚子,后来便血,头发大片大片地脱落,整夜整夜地睡不着觉。现在,大约有一年多,我没有再吸毒,整天烦躁不安,我知道这是毒品害的,只能用大量的静脉注射镇静剂才会好点。因从小吸毒,我的身体遭到严重摧残,说起来不怕你笑话,长这么大,我从来就没有谈过女朋友,对异性没有了任何兴趣。如今,我腿脚不灵便,还吐血,又没有工作,孤苦无助,亲人们都离我远去了。

我愿意以我惨重的教训告诫更多的人:毒品这东西千万不能沾!一旦沾上了,它就要害你一辈子,害得你家破人亡,最后还害死你自己!

(资料来源:http://www.people.com.cn/GB/shehui/1062/1929850.html)

请思考并回答以下问题。

1. 请仔细阅读上述材料,从社会医学的角度分析吸毒所带来的危害。

2. 结合材料分析小陈吸毒的社会根源。

3. 请结合材料,从三级预防的角度思考如何对吸毒现象进行预防和控制。

(三)实训要领

1. 了解三级预防的概念及步骤。

2. 学习和掌握案例分析涉及的本章主要知识点。

3. 查找有关禁毒的文献和政策规定,利用三级预防相关知识,设计合理预防与控制吸毒的方案。

4. 汇报实训成果,并交流心得。

(四)实训要求与考核

1. 请独立完成资料查找、分析、总结归纳、撰写书面记录等工作,最后由老师打分。

2. 提交书面报告。要求:要求:(1)按照实训后的问题依次提供书面记录;(2)字数控制 2000 字左右,要求观点明确、有理有据,既要讲清楚作为理由和依据的基本知识,更要针对案情事实进行分析并得出明确的结论。

(五)实训书面记录或作业

实训书面记录

1. 请从社会医学的角度分析吸毒所带来的危害。

2. 结合材料分析小陈吸毒的社会根源。

3. 请结合材料,从三级预防的角度思考如何对吸毒现象进行预防和控制。

参考文献

[1] 李鲁. 社会医学[M]:4 版. 北京:人民卫生出版社,2012.

[2] 卢祖洵,姜润生. 社会医学[M]. 北京:人民卫生出版社,2013.

[3] 郭继志,姜润生. 社会医学:案例版[M]. 北京:科学出版社,2006.

[4] 邹宇华,邓冰. 社会医学:案例版[M]. 北京:科学出版社,2008.

[5] 一声叹息:中山大学历史系硕士自杀事件[N]. 新京报. http://edu.sina.com.cn/kaoyan/2014 - 05 - 10/0949418000.shtml,2014 - 05 - 10.

[6] 国家卫生计生委疾病预防控制局. 卫生部办公厅关于印发《慢性非传染病综合防控示范区工作指导方案》的通知[R/OL]. http://www.moh.gov.cn/jkj/s5878/201011/d5d213adbb8d4c0ca3e5d447401882fd.shtml,2010 - 11 - 08.

[7] 吸毒者自述吸毒经历:我为戒毒曾自残[N]. 华商报. http://www.people.com.cn/GB/shehui/1062/1929850.html,2003 - 6 - 23.

（汪 胜 张明珠）

笔记